作者们谨以此书,献给他们的父母:
弗兰克·蒙迪莫和威妮弗雷德·蒙迪莫
老帕特·凯利和维基·凯利

我的孩子得了抑郁症

青少年抑郁家庭指南·第二版

Adolescent Depression:
A Guide for Parents 2nd Edition
Francis M. Mondimore / Patrick Kelly

[美] 弗朗西斯·马克·蒙迪莫　帕特里克·凯利———— 著

陈洁宇 ———————————————— 译

上海社会科学院出版社
SHANGHAI ACADEMY OF SOCIAL SCIENCES PRESS

目　录

第一部分　症状、症候和诊断

第四部分　变得更好 & 保持良好

序　言

　　本书第一版的出版，从根本上改变了青少年、父母、治疗者之间的对话，带来了一种与众不同的（而且是正确的）看待抑郁症的方式：将其视作一种生物性的疾病，就好像糖尿病或其他生理疾病一样，它需要同样的慎重对待。这种观点从此改变了父母看待患儿的方式。

　　但是，就像所有事情一样，青少年抑郁的研究和治疗工作仍在不断发展的过程中，现在又有了长足的进展，我们希望你们——读者朋友们，可以获得最新的信息，并从中获益。自本书首版问世，已经过了13年，在此期间，很多大大小小的变化已经影响了精神病学领域。在这个新版中，每一个章节都尽量更新到了最新的研究成果，包括诊断、治疗，以及给父母和孩子的建议。我们收录和介绍了最新的治疗方法，包括药物治疗和心理治疗。在对青少年双相障碍进行讨论时，我们试着理性地解释，为什么这一诊断曾经极为罕见，而后来又是如何突然爆发性增长的。我们还引入和介绍了一些新的话题，比如自闭症与抑郁症的关系。精神病学领域最大的变化之一，是我们对病人进行诊断的基本诊断系统发生了变化，这一变化最近已经对精神病学领域产生了巨大影响。青少年和家长需要对其有一定的了解，以便于与医生有一个良好的讨论和共识。我们介绍的这些与青少年相关的精神病学领域的变化，以及对精神疾病的一些新的认识，可能会改变对你的孩子的治疗和诊断。

不过无论如何，本书的中心思想还是保持不变的。很长一段时间，心理健康专家认为抑郁症是一种只有成年人才会得的疾病。心理学家和精神病学家普遍认为，孩子可能会因为打击和挫折而感到难过和失望，但是他们的情绪情感水平还没有成熟到发生抑郁的程度。忧郁和"焦虑"被认为在青少年中普遍存在，但是它们只是暂时的——这只是一个发育阶段，青少年最后总会毫发无损地走出困境。

1990 年代的一些研究推翻了这种谬论。我们现在意识到了，低龄人群也有可能患上抑郁症。事实上，随着研究的不断推进，我们越来越清楚地知道，青春期开始发病的抑郁障碍和双相障碍，比成年期开始发病的更加严重和难以治疗。2013 年，美国疾病控制和预防中心资助了一项研究，根据研究结果估算，3—17 岁的儿童和青少年中，大约 4％被诊断患有抑郁障碍，年纪稍大一点青少年诊断比例更高（高达 13％）。[1]据估计，将近 1/5 的人会在他们的一生中经历一段抑郁的时期，而且越来越多的研究指出，这类人群中大部分人第一次经历抑郁是在青少年时期。

一些父母现在还有点纠结，不知道应不应该把孩子的问题视作精神疾病，让他们的孩子接受相关的心理治疗和药物治疗，他们可能会觉得（而且希望）这只是"一个成长阶段"。我们希望能在本书中说服家长，青少年时期的严重抑郁是一种疾病，而且是一种可以有效治疗的疾病。

临床研究也显示，低龄人群的抑郁症诊断率和治疗率偏低。

2000 年的一项研究发现，在一个社区样本中，青少年抑郁的有效治疗率只有 20%。这项研究还发现，这些青少年的复发率偏高，更令人担忧的是，在他们 24 岁之后，其中很多人还发展出了除抑郁以外的其他精神问题，最常见的是酗酒和药物滥用。[2]

我们现在知道，抑郁存在多种形式，而且通常是一系列情绪障碍的症状集合，精神科医生称这一系列情绪障碍为"心境障碍"。一些患有心境障碍的青少年主要受到"低落"和悲伤情绪的困扰——这种感受让人不由联想起"抑郁"一词。但是也有一些患心境障碍的青少年，他们主要的困扰是容易被激惹、乱发脾气、破坏性行为，这类问题似乎与大部分人认为的抑郁没有什么关系。同样一个疾病真的会看起来如此差异巨大吗？为什么会出现这样的情况？这是一些我们希望能在本书当中解答的问题。

本书的宗旨不是教你"如何与你青春期的孩子交流"。青少年心境障碍是一种复杂的、我们对其了解甚微的、具有潜在危险性的疾病，家长会希望了解这类疾病的一些情况。什么是青少年严重抑郁的危险信号？如何诊断心境障碍？不同的诊断分别意味着什么？抑郁与其他问题存在什么关系，比如药物滥用、注意缺陷/多动障碍、进食障碍？什么是有效的治疗？心境障碍青少年患者的父母如何帮助他们的孩子尽量获得最佳的治疗？父母还能再做些什么？你将会在本书中找到所有这些问题的答案。

本书的结构分为四个部分。第一部分，"症状、症候和诊断"，重点在于认识青少年的抑郁症，理解为什么说心境障碍是货真价实的疾病。这一部分综述了青春期情绪发展的几个特殊问题，这可能解释了为什么心境障碍在青少年身上的表现与在成年人身上不同。我们还试着介绍了精神病学的诊断过程和心境障碍的分类。

　　第二部分，"治疗"，综述了用于治疗抑郁的各种药物和其他医疗手段，以及各种已被证实有效的心理疗法和心理咨询手段。我们解释了这些看起来截然不同的治疗方式是如何相互联系和配合的，解释了为什么药物治疗和心理治疗结合使用是治疗抑郁最有效的方法。

　　第三部分，"变种、成因 & 相互关系"，讨论了会使抑郁症状复杂化的其他问题，比如 ADHD、进食障碍、危险可怕的自杀行为和"切划"行为。这一部分的最后一章介绍了心境障碍的遗传研究，以及这类疾病具有遗传基础的相关证据。

　　第四部分，"变得更好 & 保持良好"，包含了现实生活中的实用信息，帮助你尽可能提高疗效，同时尽可能减小复发和并发症的概率。找到一个优秀的治疗团队，处理好保险相关事宜，合理处理危险行为这样的紧急事件，安排好住院治疗的相关问题，这些都是需要探讨的问题。在第十六章，我们希望打开心理健康治疗和诊断的"黑匣子"并做了特别的尝试，我们介绍了各种类型的心理健康专业人员，解释了他们各自在孩子的治疗中扮演的角色。我们还细述了我们进行诊断的逻辑，给出了一般性的指导方针（和警告），告诉父母在选择精神科医生时应该注意哪些方面。

　　我们希望你在读完这本书之后，可以更好地理解青少年心境障碍的症状、治疗、并发症和已知的成因。更重要的是，我们希望你心里能更加有底气，更有信心去帮助患有抑郁症的孩子获得最佳的治疗，尽快康复，快乐而健康地长大成人。

致　　谢

帕特里克·凯利

我第一个也是最想感谢的人是弗朗西斯·蒙迪莫，如果没有他，根本不可能会有这本书。原因显而易见，更重要的是，他对我的悉心指导。他教我如何写作、如何思考、如何成为一名优秀的精神科医生（或者至少来说，他为我提供了学习的榜样和目标）。

我也要感谢我们的编辑，杰奎琳·韦穆勒（Jacqueline Weh-mueller），她的鼓励和支持对本书的成功出版至关重要。

还要谢谢迈克尔·林赛（Michael Lindsay），如果没有他的坚定支持，这本书将永远只是一个美丽的泡影。

最重要的是，我要谢谢你们，本书的读者朋友们。精神科医生的生活是每天要工作奋斗到半夜才能下班回家。抑郁症患者或者他们的家人也许能明白这种感受，就好像连续每周 7 天、每天 24 小时不间断的斗争，只有这样努力的抗争才能最终换来成功。我也想用这件事激励你们，坚持努力与黑暗斗争，在挣扎中不要放弃，这是你们能做的最勇敢也最艰难的事情。谢谢！

弗朗西斯·马克·蒙迪莫

我要感谢那些帮助我撰写此书的人。首先,非常非常感谢约翰斯·霍普金斯大学抑郁与相关情感障碍协会(Depression and Related Affective Disorders Association,DRADA)的注册护士莎莉·明克(Sallie Mink),她最早把这个项目交给了我,并不断给予我支持和鼓励。

感谢我在约翰斯·霍普金斯大学精神病学和行为科学学院情感障碍方向的所有同事,尤其是安东尼·德罗布尼克博士(Anthony Drobnick,MD),感谢他的鼓励和支持。

谢谢杰奎琳·谢弗(Jacqueline Schaffer)的精美插图,特别感谢约翰斯·霍普金斯大学出版社所有的优秀员工,尤其是我的编辑,杰奎琳·韦穆勒。我为与这样一群敬业而有才的人一起工作深感荣幸。

在这里再一次感谢我最忠实的粉丝和直率的评论者,杰伊·艾伦·鲁宾(Jay Allen Rubin),感谢你一直以来的关注和陪伴。

引 言

　　很长一段时间，精神病学家和心理学家都认为，抑郁症极少甚至不可能出现在儿童和青少年身上。现在，我们知道事实并非如此。事实上，我们几乎每天都可以在各种书刊杂志中见到"青少年抑郁"一词。

　　伴随这一词汇出现的，常常是一些让家长感到恐惧和担忧的情境，例如青少年吸毒、自杀。这些事件对家庭具有毁灭性的打击，所以在面对这些事时，家长往往会惊慌失措、乱了分寸。有时候，家长会怀有侥幸心理，安慰自己"我的孩子不会做出那么可怕的事情"，结果低估了这一疾病的严重性和治疗的必要性，没有及时带孩子去寻求专业的诊断评估。然而再怎么逃避，那些让父母惊慌的事件仍可能发生，不会因为逃避而消失。例如，父母可能会在半夜发现孩子自杀，周围散落着悲观忧郁的诗歌，于是匆忙带孩子冲进急诊室抢救。当父母认为自己处于青春期的孩子得了抑郁症，他们到底应该怎么做？当一个青少年被诊断为抑郁症，这到底意味着什么？怎么做才是对他们最好的帮助？

　　假如我告诉你现在精神病学家已经完全研究透了青少年抑郁，那绝对是在骗你。不过对于发生在未成年人身上的抑郁症，我们确实还是有了一定的研究成果。最初的研究当然是基于对成年人抑郁的理解。在此基础上，精神病学家发现了很多青少年抑郁显著区别于成人之处。这是因为青少年在生理上正处于快速生长发育阶段，而且在心理上正处于确认自我同一性阶段。

如何正确理解"抑郁症"的"症"是个关键。首先，必须明确一点，严重的抑郁是一种疾病症状。或者更准确来说，是一组疾病（我们称之为"心境障碍"）的其中一种表现症状。我们应该像对待其他疾病的各种症状一样来对待抑郁症的症状：正视潜在问题并认真对待，尽快让青少年接受合适的专业人士的评估，根据症状表现和治疗反应开展有效的治疗，在此期间持续支持和鼓励他们，对于医疗团队的建议需要坚持不懈。

你在报纸上看到的那些可怕的事例，大都是未能像上述一样妥善处理的后果——也许是未能被及时确诊抑郁症，也许更为遗憾，疑似为抑郁症却未及时采取治疗手段。究其原因，不一而足，或者是因为害怕被诊断出"精神病"，或者是因为听信谣言或对精神类药物存在误解，又或者是因为错误地认为心境障碍不算是"真正的"疾病。儿童糖尿病患儿的父母一般不会为"邻居会怎么看待孩子的诊断和治疗"而担忧。白血病患儿的父母也一般不会为孩子的病而自责，怀疑"是不是我做错了什么"。抑郁症也是一种疾病，我们应该像对待其他疾病一样来对待抑郁症。

当医生诊断一名疑似患有抑郁症的青少年时（我们之后会详细论述，为什么医生必须参与最初的专业诊断，而且最好是擅长青少年治疗的精神科医生），他们往往采取以症状和疾病为中心的医学思维：收集所有的症状，对病人进行检查，有时再做一些检验和化验，然后做出诊断。尽管收集到的症状更多是情绪上而非生理上的（例如悲伤、对事情失去兴趣，而不是腹痛、发烧），但这并不影响它进入医学的范畴,并需要用医学的方式来处理。检查是对病人的倾听和交流,而不是通过听诊器或血压计进行。精神科医生需要很多年的训练才能有效掌握方法。通过倾听和交流,精神科医生能够刻画出病人的心理体验,并从中找出可能预示着疾病发生的心理功能上的细微改变。

与身体上的疾病一样,心境障碍有其典型的症状模式和典型的自然史。所谓"自然史",是指可以预见的该疾病的一般发展历程。要想预知疾病的发展,首先必须做出正确的诊断,然后我们才能知道最重要的事,即何种治疗方式能够有效帮助患者恢复健康。

精神病症,有一点异于其他医学疾病,那就是人们往往会被疾病"为什么"发生这一问题分心,以至于不能集中于探究这到底"是什么"疾病。当一名外科医生治疗一名断腿的患者,他对患者"为什么"会断腿(是因为车祸?或者滑雪事故?)几乎毫无兴趣。患者的腿伤到底"是什么"问题(患者受到了什么伤害?他的腿哪些地方受伤了?)才是关注的焦点,这些问题的答案才决定了治疗方案的制订。精神病症并无不同:治疗方案取决于患者得的"是什么"类型的抑郁症。重性抑郁?双相情感障碍?轻度、短暂的抑郁,我们称之为适应性障碍?这一问题必须先确定下来。而抑郁症"为什么"发生,是因为与女朋友分手?没能进入心仪的大学?这一问题与寻找确切诊断确实有关,但一般只在抑郁症的诊断做出之后才开始真的有用。

这种对人和情绪的思考方式与我们日常惯用的不太一致。我们都经历过在失去时感到悲伤,在面对未知时感到不安,所以我们认为负面情绪都是这样因事而起。我们习惯于在人们的生活、经历中寻找负面情绪产生的原因。但是对于抑郁症,这一货真价实的疾病,这样的分析可能会让我们误入歧途,陷入危险的境地:追究所谓的"原因"可能会导致忽视诊断，并因此耽搁治疗。

再举一个我们更熟悉的例子。也许你的孩子，跟许多孩子一样，都曾经历过这么一个阶段，每次早上一到要上学时就开始"肚子疼"，可能是因为紧张，也可能就是因为不想上学。当这样的事情第一次发生时，闪入你脑海的第一个念头恐怕不是"为什么我的孩子不愿意去学校？"而是"我的孩子怎么了？是什么病让她那么痛？"稳妥起见，你可能会给孩子量体温，把她放在床上并密切观察，甚至可能找儿科医生上门或送孩子去医院，来确认孩子没有患上诸如食物中毒、阑尾炎这样需要医治的疾病。如果有家长不是这么做的，你恐怕会质疑他的判断力，不是吗？如果孩子看起来确实非常痛苦，带孩子去急诊也算不得什么过激的反应。只有排除了疾病原因，确定了孩子没有生病之后，才是开始寻找心理上解释的合适时机：是不是因为孩子不想去上学导致的。

本书的开头部分，将会综述心境障碍类疾病的症状。帮助大家了解精神科医生是如何着手处理青少年抑郁的问题，作出诊断、制订治疗方案的，这对于那些想要知道如何更好帮助孩子的家长们来说，是非常重要的第一步。

鉴于本书第一版出版于 2002 年，而现在精神病学的领域，尤其是针对低龄患者的分支领域，已经发生了很多变化。这些变化影响了本书的方方面面——甚至包括了书名的含义。"青少年"现在是一个更广义的词汇，包含了一个更大的群体。新的千禧一代，与曾经的 X 一代 * 不同，他们的青春期时间跨度更长。在传统意义上，"未成年人"（child）在精神病学领域是指 18 岁以下的人，满

---

　　* "X 一代"（Generation X）指出生于 1960 年代中期前至 1980 年代初的一代人。——编者注

了 18 周岁就被视作成人。现在，尽管这在法律情形上仍然适用（包括在本书之后我们会探讨到的一些与监护相关的问题），但是还有一个新的概念诞生了，那就是"过渡期青少年"（transitional aged youth），指的是介于 16 至 24 岁之间的青少年。这些年轻人在许多方面的表现都更接近于未成年人——他们中的很多人仍然在上学，仍然在努力寻求他们的自我身份认同，未婚未育，有的仍然依靠父母生活或与父母同住。他们在其他一些方面也与前代人不同，例如对精神病学和精神治疗会产生更强的怀疑，更加愿意分享自己生活的方方面面（包括精神诊断），这有时会带有负面的社会影响。在本书后面部分，我们也会探讨青少年有时是如何滥用社交媒体，发布自己内心挣扎的图片和故事，传播负能量，或者网络欺凌的信息，以至于无意中伤害到自己或他人的。现在的青少年的面貌与以往相比已经有所改变，给这些青少年和他们的父母带来更大的挑战。

书名的另一半，"抑郁"，在含义和象征上同样发生了一些变化。自 2002 年起，抑郁的诊断年龄下限越来越低（很多情况下，这要归功于本书第一版）。这对患者来说是个福音，因为他们的症状得到了有效的治疗，生活中的污名化现象也减轻了很多。同时，还有一些其他的趋势也在发生，不过作用不大。比如一线的儿科医生开始逐步涉及精神治疗领域。直至 2005 年，抗抑郁药物方面有了极大的增长。事情开始朝另一个极端发展。开药的人将这类特殊的药物（例如，选择性 5-羟色胺再摄取抑制剂）视作所有情绪低落问题的万灵药。而对心理层面，那些引发抑郁或者因抑郁导致的现实生活中的问题，被几乎全然忽视了。

2005 年开始，情况有所变化，美国食品和药物管理局发布了黑框警告（最高级警告）来限制这些药物。当时基于的是一项研究的成果（后来又被证伪了）表明这些药物可能使青少年的自杀率增加了一倍。现在我们知道了，最有可能导致青少年自杀的因素，其实是因为缺乏药物以外的治疗。但无论如何，钟摆效应又发生了，事情又开始走向极端。这次没有儿科医生会再开这些饱受争议的药物了，即使一般的精神科医生也不敢了。即便时至今日，仍然有很多医生不愿意开药来控制抑郁，使很多人得不到有效治疗。所以，要让患者和家长对这些药物有一个深入的理解，这一点至关重要。包括要知道什么时候用药是必须的，什么时候是不必要的，以及在精神科医生每次制订治疗方案前，能够与之有一次较为专业而坦诚的沟通。

　　尽管本书的重点是介绍精神病学领域的这些变化，但是编排上还是遵循基本的科学思路。我们强烈地希望读者朋友们不要被急功近利的思想所诱惑——跳过前面部分只看"治疗方法"这一章内容。治疗方法必须由诊断指导。给非抑郁症导致的情绪低落问题用药，就好像给季节性过敏的患者用抗生素一样（抗生素只对细菌感染有用），药不对症，毫无效果。同样地，面对抑郁症却不重视，误以为那些忧郁的情绪能够靠自己克服，就好像不给严重细菌感染的患者用抗生素一样，会招致可怕的后果。在阅读如何对孩子进行药物治疗部分之前，希望你能够先花一点时间，学习一下他的症状背后到底隐藏了什么因素，哪些症状是我们最应该关注的重点。我们希望能带你一起感受精神科医生的思路，了解一下他们是如何诊断一名患者，并制定治疗方案的。本书的编排就是按照这样的思路进行的。很多人抱怨，精神病学和精神治疗，说好听点是神秘玄乎，说难听点就是胡乱猜测。我们希望能够揭开这一学科的神秘面纱，准确地呈现给你，一名优秀的精神科医生是如何找出你和你的孩子痛苦的根源并得出结论，又是如何最大限度地帮助你们的。

第一部分
症状、症候和诊断

什么是抑郁？每个人不是都曾经历过情绪消沉吗？青少年更是时不时如此。我们怎么能分辨什么时候抑郁达到了病症的程度呢？在本书的第一部分，我们将会找到这些问题的答案。

第一章，我们首先来探讨一下什么是抑郁，如何识别抑郁，最重要的是，如何将它与平时我们每个人都可能遇到的正常的"情绪低落"区别开来。在这一章，我们还会介绍一些关于抑郁成因的理论，包括我们现在所知的、被认为是抑郁症病变本质的脑部生理改变。

第二章，我们将会深入了解一下青少年心理，并解释一下为何抑郁症在青少年人群身上的表现形式有异于成人——差异巨大，甚至可能难以识别出来。

第三章，我们开始走近真正的精神病学诊断历程。先介绍一下精神病学专业人士是如何看待抑郁症和心境障碍的，然后罗列出在青少年身上出现过的不同的抑郁症类型。

在这一部分的最后，我们将稍微详细介绍一下美国精神病学会现行的心境障碍诊断标准：《精神障碍诊断与统计手册》（*Diagnostic and Statistical Manual of Mental Disorders*，DSM）。本书撰写时，DSM刚刚经历了近十年来的第一次修订，这次修订最大的变化是改变了看待病人的基本方式。我们将分别从新旧两个版本的立场来看待青少年。最重要的是，我们要解释为什么不要将DSM视作"精神病学的圣经"。这一点非常重要，很多人都会这样称呼DSM。在现实中理解和治疗患者时，我们应该把它视作一个有用的指导纲要，它仍在不断发展完善中，而不是绝对的权威。

第一章
抑郁症:相关定义

　　"抑郁"(depression)一词来源于拉丁词根,意为"向下压"。很多我们平时用来描述抑郁感受的词汇,或多或少都带有方向或位置上的向下的意味。人们会说"垂头丧气""意志消沉",或者直接说"情绪低落"。抑郁的很多同义词都会出现相同的两个字母,例如"despondent"和"dejected"(沮丧的),都有拉丁衍生前缀"de-",这代表了向下的意思,如"下降"(descend)。

　　其他还有些形容抑郁的词语,强调的是某些情绪的相反面:例如我们所说的"不高兴"(unhappy)、"不满"(discontented),强调的是高兴、满意的相反感受。还有一些形容抑郁的词语,强调的是丧失了某些东西:例如我们用"阴暗的"(gloomy)来形容抑郁,意思是失去了光亮;以及"萎靡不振"(dispirited),缺乏的是生命的激情,即我们所说的精神;还有"孤寂"(desolate),代表的是失去了几乎所有东西。所有这些词语抓住的是抑郁的某方面感受。

　　但是,当你听一个身患抑郁症的人谈论他的体验(不只是情绪方面的,所以我们精神科医生视之为疾病),你会发现他们的抑郁不是什么向下的转移,或是离开了什么东西、丧失了什么东西,而是降临在患者身上，并强加于他们的一种感受。威廉·詹姆斯（William James），19世纪美国著名的心理学家兼哲学家，身患抑郁症，他曾说过，抑郁的感受远不止失去什么那么简单，抑郁是"激活的、活跃的痛苦……健康人完全无法理解"。[1]威廉·斯泰伦（William Styron），普利策奖得主，小说《苏菲的选择》（*Sophie's Choice*）的作者，在他的抑郁症回忆录《看得见的黑暗》（*Darkness Visible*）里写到抑郁的感受是"在我的意识中弥漫翻滚的毒雾"。[2]高产的作家J.K.罗琳（J.K.Rowling）在她的系列小说《哈利·波特》中，为我们讲述了一类怪物——摄魂怪，"摄魂怪是出没在地球上的邪恶生物……吸取周围环境中的平和、希望和欢乐。太过靠近摄魂怪，所有美好的感受和快乐的回忆都会被一吸而空……留给你的，只有你生活中那些最坏的经历。"[3]摄魂怪是《哈利·波特》的世界中最让人害怕的怪物之一，非常好地展现出了抑郁发作时对人的影响——作者所写的也是她的人生经历。在一次独立采访中，她将自己遭遇抑郁症的感受形容为："感觉自己再也没有能力让自己开心起来。生活毫无希望。极端绝望，了无生趣，与一般的悲伤迥然不同。"[4]

　　古希腊有个词叫做"抑郁质"（melancholy），源自"黑胆汁"（black bile）一词，古希腊人认为黑胆汁这种体液过多，导致了痛苦的境地，也就是我们现在说的抑郁。他们将抑郁定义为是因身体机能紊乱引起的，我们称之为"体液"的四种人体内的液体的不平衡导致的（另外三种体液分别是水、血、黄胆汁）。经过几千年来对于病因的不断探索，现代提出的一个解释出人意料地与其十分接近，即用"生理化学物质失衡"来解释抑郁的成因。

　　不过要想准确地定义抑郁，我们需要首先来定义另一个词语，"情绪"。因为对于抑郁的任何定义，都需要包含一层意思，那就是情绪低落。我们的情绪状态，或者说心境，包括我们的快乐或悲伤的情绪，乐观或悲观的状态，对处境满意或不满的感受，甚至包括对自己身体的感觉，如疲倦或精神。心境就好像是我们情感上的温度计，衡量的是我们情感上舒适或不舒适的一系列感受。

当人们处于良好的情绪状态，他们自信而又乐观，放松而友好，具有耐心，对事物充满兴趣，对现状满意。"快乐"一词表达了其中一部分感受，不过良好的情绪内涵更广。在大部分人的印象中，活泼闹腾的青少年，很好地展现出了良好的情绪状态是什么样的。很多青少年自信、精力充沛、觉得自己身体健康，每天吃得下睡得香。他们很容易与别人交往、付出感情。未来看起来充满光明，他们时刻准备好投入新的目标。

而当青少年处于情绪低落状态，则是截然相反的感受。他们更倾向于转入内心世界，可能总是因为他们自己的各种想法而心事重重或者心烦意乱。"悲伤"一词表达了其中一部分感受，不过情绪低落内涵更为复杂。其中可能还带有一点空虚和丧失的意味。情绪低落的人会发现很难面对未来，他们做事时会发现很难摆脱悲观，甚至被悲观的想法吓倒。青少年可能会不耐烦、易激惹，更容易发脾气，然后又会为自己的所作所为感到内疚。他们很难显露感情或投入人际交往，所以他们回避他人，喜欢独处。他们没有什么精力，动机消退，兴趣减少。他们会自我怀疑，比以往更加关注并担心别人是如何看待他们的。正如稍后你会在本书第一部分看到的内容，抑郁有时候非常复杂，难以分辨，特别是在青少年身上。不过抑郁的核心表现，它的定义性特征，就是这一系列的症状，我们称之为"情绪低落"。

正常与异常情绪

　　我们对生活中压力事件的反应，有些对我们来说是正常的，人们创造了很多专门的词语来形容这些情绪变化。这些情绪变化对于大部分人来说是司空见惯的。比如，当我们搬迁到了一个陌生的新地方，往往会引起颠沛流离和孤独之感，我们称之为"思乡之情"。它是一种不愉快的感受，会持续几天甚至几周。这种情绪每个人可能都曾或多或少经历过。再比如，当我们身边某个亲密的人去世了，我们会感受到强烈的悲痛和丧失之感，并暂时地失去所有应对的能力，这种深刻的哀伤，我们称之为"丧亲之痛"或者"哀悼之情"。

　　在我们经历人生里程碑式的成就的时候，我们也会感受到极端的情绪变化。当青少年毕业时，或者赢得竞赛时，又或者获得梦寐以求的奖学金时，他们会充满喜悦、骄傲之情，有一种无限乐观、快乐的感觉，并几乎沉浸于这样的感受中。这样的情绪即使表现得再极端，我们也不会认为它们是"不正常"的。

　　很多人体测量数据在一定范围内变化都是正常的，例如体温、血压、激素水平，一个人的情绪状态也是如此。一个人，尤其是青少年，不可能会保持在同一情绪状态很长时间。一个人情绪起起落落是非常正常的一件事情。所以，情绪低落状态有时候是正常的表现。但是，有时候的情绪低落状态是不正常的，是心境障碍的一种症状表现。

抑郁症的症状

　　跟身体上的疼痛一样，阶段性的情绪低落是人之常情。人们会在亲人去世时感到悲痛，在期待已久的旅行必须被取消时感到失望，在忽然经历失恋时感到心碎。在这些情形中，抑郁的感受看起来是正常的。没有人会把这些情形中的情绪低落当作病态的症状。

不难想象，在一些情形下，身体上的疼痛可能会被视作是正常的。比如冬去春来后第一次修剪草坪，由于冬季几个月没有活动，这算得上是一次剧烈的体育锻炼，于是第二天早上起来时人会感到肌肉酸痛和僵硬，这显然不足为奇。又比如，如果在没有足够的防晒保护的情况下，长时间暴晒，人就会被晒伤引发疼痛，这也是正常结果。不会有人把运动后的肌肉酸痛看成是肌肉疾病，也不会有人把晒伤后的疼痛看成一个不正常的反应。诚然这两个案例中的情况确实都需要做一些小治疗，但是都不会让我们担心自己的身体是否出现了什么异常。

然而，如果你在修剪草坪后的第二天醒来时，感到肌肉酸痛，同时伴有发烧、头痛、喉咙沙哑、咳嗽，这时你恐怕不会将这些症状都归咎于缺乏锻炼。伴随着肌肉酸痛出现的其他症状，特别是发烧，预示着还有一些其他问题发生了——在这个案例中，很可能是令人讨厌的病毒感染。所有的这些症状，指向的都是病毒性感冒，尽管其中一个症状（肌肉酸痛）很有可能是过度的体育锻炼导致的。临床上所说的症候，代表的就是出现的所有症状，以及所有能够有力指向某一病症或某一组病症的临床发现。

当情绪低落伴随着其他某些症状表现（表1-1）出现时，这个人很有可能患了抑郁症，比如睡眠和进食障碍，较为严重的易激惹、精神活力减退，对平时感兴趣的活动失去兴趣。哪怕情绪低落好像是有理由、有原因的，当精神科医生发现病人出现这些症候时，他们会开始考虑作出抑郁症的诊断。

表 1-1　抑郁症的症状

情绪症状
　　抑郁情绪
　　普遍性的、压抑的心境
　　易激惹
　　失去体验快乐的能力(快感缺乏)
　　负罪感
　　对平时的活动失去兴趣
　　社会退缩
　　自杀意念
认知功能(思维)症状
　　注意力障碍
　　记忆力下降
　　迟疑不决
　　思维迟缓
　　缺乏动力
躯体症状
　　睡眠障碍
　　　失眠
　　　嗜睡
　　进食障碍
　　　体重减轻
　　　体重增加
　　疲倦
　　头痛
　　便秘
　　持续性躯体疼痛

抑郁症的症候

　　抑郁症的核心症状,情绪低落,可能会在很多不同的情形下出现。其中,在某些情形下是完全正常的,比如在服丧期间感到哀痛。而如果同时出现抑郁症的症候,则标志着疾病的出现,并且需要治疗。我们将用一个案例来进行说明。

▶苏珊思前想后了几周,终于下定决心跟她的丈夫开口说起了这件事。"汤姆,我觉得我们带查利离开斯普林菲尔德学校是一个错误的决定。"

"你什么意思?"她丈夫一边说,一边放下了他正在读的报纸,"埃奇蒙特学校是哥伦比亚市最好的私立学校。我们的决定怎么会错? 你怎么会这么想?"

苏珊合上了手头的书,把它放在自己的膝盖上。她低头看了一会儿书的封面,然后抬起头,看向坐在旁边不远处的丈夫,说道:"我觉得查利在埃奇蒙特学校并不开心。他想念他在斯普林菲尔德学校的朋友们。"

汤姆的眉毛微微一皱,随即又舒展开来。他拿起了膝盖上的报纸,又重新开始浏览起来。"这就是你担心的事情吗?他会克服这些的,苏珊。因为搬家,他初中时曾换过两次学校,他都很好地适应了,没出现任何问题。"然后汤姆又稍微把报纸放低了一点,"他曾经说过他想念他的朋友们吗?"

"唔,前几天我问过他新学校怎么样,他说他不确定。他说他觉得自己好像还没有很好地适应,感觉从进了新学校开始就跟以前的生活完全断了联系。"

"这个年纪的孩子换新学校也没什么不对吧。青春期的孩子对这种事总是很敏感的。"

"查利还说,他担心自己不如埃奇蒙特学校的孩子聪明。汤姆,这一点也不像查利。他是个聪明的孩子,他一直知道这一点。他总是对自己很有自信的。"

"呃,我还是觉得这是青春期的某种正常表现。现在才11月,给孩子一点适应的时间。另外,他看起来也不像很反对转入埃奇蒙特学校。"

汤姆在今年春天刚刚得到了一次重要的升职,工资有了很大提高。汤姆和苏珊有能力送他们的儿子去一所有名望的私立学校,所以他们问查利想不想转学。"哇,简直超级棒!"查利那时候欢呼雀跃地说,"斯普林菲尔德也是一所好学校,但是那可是埃奇蒙特私立学校哎!你知道他们有很多计算机实验室吗?"

汤姆继续说道:"查利整个暑假都在说他多么想在埃奇蒙特加入计算机俱乐部。"

"嗯,但是仅此而已。他至今没有这么做。"

汤姆的脸变得严肃了一点:"他没有?"

"没有。他看起来好像完全失去了对计算机的兴趣。"

"你确定?"

"你还记得他上个月打算在他的电脑上装一个跟计算机图像相关的软件,以便让他的电脑游戏可以运行得更好?上个礼拜,软件光碟终于到了,我把它放在了他房间的书桌上。"苏珊又低头看着合上的书,"我今天早上把干净衣服放进他的衣柜的时候,发现它被放在底下的抽屉里。"

"呃,会不会是因为买错了,或者因为不兼容或是其他什么的。"

"他甚至都没打开包装。他就这么把它塞在抽屉里。"

"啊,这一点也不像是查利会做的事。"

"还有一件事,"苏珊继续说道,"他放学回家直接进房间然后就睡了。我完全没法把他叫出来吃晚饭。我确定他明显变瘦了。"

"这个,倒好像没什么吧?这个年纪的孩子本来就睡得多,不是吗?"汤姆问道。

"我也不知道——我总觉得不应该睡这么多吧。"苏珊说,"上星期天,他在床上躺了几乎整整一天一夜。这不可能是正常现象。"

"他过去的这几个礼拜好像确实特别安静。我去跟他谈谈,看看能不能发现什么。"

"请快点去谈,汤姆。我真的很担心。"▲

让我们一起来回顾一下本例中的几个诊断依据。最有力的一个证据是查利的母亲注意到他很反常,有点不像他自己。尽管你在诊断手册中找不到这一条,但是在心境障碍中它非常重要和典型。这些病人在情感生活的很多方面都发生了变化,周围人可能说不出具体的所以然来,就是觉得他跟以前不一样了。有时候家长没法确定到底哪里出了问题,但是仔细想来,常常觉得孩子本来应该有的行动力、热情、精力好像都被抽干了一样。有时候家长会怀有侥幸心理,怀疑自己的这些不好的预感,比如上文中的汤姆,会将他们注意到的这些情况归为青少年成长道路上的"某一阶段"。但这经常是错误的。苏珊注意到了她儿子的精力、积极性、兴趣程度都发生了变化。她觉得事情有点不寻常,这种直觉完全正确,不应该在面对相反意见时就被简单打消,哪怕这个意见是她儿子自己说的。

明白这一点至关重要,尤其是在面对未成年人的时候。青少年仍然处在探索自己和发现自己感受的阶段。他们可能还没法很好用语言描述自己的感受,甚至可能还不能很好地感知自己的情绪状态、察觉到这些变化。这一状态的术语叫做"述情障碍"(alex-ithymia),意思是缺乏对自己内在情绪状态的认知。DSM 也指出了这一问题,主要是针对青少年这一群体。虽然我们一直说,除非是做科学研究,否则不能刻板地依照 DSM 的条目做诊断,至于为何如此，本书也一直在强调。不过在这件事情上，对于那些周围人觉察到存在情绪低落、而本人又予以否认的儿童和青少年，DSM确实能够帮助我们做出规范而成熟的诊断。现实生活中，青少年自我感知到的感受和周围人察觉到的他们的状态，确实可能存在不一致，这就带来了一定的争议。当青少年处于沮丧或者情绪低落的状态时，如果别人指出这一点，他们可能会觉得是在批评自己。他们可能会进行自我防御，甚至会生气。而且，如果他们真的存在抑郁症的话，这种负面情绪还会被放得更大。大多数情况下，尝试向他们"证明"抑郁的存在，往往很快就会陷入对抗和争吵，所以这种方法一般是无效的。通常更好的做法是，承认分歧的存在，同时对青少年保持关注，并且做好情况变坏的思想准备。

　　不过话又说回来，如果那些正处于情绪低落的人没有办法识别出自己的状态，那么到底怎么样才能确切地证明低落状态的存在呢？我们再一起来看一下案例中的几个诊断要点。精神病学家将难以享受事物的快乐的表现命名为"快感缺乏"。它是抑郁症症候的其中一个典型特征，值得我们更深入的探讨。快感缺乏（an-hedonia）一词来源于希腊语的"快乐"（pleasure），意思是缺失了感觉快乐的能力。玩电脑看起来是查利最喜欢、最快乐的事情之一。所以，当他随手把一张全新的、未拆封的软件塞在抽屉里，肯定哪里出现了异常。当陷入抑郁时，青少年会失去对运动、朋友和交际、课外活动、喜爱的课程和学科的兴趣。他们也更加难以像过去一样从听音乐、看电影、参与体育活动或业余爱好中获得快乐。这是一个非常重要的特征，不过有时候具有隐蔽性。患有抑郁症的青少年可能仍然能够稍微有一些快乐的体验，但是要想获得这短暂的快乐，需要远比过去更多更强烈的刺激。

　　举个例子，我们的一位同事曾治疗过的一名患者，她的父母认为她并没有得抑郁症。"她在她生日那天挺愉快的。我们带她和她的朋友们一起去了她最喜欢的迪士尼,她看起来玩得很开心。她只不过比过去更害羞了一点而已。"这个女孩最后被确诊为抑郁症。如果是过去那个没生病的她,会为了要去迪士尼而兴高采烈,会晚上兴奋得睡不着觉,会一路上在车里叽叽喳喳说个不停,会从父母身边跑到卡通人物那里拥抱它们。但是在她患了抑郁症之后,迪士尼之行确实给她脸上带来了一些笑容,她看起来也确实享受这次旅程,但远不如原本预料的那样快乐。而这就是异常之处:抑郁症会导致我们行为改变,包括我们本身,也包括我们喜欢做的事情。快感缺乏不是一件非黑即白、非常绝对的事情,并不是说得了抑郁症的人永远无法从任何事情中获得任何快乐。更正确的表达应该是,从同一件事情上获得快乐的程度远低于过去。我们还碰到过一位抑郁症患者,她唯一能获得快乐的方式就是吃甜甜圈,尽管她非常害怕变胖。所以她总是拿出整盒的甜甜圈,然后舔上面的糖霜——她唯一的快乐建立在另一件痛苦的事情之上。

对于快感缺乏的体验,那些曾经身患抑郁症的伟大作家、艺术家、音乐家们,为我们留下了深刻而生动的说明。约翰·沃尔夫冈·冯·歌德在他的小说《少年维特的烦恼》中,描述了一个对自然中的美和快乐失去感知的少年形象:"这壮美的大自然像一幅漆画凝固在我的眼前,然而这欢乐却不能从我心里抽取一滴幸福来注入我的头颅。"[5]患有抑郁症的人会说美食失去了滋味,日出和美景失去了颜色,鲜花失去了美感和芬芳——所有的一切都变得平淡无味、枯燥沉闷、了无生气。对另一部分人来说,这些世界上明亮、美好的东西,还会成为痛苦而不是快乐的来源。19世纪奥地利作曲家胡戈·沃尔夫讲述过他患抑郁症时悲伤、孤独的可怕感受，那是一种与世界上的平凡快乐相隔绝的感觉——发生在春天时痛苦更甚："我遭受的痛苦……我几乎无法形容。这个美好的春天，伴随生命和万物运转的奥妙，却带给我难以言喻的烦躁。那永恒的蓝天，持续数周的晴朗，那自然界连绵不绝的萌芽、生长，那和煦的微风，伴随着春日的阳光和野花的芬芳……这一切让我疯狂。到处都让人眼花缭乱，洋溢着生命、丰收、创造——除了我……可能只有我无法融入这万物复苏的节日，无论如何都无法摆脱成为一个不幸、嫉妒的旁观者的命运。"[6]

　　现在，想象一下，对于一个还在学着认识自己情绪的年轻人，对于一个还在尝试理解自己情感反应的青少年，如果这样可怕的体验降临在他们身上，会是什么样的情况。特别是低龄的青少年，他们还很难识别和表达自己内在的情绪状态，他们对"抑郁"这个词也还没有什么概念。这可能正是青少年抑郁往往伴随有显著的易激惹的原因之一。面对因抑郁情绪而生的恐惧和挫败感，青少年有时候会把它们发泄在周围的人或事物上。在一些青少年身上，易激惹甚至可能是他们心境改变的最突出的表现。这个现象非常普遍，DSM 中也有相关表述。所以即使用最严格的标准来衡量，如果一个青少年说自己不存在"抑郁"，但却出现了易激惹的状态，仍然可能会因为符合诊断标准而被诊断为抑郁症。

　　还有一个区分"正常"情绪低落和抑郁症候表现的重要因素，那就是心境障碍的患者失去了他们正常的情绪恢复能力。当没有患心境障碍的人经历低落时期时，比如失恋、失业、思乡，他们保有正常的情绪恢复能力，也就是仍然会对周围发生的事物做出正常的情绪反应。

　　如果有人曾在参加过葬礼后回到失去亲人之后的家，他可能曾体验过下述这种正常的情绪变化过程。送葬的人在葬礼仪式和墓地可能会悲痛欲绝，但是这种情绪常常可以得到缓解，比如当回忆起与死者曾经一同度过的美好时光，而且不久之后，快乐又会重新回归。思乡的孤独的人同样也保有正常的情绪恢复能力，他们去看电影时也会沉浸在好电影中，暂时忘记他对熟悉的人和事的思念之情。如果是正常的抑郁情绪，它应该能够被驱散，比如丧亲之痛、思乡之情、沮丧失落，有的甚至只持续几个小时。

抑郁症的抑郁状态则与之不同，患者总是频繁地陷入压抑之中。几年前，AM 广播电台曾经分发了很多免费的收音机，这些礼物只抓住了一个目的：这些收音机无法调到其他任何与之有竞争关系的电台。生产这些收音机只为了接收送出它们的那个广播电台的信号。患有抑郁症的人的情绪状态，就好像那些收音机一样，生来就只能接收到一个情绪信号：抑郁。抑郁症的抑郁状态是不间断的、无处不在的阴影，日复一日，年复一年。正如威廉·斯泰伦所说的他自己的抑郁状态："抑郁的气候是失调的，总是光线暗淡。"[7]

我们刚刚讨论的是处于真正抑郁症候中的一种异常的心境状态，即缺乏正常的恢复能力、不断处于压抑之中。而值得一提的是，在一些情况下，异常的心境状态也会表现为反应过度。青少年可能会突然看起来过于敏感、易激惹，可能因为一点小事而情绪爆发，可能会消极反抗而不愿改变现状。尽管这并非普遍情况，我们还是应该强调一下，我们所说抑郁症的症状表现是缺乏"正常"情绪反应——对大部分人来说是情绪反应缺损，但对还有一部分人来说是情绪更容易被激发。无论如何，它总是指向人生的消极、悲伤、愤怒的一面。

抑郁症最难以摆脱的一个症状表现可能是满脑子被各种负面想法所占据：抑郁症患者经常会发现自己的思维里充斥着不足、丧失、懊悔、甚至绝望的感受。处于抑郁中的青少年，经常会担心自己某些方面的表现不合格，而事实往往并非如此。查利担心自己与新学校的同学相比不够聪明，这就是一个典型的负面想法，再加上他母亲说他从来没有被这种担忧困扰过，这就更指向了抑郁症的可能。抑郁症还有一个特别典型的症状表现是不断反思自己是不是做错了什么。精神科医生在诊断患者抑郁症时经常会特别询问一下是否存在负罪感的相关表现。对于负罪、羞耻、懊悔的不断反思是心境障碍抑郁状态的普遍现象，但在正常的情绪低落状态中并不常见。在一些情况下，一个青少年把所面临的困境归咎于自己，或者说自己"懒""没有价值"，就可能是抑郁症的表现。在经历丧失事件后，处于正常情绪低落状态的人，会将这些不好的体验归因于事件的发生——只有在特殊情况下，才会归咎于自己，产生负罪、羞愧的情绪。而有抑郁症的人则不同，他们经常会把遇到的麻烦归咎于自己，有时候甚至把其他人的烦恼也归咎于自己。在诊断抑郁症的症状时，充满负罪感是非常有象征意义的一个表现。

抑郁症的其他相关症状

到现在为止，我们所讲的抑郁症的症状都集中于心境的改变，而除了心境的改变之外，同样还有很多其他的症状。

严重的抑郁症几乎都会导致睡眠节律的变化。抑郁症患者经常会有失眠，也有的正好相反，睡得太多（专业术语叫作"嗜睡"）。抑郁症患者的睡眠障碍和心境改变有时候在一天之内的变化具有特殊的节律，称为"心境的昼夜节律变化"（昼夜节律是一个生物学中的词汇，指 24 小时为一个周期的变动）。具有心境昼夜节律变化的患者入睡时间与以往相同，而且入睡并不太困难，但是第二早上很早就会醒来，只睡了短短几个小时。在躺着等待太阳升起的几个小时里，在这清晨的时光，他们体验到了一天之中心境的最低谷，一些小问题和懊悔被放大直至把自己淹没。在日出来临时，他们会感觉到自己心境状态的提升。当晨光照进窗户，他们经常还是能振作起来开始一天的活动，尽管几个小时的痛苦消磨让他们感到疲惫不堪。随着这一天时间的推进，他们的心境状态继续一点点提升，直到一天快要结束的时候，他们会感到几乎回到了正常时候的自己。他们通常开始上床睡觉并且能很快睡着，但是几小时后，他们又会伴随着抑郁醒来，如此循环往复。

　　睡眠的改变在青少年身上很难被识别。大部分青少年都会经历这么一个时期，晚上睡得越来越晚，通常是为了熬夜进行一些娱乐活动，然后随之第二天醒得也越来越晚（专业术语叫作"睡眠相位偏移"，确实有很多研究发现一些青少年和成人，他们的生物钟倾向于这种状态）。所以，我们应该怎么来区分孩子因为社交和娱乐发生的正常睡眠节律改变，以及标志着抑郁症发作的异常睡眠节律改变呢？很多青少年熬夜是为了娱乐，而抑郁症的青少年熬夜是因为这是他们一天之中唯一能让他们感觉快乐的时候。正如上文所讲的昼夜节律变化，大部分抑郁症患者只有在一天快要结束的时候才能感觉比较好，所以他们会想要晚睡一点，多享受一会儿这段时间。没有患抑郁症的人最终睡着后，他们的身体会因为睡得晚而醒得比较晚，弥补晚睡的时间（如果没有闹钟或者其他人叫醒，青少年一觉睡到大中午的也不在少数）。但是因抑郁症而失眠的人则不同，他们会在短短几个小时的睡眠后自发地频繁醒来，尽管身体还是十分疲劳，但是没有办法再重新入睡。

　　很多青少年在抑郁状态下，早上起床是一件非常痛苦的事情，很容易导致暂时的易激惹和暴躁。如果是一般的孩子，这种情绪状态等到了学校就很快消散了。但如果是抑郁的孩子，这种易怒、暴躁的状态会持续比较长的时间，影响上课，甚至会在学校睡觉（不与其他同学交往）。

所谓的嗜睡又是什么呢？确实有的抑郁症患者没有明显的早醒情况，取而代之的是时刻都想睡觉。青少年患者也有这样的情况，这也是抑郁症的一个关键典型特征。正如我刚说过的，很多孩子会为了多享受一会儿晚上的自由时光而推迟睡觉时间。抑郁症的孩子则可能会在放学或活动结束回家后，要么长期经常性地小睡一会儿，要么做完作业很早就去睡觉了——比他们的父母还要早。不论哪种情况，最关键之处在于常规生活的规律被改变了。一定要谨记，与情绪低落一样，睡眠障碍也仅仅只是一个症状而已，一定要跟其他症状一起来看，才能诊断是否符合抑郁症的症候。

患有抑郁症的人食欲也经常会受到影响。跟睡眠问题一样，进食问题也可能往两个不同方向发展：吃得太多或者太少。患者在抑郁症期间体重会有一个明显的上升或下降（在第十三章，我们会来探讨节食、暴食等进食障碍，这些行为是复合的症候，值得专门来进行探讨）。

抑郁症的其他躯体症状中，最显著的是疲劳感，伴随着明显的活力降低和精神萎靡。头痛、便秘、胸部沉闷也比较常见，其他还有更多难以细述的身体上的不适感。这些症状是由抑郁本身引起的，还是因为缺乏高质量的睡眠、运动、正常合理进食继而引起的，至今还没有定论。抑郁还会降低疼痛的阈限：抑郁症患者会对疼痛更加敏感，也会感觉到更加痛苦。

很小的孩子就能够感觉出身体上哪里痛，能够描述头痛或者肚子痛，但是他们没有办法察觉或描述心理上的痛苦状态。年纪比较小的青少年还不太理解情绪低落的概念，他们可能会诉说自己头痛所以躺在床上。对于年纪比较小的患者,他们诉说躯体上的不舒服和症状,远比诉说心理问题多。

　　抑郁还改变了患者的思维。抑郁症患者会感觉自己思维速度变慢,效率降低,还会经常抱怨记忆力和注意力方面的问题。查利抱怨自己不如新学校里的其他同学聪明,可能也可以从这个角度更好解释。也许他的确表现得不如班级里的其他同学好,他的注意力可能受到了抑郁症的不良影响。当注意力受损时,记忆力也可能同时受损:当我们不能集中注意力时,我们接收和检索信息的能力也会随之受损。青少年患者中成绩下滑情况非常常见,尽管一部分可能是抑郁引发的精力和动力问题导致的,还有一部分可能要归结于我们精神病学家所说的这些认知功能症状。"认知"一词来源于拉丁语"cognoscere",意思是"认识、知道",代表了注意、思维、记忆等过程。举一个我们知道的例子,抑郁症早期的患者在思维方面的症状可能会非常严重,甚至可能被误诊为阿尔茨海默病(Alzheimer's disease,AD)。而在青少年身上,这些问题可能会被误诊为注意缺陷/多动障碍(Attention-deficit/hyperactivity disorder,ADHD)。我们曾见过很多青少年的父母带他们来诊断是否是"ADHD 初次发病",而事实上,这些青少年正在经历抑郁症发作的痛苦。正因为两者有时难以分辨,所以去专业的精神科医生那里寻求准确的诊断非常重要。片面分析个别症状而没有整体来看,很容易导致错误的结论。在本书的后面部分,我们会更详细来探讨抑郁症和其他一些精神疾病(如 ADHD)重叠的症状。

心境障碍:货真价实的疾病

　　因为所有人都或多或少曾经历过情绪低落状态,所以很多人觉得他们了解抑郁。甚至在一次严重的丧失事件后，抑郁症的其他相关症状也会伴随正常情绪低落状态短暂或轻微地出现，比如失眠一、两个晚上，短时期的食欲不振。

这些因素可能会导致我们觉得抑郁症跟这些普通的情绪低落都是一样的"套路"。它们不是。真正的抑郁不会在几天后就自行好转。抑郁症的青少年不可能"摆脱"他们的情绪状态，也不可能将他们的思维从烦恼转移到学校、运动或朋友身上。他们无法"跨越"抑郁症带给他们的，充斥脑海的关于失去、失败的负面想法。他们无法"掌控"自己，无法"好好地""坚持地""积极地"做一些事情来改变现状，无法通过自己的努力离开泥潭——人们在情绪低落时经常会做的事在他们身上都难以奏效。处于心境障碍状态的青少年，被疾病牢牢掌控，症状在他们身上日复一日、年复一年，盘桓不去。这些其实是由于大脑"中枢"或"回路"实质上的功能性改变导致的。

但是，我们很容易会借助自己个人和其他普通人对待情绪低落的经验来看待抑郁症，将抑郁症的青少年无法"克服"抑郁症状，归结为不想去做、懒惰、固执或者不够努力。这种关于抑郁症的误解真的可能会导致严重的后果。最糟糕的一种情况是，它可能会导致我们错误地认为孩子没问题，而对他们采用鼓励、严格的纪律这样的无效措施。也可能导致我们认为抑郁症的青少年只是遇到了一点小"困扰"，做一些心理咨询，与治疗师谈几周就能解决问题。尽管心理咨询与治疗对于所有类型的抑郁症治疗来说确实是非常重要的方面，但是医疗干预和药物治疗才是抑郁症的主要治疗手段。

我们凭什么这么说呢？

情绪的生理化学物质

医学界的一个伟大革命发生于 17 世纪和 18 世纪之间,医生开始认识到人体的相关运作遵循科学的规律。在此期间,"科学"一词开始被赋予现代意义,取代了过去的"自然哲学"。现在,我们理所当然地知道,心脏就像一个泵,我们可以像理解泵的功能一样来理解心脏的功能。在法国人泊肃叶(Jean Léonard Marie Poiseuille)发现了玻璃管中液体流量、压强及其他特性的物理定律之后,人们迅速发现动脉和静脉中流动的血液也遵循同样的定律。原本哲学上所认为的心脏,是爱、忠诚及其他美好品质的根源,这一切被迅速推翻了,取而代之的是冷冰冰、硬邦邦的数学规律和原理。

我们花了好几百年的时间来证明,大脑的功能同样遵循科学规律,依赖于加工过程,遵循生物化学(生物体中的化学)的规律。现在这些研究成果已经比较明朗了。我们还知道了大脑是情绪和思维的器官。于是在一定程度上,我们可以知道,思维和情绪依赖于这些生物化学过程。我们还能推导出,如果这些过程出现了错误,思维和情绪就会发生异常。

细细想来,这其实并不算是一个新的想法。几千年来,人们一直在尝试用各种各样的化学物质改变思维、情绪和行为。我们学会种植粮食后不久就发现了该如何使它们发酵,并开始用酒精(酒里的乙醇)改变我们的感觉。我们发现有的物质可以减轻疼痛(如柳树皮中的阿司匹林,罂粟中的吗啡),有的物质可以改善情绪、提升精神(如咖啡豆中的咖啡因,古柯叶中的可卡因),甚至有的物质可以引发异常的心理感受如幻觉(如迷幻蘑菇和皮约特仙人掌中的物质）。古代人将这些现象归于灵魂、魔鬼或神灵的作用，但是20世纪初，生物化学家提取出了这些天然材料中的活性成分，几十年后，神经学家又发现了其中一部分物质具体的作用机制（比如发现了大脑中可以与吗啡结合的受体）。我们对这些机制的理解不断提升，现在，天然的精神类物质（那些能够影响大脑和神经系统活动的物质）的数量已经被人造的精神类物质远远超过。我们现在已经理所当然地知道，不管是天然还是合成的化学物质，都可以改变大脑的生物化学功能，进而改变思维和情绪。

20世纪中叶，研究者开始发现一些药物对情绪具有特殊的影响。利血平是一种药物，提取自一种印度灌木——蛇根木的根部。古印度人的文字记载中提到过这种植物的药用价值，但是直到1950年代才发现了它对降血压非常有效，成为了高血压的首选药物。然后人们发现，一些吃这个药来控制血压的病人发生了严重的抑郁。一般几周之后就开始出现持续的情绪低落状态，然后很快地，其他所有抑郁症的临床表现也开始随之出现——一些吃这个药的病人最后自杀死亡。

1951年，几位医生给结核病病人开了异烟酰异丙肼（一种用于治疗结核病的药物），然后他们在病人的身上发现了一个有趣的副作用：它能缓解抑郁。一些病人有情绪低落、睡眠和进食障碍以及其他抑郁症症状，在服用了异烟酰异丙肼几周之后，这些症状都得到了有效的缓解。医生那时候对事态的发展感到十分困惑，因为异烟酰异丙肼本来被认为会导致严重的、不舒服的副作用，原本的治疗目的和病人症状暂且不论，病人的情绪状态竟然得到了很大改善。第一代抗抑郁药物就这样被意外地发现了。

在本书的第二部分，探讨治疗方法的时候，你会发现，所有曾用于心境障碍治疗的药物被发现的过程都或多或少带有一定的意外性。不过,无论是否是意外,这些影响抑郁症状的药物的发现,能够帮助我们更明确地知道影响情绪的生物化学物质的存在。也就是说,心境障碍是因这些生物化学物质的异常而产生的。

　　在这一章,我们首先为你介绍了青少年抑郁的表现,然后点明了主要症状,并分别予以概述来帮助理解。在下一章,我们将更深入地来看一下青少年抑郁复杂的一面,我们对青少年抑郁仍然知之甚少,不过还是有一些研究揭示了部分事实,下一章将予介绍。

第二章
青春期与青少年抑郁

　　不久之前,我们还在说,我们对于青少年抑郁症的理解要落后于成人抑郁症几十年。不过幸运的是,青少年领域的研究正在迎头赶上。但对青少年抑郁的很多基本方面,专家们仍存在疑问。抑郁症在青少年中的发病率是多少? 到底包括哪些症状? 什么是最好的治疗方法? 青少年抑郁有哪些危险因素? 是否存在保护性因素? 对于所有人来说,青少年抑郁持续发展到成年期的可能性有多大? 青少年抑郁是否存在常见并发症? 我们将尝试依次对上述问题给出已知范围内最好、最前沿的信息和解答。人们问过我们最多的一个问题是:"我的孩子是抑郁症吗?"要回答这个最复杂的疑问,有必要首先再深入地了解一下抑郁症的症状,然后全面地来看看普通青少年在青春期时会经历的变化和发展。

关于抑郁症状的更多信息

　　儿童精神病学这个领域在 1930 年代之前还根本不存在,直到约翰斯·霍普金斯医院的精神病学中心主任阿道夫·迈耶(Adolf Meyer)意识到有必要特别对儿童和青少年开展专门治疗。这项工作首先由儿科医生开始推进,他们发现自己确实有点忽视对于患儿及家庭的社会心理方面的关注。利奥·坎纳(Leo Kanner)就是当时第一批开展儿童及青少年精神病学研究的人。他根据自己的经验收集相关信息,撰写了著作《儿童精神病学》(*Child Psychiatry*),出版于 1935 年。[1]他认为儿童确实也会发生严重的精神异常。由于他的想法超前于他所处的时代,他的这个想法受到了无情的嘲笑,包括最初帮助他研究的人——那些儿科医生。他们不相信儿童会出现精神疾病,认为这些只不过是"正常的"、应激性的、暂时的抑郁情绪,是成长过程中的普通现象。

在一篇题为《来自精神病学的威胁》("The Menace of Psychiatry")的文章中,著名的芝加哥儿科医生约瑟夫·布伦尼曼(Joseph Brennemann)写道:"现在有很多人在分析学校里小孩子的心理,精神病化他们的行为,过度分析他们的习惯和活动,这是非常危险的。"[2]很多人引用了他的这句话,认为只有成人才会得精神疾病,儿童则不可能,并由此引发了一次儿科医学界的反精神病运动。而事实上,在那不久之后布伦尼曼博士就已经澄清,他的怒火矛头其实是指向那些打着精神病学旗号骗人的"江湖郎中",那些人声称每个孩子都有精神疾病,需要长期的、全面的(以及昂贵的)治疗,并且只有他们才能做这些。布伦尼曼博士本人非常相信儿童也和成人一样可能会出现心境障碍方面的问题,但是对于这种重大的情况,在诊断和治疗上需要格外小心和注意,否则很容易漏诊或误诊。对于这种观点,许多精神病学家也非常同意。但是,布伦尼曼博士澄清得太晚了——他的言论已经被儿科界广泛、清楚地"误读"了。利奥·坎纳写道:"儿科医生在诊断和治疗时,讽刺和厌恶精神病学的相关内容已成趋势。"[3]这次令人遗憾的分歧最近才有所好转,主要归功于越来越多的主流研究成果表明,青少年(包括儿童)身上所展现出的抑郁症状跟成人是一样的，而且抑郁症的所有症状表现都可能在他们身上出现。1987 年，一项研究召集了 296 名 6—18 岁经临床专业认定为抑郁症的儿童和青少年，仔细调查了他们身上的抑郁症状。经过对症状模式的统计分析，发现"学龄人群中患有重性抑郁障碍的人，不同年龄之间，相似的症状远多于独有的症状"。[4] 症状类型包括情绪症状、负面想法、焦虑症状、进食问题，而儿童和青少年的调查结果与成人的症状模式几乎一致。还有一个更新的研究，针对的是年纪稍大的青少年（14—18 岁），同样发现了青少年抑郁具有与成人抑郁相同的典型症状（表 2-1）。

表 2-1　青少年抑郁的症状

症　　状	青少年报告的百分比
抑郁情绪	97.7
睡眠障碍	88.6
思维困难	81.8
体重/进食障碍	79.5
快感缺乏	77.3
无价值观/负罪感	70.5
缺乏精力	68.2
死亡/自杀的意念	54.5

数据来源：Peter Lewinsohn, Paul Rohde, and John Seeley, "Major Depressive Disorder in Older Adolescents: Prevalence, Risk Factors and Clinical Implications," *Clinical Psychological Review* 18, no.7(1998):765—94.

这项研究还指出了，尽管不同年龄组之间总体是相似的，但是如果仔细分辨的话，还是可以找出不同年龄段之间症状模式的细微差别。低龄组的青少年跟小孩子一样，表现出相对更多的焦虑症状：害怕和紧张。他们表现出固着行为、不明的恐惧，以及焦虑的躯体症状，比如胃痛和压力引起的头痛。大龄组的青少年，更多出现失去兴趣和快乐，而且有更多的病态思维：死亡或自杀的意念。不管是跟比他们小的孩子还是跟比他们大的成人比较，他们都表现出更容易被激惹和发怒。这种抑郁症的特殊表现形式，尽管在其他年龄段不太常见，但还是存在误诊为其他精神疾病（如双相情感障碍，在第三章中会提到）的可能性，如果误诊或无效治疗，可能会置青少年于危险的境地。

　　在非常严重的抑郁症青少年患者身上还发现一组症状，称为"精神病性症状"（psychotic symptoms）。"精神错乱"（psychosis）是一个含糊的、不太好的词汇，心理学上经常会用它来形容与现实脱离产生的各种症状，特别是幻觉和妄想。"幻觉"是指没有相应的客观刺激时所出现的知觉体验：在没有人的时候听到有人说话，看到别人看不到的东西。"妄想"是指让人沉迷于其中的、难以被说服的一种错误信念。妄想的人可能会坚信自己得了可怕的绝症，如癌症、艾滋病，或者坚信家里一分钱都没了，他马上就要无家可归或被收容。在抑郁症中，患者的妄想信念往往是这样令人沮丧的主题，患者可能会坚信自己犯了一些可怕的罪孽或罪行，害怕面临严酷的惩罚。精神病性抑郁患者看到的幻觉往往也让人难过：患者可能会听到有人在说他坏话或者骂他，说他毫无价值或者失败。视觉上的幻觉则通常是可怕、丑陋的恶魔和怪物。妄想或幻觉在青少年抑郁中不太多见，然而一旦出现，就预示着疾病非常严重。

　　在这里还有一件很重要的事情需要提醒，那就是要区分好幻觉和儿童自身的想象世界。真正的幻觉，如刚才所述，是在没有刺激的情况下产生的真正的知觉体验。也就是说，孩子是真的从耳朵里听到了声音。孩子能够指出声音是从哪里来的，甚至在一些比较严重的案例中，还能够指出说话者在墙壁里的某处。而想象中的知觉，或者被曲解的感知觉，则是完全不同的一回事，它完全不能证明认知加工出现了异常。我们知道，两者的差异非常微妙，难以区别。不知道大家是否碰到过这样的事情，孩子虚构了一个朋友，但是坚持认为他存在？家长应该马上带孩子冲到医院，担心孩子得了精神病，还是应该加入游戏，迎合他们心爱的孩子，在餐桌旁再加一个座位？还有大家是否碰到过，确信听见有人喊你的名字结果却没有，到底是另一个词被听错了，还是（虽然灵异但并不罕见）根本没有人说过？这些是不是说明了我们对现实的认知界限被打破了，都出现了幻觉的症状？当然不是。如果我们自己只经历过一次，而有个朋友告诉我们她经常听见看不见的人喊她名字，这样我们是不是就感觉没那么担心了？回答这类问题（哪些是幻觉，而哪些不是？）正是精神病学家一生都在做的事情，这也解释了为什么他们必须努力工作、花费大量时间来才能得到准确诊断。

本书后面部分，我们还会谈到，如何找到一位有经验的精神科医生，以及这么做的重要性。这么一路下来，写了那么多我们精神科医生必须特别关注的内容，希望你没有因为这些内容太琐碎而感到难度太大，被困难吓倒。我们不是想要写一本教科书，或者教大家如何做一名精神科医生。我们只是觉得这些内容很重要，能够揭开那些每天诊断和治疗青少年抑郁症的医生的神秘面纱，能够帮助我们尽量清楚、准确地告诉大家抑郁症是什么样的，不忽略这些细枝末节的信息，也不回避我们必须面对的分歧和困难。

关于青春期的更多信息

第一个构建出青春期心理理论的人是美国心理学家和教育家斯坦利·霍尔（G. Stanley Hall）。他认为情绪波动和危机是这一发展阶段的特色，只能去接受，很难去理解。20 世纪初，霍尔提出，人类的整个发展史在每个个体的基因中留下印记，所以每个个体的心理发展历程是人类历史的再现。霍尔借用了一个形容席勒和歌德文化运动的德语词汇来形容青春期——风暴与压力（Sturm und Drang），几十年后这个词经常被用来形容青春期。霍尔将青春期视作工业化前文化斗争的再现：十字军和革命者，伟大的骑士和残酷的暴行，自我的牺牲和粗暴的统治，狂热的忠诚和无耻的背叛。在这一时期，青少年的情绪情感经历了迅速的转变，盲目乐观转变为了失望、忧郁，同时又伴随有青年人的朝气，最后又从混乱中成长为成熟、理性的成年人。尽管后来霍尔关于基因和历史成分的理论被推翻了，但是他关于青春期不可避免的情绪风暴的观念一直留存了下来，被并入后来的心理学理论，并成为一个广为流传的对于青春期的看法。

但事实上，大部分青少年经历的这段"风暴期"其实相当轻微而短暂——可能只相当于一场骤雨而已。1960—1970 年代对青少年及其家长的调查表明，绝大部分青少年都倾向于拥有积极的自我概念，对父母也有比较高的评价和认同。有一项更新近的研究，从 2011 年开始调查了超过 30 万名高中生，得出了类似的结果。[5] 看起来，尽管青少年与父母之间因为诸如穿什么衣服、几点睡觉之类的琐事争吵是家常便饭，但是严重的冲突其实并不常见。迈克尔·拉特先生（Michael Rutter），一名英国儿童精神病学家，从事过几十年的研究和撰写青少年案例的工作，他是这么说的："显然，普通的青春期并不一定要伴随着狂飙、突进和动乱。大部分年轻人在度过他们的青春期时并没有出现严重的情绪和行为问题。诚然，青春期确实会面临一些挑战，需要做一些适应，应对一些压力。但是，这些事情不会一下子同时出现，大部分青少年可以处理好这些情况，不会出现大的困扰。"[6]

还有个理论认为，青少年时期是为了应对相应的人生考验，以获得更好的发展，这是由著名的美国心理学家埃里克·埃里克森

(Erik Erikson)提出的。1960年代，他率先使用了"同一性危机"（identity crisis）一词来形容青少年在探索自己和世界关系时出现的不确定性、自我怀疑及存在的困惑。埃里克森的这个对于青少年同一性危机的概念，现在成了这类问题最好的理论解释之一。虽然"危机"一词似乎带有一点危险的意味，不过埃里克森用的这个词带有些中国文化中"危险之中包含生机"的味道，更有些"转折点"的意思。根据埃里克森的理论，青少年在这一时期最主要的任务是探索自我，寻求作为人类个体的自我认同。

埃里克森的理论起源于精神分析，着重点在于个体和社会的相互作用。你可能听过"人生发展的八阶段"（Eight Stages of Man），这是他的理论的核心框架（表2-2）。一个人在特定的年龄进入相应的阶段，每一个阶段都包含一个发展阶段任务，对应不断扩大、复杂化的社会处境、人生期望和责任。埃里克森认为每个阶段都有积极和消极两种可能的结果。如果一个人在某一阶段达成了积极的成就，就会进入下一阶段，同时提高心理应对能力、发展出良好的自我品质。但是如果某一阶段的危机没能很好解决，那么消极的品质就会影响下一阶段的发展，更可能导致心理问题。

表2-2　埃里克森提出的人生发展阶段

人生阶段	年龄阶段	社会心理危机
1	婴儿期	信任 VS 不信任
2	幼儿期	自主 VS 羞怯和怀疑
3	学龄前儿童	主动性 VS 内疚
4	学龄期儿童	勤奋 VS 自卑
5	青春期	自我同一性 VS 同一性混乱
6	成年早期	亲密 VS 孤立
7	中年期	繁殖 VS 停滞
8	老年期	自我完善 VS 绝望

在埃里克森的假设中,人们在青春期首次开始认真地思考"我是谁?",以及与之相关的"我从哪儿来?""我要成为什么样的人?"

身体上的变化(生长发育,激素水平变化,女生的月经,男生的变声)促使青少年开始接纳一个新的身体形象。女生开始尝试使用化妆品,男生开始做发型和健身,男生女生都开始穿父母不允许的衣服、留父母不允许的发型(穿洞和文身不在讨论范围内),这些都是青少年对自己身体的探索,对自我创造和自我定义的尝试。

在此期间,心理的迅速发展使得青少年与其他人之间的相互影响更加复杂,他们开始更加在意别人对自己的看法,并经常将这些看法与自我的认知进行比较。这也许能解释,为什么青少年总是希望成为关注的焦点,同时又讨厌被关注或成为焦点的感觉。他们渴求评价反馈,同时又担心他们收到的评价。因为青少年开始在家庭以外寻找角色模型,所以同辈伙伴开始成为越来越重要的参考对象和反馈来源。对运动员、歌星、影星的偶像化也是他们寻找自我定位、发展职业认同、开始生涯探索的一部分。

性别也是个体身份认同的重要方面,青少年开始进行探索。其中,了解生理方面的知识只不过是一小部分而已。青少年开始受到一些人的吸引,他们跟朋友一起诉说自己迷恋的和"喜欢的人",这可能会成为其力量的来源,也可能会成为不幸、嘲弄、痛苦的来源,如果吸引他们的人不符合同伴的普遍标准的话。现在的青少年正处于一个有趣的时代,个人表达的自由度前所未有地高,尤其是在美国。青少年在不断探索新的性和性别的表达,并在这一过程中感受到支持和关心。本书不适合评价这样表达的好坏,仅仅是想指出,现在青少年心理的发展中,这种新的感觉和激素能产生多么颠覆性的影响。

　　青少年中常见的对性的探索主要还是倾向于人际关系方面的，包括情感上的匹配，从别人身上认知自己等，而不纯粹关于性行为。对得不到的人倾心和迷恋，必然会导致失望。青少年可以在一段关系中建立对自我的认知："我是谁？我是她男朋友。"青少年所爱的人的反馈，能够帮助他反思、重新定义和修正自我认知。正如埃里克森所说："这就解释了为什么很多青少年更喜欢逆反，进行相互认同，而不是乖巧听话。"[7]

　　青少年脱离家长的权力和掌控，走向独立自主，也意味着一定程度上放弃了家长的保护和抚养，而这常常早于他们建立起足够的自我保护和情感依赖。在这一时期，他们常常会用同辈伙伴取代对父母的依赖，这也解释了这一时期的青少年对于朋友、团体、团队的热情。同伴之间在着装选择、行为习惯、甚至崇拜的英雄和偶像上常常极端一致，从而为成员提供了接纳和团结。还有食物的选择、娱乐活动、用语习惯、口头禅等，在同伴间也是极端一致的。对于与他们不一样的人，则往往看不起、排斥、甚至粗暴对待。这一时期的青少年也很容易受到一些极端组织群体的伤害：团体帮派、宗教教派、军国主义组织——这些组织都利用了青少年容易非黑即白地看待世界的特点。随着互联网和社交媒体的不断繁荣，这个问题日益让人担忧，青少年甚至能加入来自不同地区的组织——地域已经不足以限制年轻人的这类活动。这种现象有很多案例，下面这种情况就比较有代表性：有一些人会在网上聚集起来，一起支持进食障碍，不把它当作是一种需要治疗、可能危及健康的精神疾病，而是把它当作类似素食主义、有规律的身体锻炼及其他健康生活方式一样的生活方式选择。这类"pro-ana"（支持厌食症）和"pro-mia"（支持贪食症）的网站声称，这类生活方式需要多少自控和自律能力，它们的实践者就有多大的可能获得"成功"。

进食障碍在第十三章会有更加详细的探讨，现在我们用这个例子只是想说明，社交媒体的力量有多么大，全世界的人都可能联系在一起，同时往往传播的是负面而不是积极的行为。

对于很多青春期的孩子来说，这一发展阶段的心理任务如果成功的话，就能初步获得以下心理品质：确定自己的身份认同、学会相信自己、以平常心对待他人的评价反馈、重新评估自我价值、确定继续发展的目标。而这一阶段的消极后果，同一性混乱（identity diffusion），则会导致个体陷于自我怀疑的痛苦之中，或者过度地看重别人的观点，或者全然地漠视它们。有的青少年为了摆脱这种疏离或焦虑的感觉，会尝试酒精或毒品。埃里克森经过对青少年同一性、青春、危机几方面的全面考量，将同一性混乱概括为阿瑟·米勒（Arthur Miller）的戏剧《推销员之死》（*Death of a Salesman*）中人物比夫的一句话："我就是没有办法定下来，妈妈，我没法确定在某一生活轨道上。"[8]

与其他的发展理论一样，埃里克森的理论也认为，青春期在每个人身上的表现是不固定的。主要的意思是说，青春期的心理发展是一个过程，而不是特定的事件，它贯穿于几年时间里，在合适的时机间歇性地出现（显然，我们对于"我是谁？"的探索不可能固定在某一个年龄点）。之后的理论扩展和丰富了埃里克森的理念，强调青春期的发展过程具有不确定性和不稳定性，所以青少年必然要度过至少几年的同一性混乱阶段，伴随着疏离孤独的情绪。

"发展赋予"（developmental foreclosure）的概念由美国心理学家詹姆斯·马西亚（James Marcia）提出，用以形容获得某些自我定义的过程，在这一过程中，青少年没有经过真正的同一性过程中应有的自我探索和自我检验，就接受了别人的目标和价值观。[9]这些年轻人直接接纳了父母或其他重要人物的政治和宗教观点，有时甚至很乐于接受，但是缺少了开放的探索、寻求其他的可能。如果因为某种原因，这些被"赋予"的自我同一性不再适用，那么一个临时性的危机就会随之发生，直至青少年重新调整，或者甚至重新建立这一方面的自我同一性。如果一个青少年还不懂事的时候就在教堂长大，接受了教堂的教义，那么等她长大后发现她的政治和社会意识形态与教义相悖时，她就不得不面临选择是否继续相信教堂的教义。这是一个质疑、探索的阶段，也许有压力，也许有对抗，直至一个或多个自我同一性的矛盾因素被最终调整确定。

不可避免，所有这些考验、探索、质疑、调整，都可能带来心理上的压力。青少年可能会遭受人际关系带来的失望，珍视的理念和价值观的破灭，无法回答"我是谁？"这个问题带来的挫败，以及越来越困扰于"我要成为什么样的人？"这个问题带来的焦虑。这不足为奇，这些焦虑和低落情绪在青少年中是普遍现象。

迈克尔·拉特（Michael Rutter）和他的同事研究了英国怀特岛的几千名儿童和青少年，尝试测量群体中心理症状和疾病的发生频率。他们发现访谈中超过 2/5 的 14—15 岁男生和女生报告了较多的痛苦情绪或抑郁情绪。正如拉特所总结："看起来，痛苦和抑郁情绪在青少年人群中非常普遍，而且，在这一年龄阶段的发生率高于早前的儿童期和之后的成年期。"[10]还有很多研究同样得出了类似结论。

我们应该怎么来理解青少年的这类"痛苦"呢？我们从类似的研究（下文会说到）中还知道，这类青少年中仅仅有一小部分人真的患有抑郁症或心境障碍。与其说是抑郁，不如更准确地说，青春期是一个容易陷入挫败消沉（demoralization）的时期。

约翰斯·霍普金斯大学的精神病学专家杰尔姆·弗兰克

(Jerome Frank)在他的经典心理疗法著作《说服和治疗》(*Persua-sion and Healing*)中写道:"一个人在发现自己无法满足应该达到的要求,无法使自己摆脱所处的环境时,就会感受到挫败消沉。"挫败消沉的人"意识到自己无法达成自己或他人的期望,或者无法改变自己的处境"。[11] 从这个角度我们是不是能更好地理解青少年面临的困境了呢? 总是发现自己面临陌生的处境,面对来自父母、同伴、自身的期望的重压,常常发现自己无力改变结果,青少年面对着巨大的问题。

"为了处理这些问题,"弗兰克说,"每个人都必须理出头绪,找出一套应对这些降临在他身上的混乱局面的规则方法。于是,他根据自己个人的经验,设想出了一套关于自己和所处世界的假想,使他能够预测别人的行为,以及自己行为的后果。"[12] 这套设想就是一个人的"假想世界观"(assumptive world)。当某一事件的发生不符合一个人的假想世界观时,外界环境似乎一下就变得难以预料,让人有点恐慌。个体就有可能产生焦虑、失控、陷入困境、无力,以及短时的痛苦和抑郁的反应,也就是弗兰克所说的挫败消沉的状态。

在同一性发展的过程中,青少年的假想世界观被新的经验不断挑战、更新,伴随不断的自我怀疑。他们花了几个星期终于鼓起勇气邀请他们觉得适合的人出去玩,结果却被无情拒绝("也许我不如自己想象的那么好看/受欢迎")。他们在一次考试中失利("我不如自己想的那么聪明"),或者没能加入运动队("不如想象中健壮……"),或者面试唱歌失败("不如想象中有才艺……")。甚至好的结果,比如获得了好成绩,也可能导致负面的自我认知("我一定是个书呆子")。青少年经常会把发生在他们身上的事情引申到认定自己是什么样的人。他们对失败和挫折反应剧烈,因为他们怀疑这些事件表明了他们是什么样的人以及他们的未来会变成什么样。一个让成年人仅仅有一点点失望情绪的小挫折,放到青少年身上,就常常有可能造成巨大的混乱和失落,并深层次地质疑自己。

读了这些,你可能会疑惑,为什么这些青少年挫败消沉的症状不需要治疗呢?拉特指出,这些挑战、适应和压力"不是同一时间发生的"。也就是说,只有在一些少见的、特殊的情况下,青少年同时面对了诸多危机,才会造成他们心理应对资源的耗竭。

杰尔姆·弗兰克通过心理治疗的效果研究,进一步发展他关于挫败消沉心理的定义。他研究那些因为严重的挫败消沉症状如"抑郁"(情绪低落)、焦虑而前来就医的人。弗兰克研究发现,使这些人的心理治疗奏效的关键因素非常简单:病人一定要相信治疗师是关心他们,并且能够知道如何帮助他们的。弗兰克的理论后来被精神病学家们通过研究证实,称为青少年的心理弹性(resilience)——即在经历生活中的负性事件后,相对平稳、安然地恢复的能力。科学家分析了生活中可能出现的各类保护性因素——其他人、信仰、财富、社会地位等。他们的发现非常简单——儿童及青少年心理弹性恢复最关键的一个因素是,他们能够找到一个人,这个人他们可以紧紧依靠,在遇到危机时可以寻求到帮助。这个人决定了他们是会被生活中发生的事件所打倒,还是会变得更加强大。幸运的是,大部分青少年总能在他们的生活中找到几个能满足要求的人,他们身边总是围绕着关心、支持他们的有经验的人,比如父母、老师、教练、牧师、甚至年长的朋友——这个列表可以变得很长很长——这些人可以帮助他们度过迷茫、挫败的时期。

所有青少年都会经历挫折,经受偶尔的不适应感,或因未来的不确定性而感到困扰。我们必须要小心不要"医学化"这类成长过程（例如安娜·弗洛伊德就曾说过"在青春期时期表现得正常,本身就是一件不正常的事"[13]）。我们必须谨记,在拉特和其他人的研究中,大部分的青少年并没有报告说有过度的抑郁和"痛苦"。

抑郁何时为"症"?

此时此刻,你可能有点困惑。我们最开始的时候告诉你抑郁症是一种严重的疾病,然后又用了好几页告诉你青少年抱怨他们很"痛苦"是一件很正常的事情,并不代表他们患上了临床上的抑郁症——需要药物治疗。要理解这个问题,最好还是回到第一章,看看关于抑郁症的症状及抑郁症症候的内容。在这一章,我们对这个问题进行了更加细微的区别,同时讨论了抑郁和挫败消沉的区别。但是它们之间的联系是什么? 有因果关系吗? 有包含关系吗? 严重的挫败消沉最后是什么,怎么样可以开始算作是抑郁症的症候?

目前,这些问题的答案还不甚明了。我们知道能够平稳度过"痛苦"时期的青少年不在少数。但是,我们也知道这些痛苦可能是心境障碍的一个开端或者组成。我们还知道有心境障碍的成人可能会因为心理压力或挫败消沉引起抑郁症发作。

在决定一个抑郁的人要不要寻求治疗时,人们往往会非常错误地认为:如果这个人具有抑郁的"现实性的"理由,那么他就不需要治疗,因为当他解决实际问题时,就会自然而然"克服抑郁"。还有一个相关的错误认知是,认为这个人只需要心理咨询或治疗,而不需要药物治疗。对于一个胸口疼痛、试图说服自己"只是有点心痛"的中年人,不难劝服他马上去最近的急诊室。同样地,当个体出现抑郁症症候的体征时，应该马上去寻求专业的帮助，而不是试着找出他是否存在导致抑郁的"实际理由"。

因为我们对抑郁的理解存在多个角度，第一种观点是基于生物学和疾病的模型，第二种观点是基于心理学和对生活事件反应的理解，所以我们对抑郁归类时也可以这样进行："生物学上的"和"心理学上的"。这种思考方式，我们已经稍微展示过一点了，即关于抑郁和挫败消沉的区别的那段讨论。要是理解人这么简单该多好啊！

这种抑郁的归类方式在一些界限清晰的极端案例中效果较好。如果一个青少年足球员在球队失去了进入季后赛的机会后，有一两天的生气、沉默，没有人会认为他出现了生物学定义上的心境障碍以及大脑的异常状态。同样地，也没有人会认为第一章中的查利仅仅只是沮丧，只是"正常"少年的烦恼。这个男孩显然是病了。

但是，在极端案例之间还有很大的变化空间，从生物学和心理学进行区分不仅无法进行，而且可能没什么意义。另一位人类行为学的著名学者，阿尔弗雷德·金赛（Alfred Kinsey），性学方面的先驱研究者，说过："世界上并不是只有好人和坏人……自然界极少会有这样绝对的划分。只有人类会做出这种划分，硬要把复杂的现实归入不同的类别。"[14]我们的精神世界受到生物学因素和心理学因素的相互影响，这种内在关系很难理解，也很难梳理开来。一者会影响另一者，可能具有复杂的相互作用机制，加工过程和影响作用交织在一起，想要分开恐怕是徒劳罢了。

迈克尔·拉特，在谈到心理问题的原因时，提出过一个观点，即问题产生的原因其实往往是错综交织的，很多生理疾病也是如此：我们知道结核杆菌这种细菌导致了结核病。但是我们也知道遗传因素在病菌抵抗力方面扮演了重要角色，并且一定程度上决定了一个人是否会被感染。我们还知道，营养状况也非常重要，营养不良的人更有可能患上结核病，导致结核病某种程度上算是一种穷人病。要说是贫穷导致了结核病不太合适，确切来说，结核病是由于结核杆菌，再加上一系列其他被忽略的因素导致的，在治疗结核病时，这些因素也需要被考虑到。过多地把注意力放在区分哪些是抑郁的生物学因素、哪些是心理学因素，不过是在浪费时间。抑郁症两者都有。

不久之前，精神病学家和心理学家（两个行业存在很大不同）曾经犯了一个错误，那就是过于依赖理论来指导抑郁症患者的治疗，忽略了研究实际数据和经验。我们花费了太多时间来研究有抑郁情绪的人，而不是诊断和治疗心境障碍。我们现在知道了严重的抑郁症候必须要作为医学上的"病症"来对待，仅仅采用心理治疗通常没有办法让患者好转。但是我们也知道，抑郁症患者常常伴随着挫败消沉，需要支持、鼓励、教育和指引。青少年如果出现了严重抑郁，两方面的治疗缺一不可，因为症状的细节会告诉我们，到底是抑郁症还是挫败消沉占了主导。

好了，现在回归到最初的问题：抑郁何时为"症"？尽管你确实需要一个医学或心理学学位以及几年的临床训练，才能够回答一个人身上的这些问题，但是，你可以通过再仔细阅读第一章关于抑郁症症候的内容，来稍微了解一点抑郁症。而且，确实存在一些危险信号，家长需要敲响警钟，警惕他们的孩子可能出现了抑郁症：

- **心境的长期性改变**：阴郁、悲伤、不满及易激惹，持续超过几个星期及以上，以至于青少年看起来不像平时的自己。

- **失去**对平时喜欢的活动的**兴趣和快乐**。

- **睡眠和进食习惯的长期性改变**：失眠、过度睡眠，食欲不振或食欲旺盛，并导致 10 磅左右的体重变化，持续的疲劳乏力，看起来一直劳累、憔悴。

- **自我态度的变化**，即青少年对自我认知和感受的变化：无价值感或无用感；自我批评的话，比如自己不如其他孩子表现得好；认为自己懒、笨、丑、失败，或者一无是处。
- **成绩下滑**，注意力不能集中，抱怨作业突然变难了。
- **关注死亡或疾病**，特别是有自杀意念。

　　了解青少年抑郁的下一步是了解表现出抑郁症症候的不同疾病。几十年来的研究使我们能够对表现多样的心境障碍进行分类。它们都表现出了抑郁症的症候，但是严重程度、表现形式、病程、相关症状均有不同，证明它们可能属于不同的疾病。研究者也证明了，对于这些多种多样的疾病的治疗，有时候存在非常大的不同。

　　在下一章，我们一起来探讨一下存在于青少年中的不同类型的心境障碍。

第三章
青少年的心境障碍

当心理健康组织开始将抑郁症视作疾病，开始研究抑郁症的症状、病程、治疗效果，他们发现，抑郁症具有不同的表现形式。这些不同形式主要表现在严重程度、症状类型、症状发展进程上。这些研究最后形成了我们现在对于心境障碍的分类系统。

精神病学诊断

诊断在情绪问题和生理疾病的治疗中都非常重要。诊断分型在医疗上主要有两个目的：(1)对疾病病程做出预测，(2)帮助临床医生选择最有效的治疗手段。在精神治疗的实践中，因为大部分精神疾病的生理基础还有待探索，所以分类系统基本依赖于研究不同症状组合的病患群组，观察不同组之间疾病病程是否有差别，或者对治疗的反应是否有所不同。

随着治疗心境障碍的新型药物的不断涌现，心境障碍的分类系统也不断演变。在这一章，我们会介绍多种多样的心境障碍的亚型。这些亚型当前对于临床医生来说具有现实意义，因为它们符合上面提到的诊断分型的两个目的：(1)它们能够帮助更好预测病程，（2）它们能够帮助快速选择有效治疗手段——不会因为尝试无效治疗而浪费患者时间。2013年，美国精神病学会发布了新版的诊断手册，《精神障碍诊断与统计手册》第五版，也就是我们常说的DSM-5。在这一版中，青少年心境障碍部分出现了显著的变化，正是因为上述的原因。我们发现有一个诊断在青少年人群中越来越常见，双相情感障碍（bipolar affective disorder），而它在青少年身上和成年人身上的表现并不一样，既不能预测病程，也不能预测治疗反应。事实上，对这些被诊断为双相情感障碍的孩子的纵向研究发现，在他们成年时，重新评估他们的症状，会发现更接近于抑郁症，或者是焦虑的症候。这样一个看起来错误的事情为什么会发生呢？为什么一个孩子会在她人生的某一时刻"患有"一个疾病的症候表现，之后又变成了另外一个？

　　青少年双相情感障碍的诊断过多，这种现象说明了一个关键点。医生在诊断一个人的时候，不可能做到保证这个人肯定患有某一疾病，而且此生都会保持症状不变，不管是对青少年还是成年人。人类，尤其是青少年，处于不断的进化和发展中，时刻发生着变化。在医学界，一些（尽管相当少）疾病会在个体身上一生都一直保持相同的表现——而这些大部分都是遗传疾病。在大部分情况下，特别是精神疾病，人们需要不断地重新评估，确保他们没有发展出别的疾病，同时确保最初的诊断是正确的。在儿童精神病学界，我们可能会看到一个孩子被诊断出多重的疾病，而这同样让儿童和家长们感到困惑不解。我们浪费了很多时间来给家长解释，为什么一个孩子会在5岁时"患有"ADHD，7岁时"患有"焦虑障碍，12岁时"患有"重性抑郁障碍，然后15岁时又"患有"双相情感障碍。

　　实际上，我们所有的精神病学诊断都是基于外部临床表现的——我们没有（现在还没有）一个决定性的检验，类似其他医学领域所用的验血或者脑部扫描。我们必须仔细而客观地思考,此刻这个人的生活中发生了什么,并与过去发生的事做比较——未来会发生什么我们根本无从得知。个体在不断经历变化,我们只能慢慢观察他们潜在的、新的、细微的变化,从而推测他们的心理活动状态,包括他们是否患有精神疾病。如果一个青少年曾经被诊断出一种精神疾病,之后又被诊断为另一种精神疾病,那么后者与前者完全无关的可能性不是很大。因为,一个孩子身上发展性的变化是与症状发展同时发生的,具有连贯性,诊断时只是看当下的表现更符合哪一种疾病的症候表现。

就拿"无法集中注意力"这个症状来举个例子吧。在某些年龄段,一个孩子可能看起来总是很开心,总是做一些有趣的活动,但是没有办法集中于课堂和作业。这个孩子可能会被诊断为ADHD。等他长大一点,随着他的大脑发育和社会压力增加,他可能又会出现无法集中注意力的症状,而这一次可能伴随有挫折、情绪低落、失败感、对未来焦虑、睡眠障碍、食欲不振、社会退缩和活动减少——你也许有印象,现在呈现在我们眼前的所有这些症状更接近于我们之前说过的抑郁发作。

在这一章,我们会介绍青少年心境障碍的多种亚型。一定要记住,即使一个人的症状非常符合所列出的条目,也不意味着这个人被确诊了,而很有可能是误诊。症状非常符合列出的条目,这只能说明,这个人最近的表现非常符合某一疾病的描述。这种诊断的误区,即使有经验的医生也容易陷入其中。很多青少年因为偶尔表现出来的易激惹和兴奋不符合一般抑郁症的表现,于是被诊断为双相情感障碍,这都是基于某一时刻呈现出来的症状表现做出的判断。最新版的 DSM-5,开始尝试解决这一类错误,进一步强调要着眼于症状的长期模式,而不是某一时刻的症状表现。我们在介绍每一种心境障碍类型的时候，会更详细地探讨这个问题。

　　一般来说，病人需要至少每月进行一次"抑郁症临床检查"。这听起来像是某种血液检查，用来检验隐藏在心境障碍背后的"化学物质失衡"，这好像挺合理的。然而遗憾的是，这不是一件我们能做到的事——至少现在还不能。我们现在还没有相应的血液检查、X光或者活组织检查，可以用来确诊心境障碍（或者说，用来帮助确诊大部分精神障碍）。

　　这是因为，心境障碍的生物和化学基础，对于我们来说仍然几乎是个谜——没人知道应该检验什么。尽管对心境障碍患者的体液和脑组织检测已经进行了近乎几百年，最初是用肉眼观察，然后是通过显微镜观察，接着又用到了X光和CT扫描技术，直至最近开始使用非常精密的生物化学探针，但是仍然没有人能够找到关键的异常点，用以准确有效地区别出患病人群，进而帮助这些疾病的诊断。不过科学家始终在不断尝试！在1980年代，一种名为地塞米松抑制试验的检测被应用于情绪低落的人，用来区分挫败消沉和抑郁。按照理论，一个人抑郁了比较长的时间，就会分泌越来越多的皮质醇（一种应激激素）。他们的身体对这种压力反应的分泌物会越来越不敏感，所以分泌量越来越大。对大部分人来说，如果此时给予他们的身体一些类似于皮质醇的物质（本例中，使用的是这种叫地塞米松的类固醇物质），人体感受到这种物质浓度的增长，就会减缓自身的分泌，降低皮质醇的含量水平。而抑郁人群则不同，他们的身体仿佛失去了正常的功能，对这一反应非常迟钝，仍然需要越来越多的皮质醇。理论上来说，这是一个很好的检验方式，并且在临床使用过很多年，但是，严格从学术上来说，它仍然不是一个有效的临床检验方式——它的"灵敏度"（sensitivity）（统计学术语，用于表示当检测结果为阳性时，正确的次数与错误的次数相比的百分比)为 50％,所以它有一半的可能是错的。[1]

现在,基因研究为心境障碍的研究工作带来了新的希望,这一疾病的基因标记可能会在未来不远的某一天被发现——这证明未来血液检查可能至少能够识别某些病例。一些心境障碍患者在脑部扫描时也会发现细微的异常,所以脑部扫描可能也是一种有效的检验手段。但是不论如何,这些研究发现要真正进入到临床应用阶段,还有很长的路要走。现阶段,精神科医生所用的有效的诊断工具,仍然和 19 世纪的同行们是一样的:他们的眼睛和耳朵。

我们精神科医生需要倾听病人和他们的家人描述出现的症状。发生了什么变化? 哪些感觉不太对? 什么时候开始的? 这些症状时好时坏还是一直存在? 然后通过一个精神状态检查来观察病人是否存在第一章中所说过的那些心境障碍的征兆,精神科医生的这个检查就相当于其他科室的生理检查。检查包括观察言语模式和行为,询问情绪和思维加工,以及评估心理功能的其他方面,比如注意力和记忆力。针对青少年,这些生活方面的信息会从其他来源获得(一般来说是家长,有时候是其他人,比如老师),这些获得的信息与青少年自述的内容一样重要,有时甚至更为重要。在病史采集和检查环节之后,我们就能大概知道这个人的基本情况,包括症状和病程。然后我们就能找出与之最匹配的诊断分类,而一旦做出诊断,我们就能够预测症状的未来病程发展,以及选择能够有效缓解症状的治疗方式。

重性抑郁障碍

重性抑郁障碍,指的是抑郁症症候发展较为充分、完全的心境障碍。研究表明,重性抑郁障碍是青少年和年轻的成年人身上最常见的心境障碍。[2]

　　这种疾病一般有一个相对明确的开端，然后抑郁症的症状开始逐一在青少年身上显现，大概经过几周时间，直至完整的症候出现（表 3-1）。症状能够持续几个月时间，有研究表明典型的是 7—9 个月——对青少年来说正好一个学年。[3]症状的严重程度差别巨大，轻微的可能只是稍微影响青少年的功能水平，严重的可能会在社会、学校、家庭各方面都产生显著的影响。

表 3-1　重性抑郁障碍的症状

情绪症状
　　情绪低落
　　烦躁不安
　　易激惹
　　失去体验快乐的能力（快感缺乏）
　　对平时的活动失去兴趣
　　社会退缩
　　负罪感或无价值感
认知功能（思维）症状
　　注意力障碍
　　记忆力下降
　　迟疑不决
　　思维迟缓
　　死亡或自杀意念
躯体症状
　　睡眠障碍
　　　失眠
　　　嗜睡
　　进食障碍
　　　体重减轻
　　　体重增加
　　疲倦
　　头痛
精神病性症状
　　妄想
　　幻觉

在第一章中，查利父母的对话就为我们展示了重性抑郁障碍的典型症状和病程。查利的症状包括情绪低落、退缩、精力缺乏、睡眠和进食问题、对平时的爱好失去兴趣、自我评价降低——症状在几个星期里逐一开始显现，基本夺去了这个男孩过去所有的能量和自信。

另外，有时候重性抑郁障碍的表现形式会不太一样，情绪改变表现为容易被激惹，而不是表现为情绪低落。在青少年身上，这种易激惹、痛苦的情绪（精神病学常称之为"恶劣心境"［dysphoria］）对青少年的社会生活环境具有破坏性，特别是对家庭，而其他重性抑郁障碍的症状则容易因此而被掩盖。另一个案例可以帮助说明这一点。

▼希瑟的妈妈玛吉发现女儿最近与朋友逛街的次数越来越少，而越来越多地把周六下午的时光花在了在房间里听音乐。由于女儿一向阳光、活泼，所以当时她还不太担心。但是直到希瑟退出了合唱队，玛吉知道事情肯定不对了。

"它变得没意思了。"这是希瑟在春季音乐会之前一个月退出学生合唱队时给出的理由。"它真的很无聊，只有呆子才能忍受吧。"当妈妈问起时，她一边说一边还耸了下肩。

这个理由不太能让玛吉信服，但她还是能够猜到一点真正的原因。希瑟参加了音乐会的独唱面试，但是很遗憾没能被选上唱独唱部分。合唱导演告诉她，她现在还不能胜任独唱，建议她秋季音乐会的时候再来试试。然后，导演开始让对自己的演唱部分尚有问题的女孩站得靠近希瑟。"希瑟的声音非常有力量，声调也很棒。她将会帮忙带你们直到你们能更好掌握自己的部分。"导演让她们站在希瑟和所有人的前面。

希瑟一开始看起来好像克服了最初的失望，但是随着几周时间过去，唱歌对于她来说仿佛不再是快乐和自豪的源泉，而成了一种负担。"她说我声音好根本不是表面上的意思，"当玛吉提到老师曾表扬她的音乐才能时，希瑟生气地说，"她说那句话，就是在所有人面前羞辱我。"说着，希瑟忽然大哭起来，跑回了自己房间。

"希瑟正好在经历这个阶段，"玛吉的姐姐有一天下午在杂货店碰到她时安慰她说："你忘了我们家马特那时候一声不吭就退出了游泳队，然后开始晚上不停地写诗？小孩子在这个阶段兴趣总是变化很大。他们正在发现自己，就是这样。"

"我也不知道。"玛吉迟疑道，"希瑟的兴趣没变。她看起来似乎是对所有事情都失去了兴趣。她最近的成绩单上两门课的成绩都下降了。另外，她现在有点……唉，我也不知道怎么形容，突然变得有点刻薄。"

"刻薄？"她姐姐问。

"嗯，她现在对所有事都很尖刻。她弄得贝丝一个星期哭好几次。"

"这个阶段，姐姐总是会批评妹妹。这样让她们觉得自己有长大的感觉。"

"我不知道，弗兰。希瑟和贝丝一直相处得很好。她们从来不会对彼此那么刻薄。"

"希瑟也从来没有经历过青春期啊，"弗兰轻轻拍了拍玛吉放在购物车上的手，安慰道，"好了，相信我，她们进入青春期是会变得糟糕一点，但是你终归会熬过这个阶段的。每个人都是这样的。"

事情的发展确实越来越糟了。而且比弗兰所预料的糟糕得多。希瑟与妈妈玛吉和爸爸菲利普之间每周都要发生好几次激烈的争执。希瑟的成绩继续下滑，而且她开始把大部分时间都花在待在房间里听音乐。好几次，玛吉半夜醒来，还听见希瑟的房间里传出轻微的音乐声。她走进去想要关掉，却发现她女儿仍然还醒着，有时候甚至在哭，却从来不说为什么哭。

希瑟开始在周末晚于宵禁时间回家，呼吸间带着酒精的味道。

玛吉和菲利普接到了希瑟一位老师的电话，劝诫说如果希瑟的成绩没能有起色的话，可能需要考虑参加暑期加强班。"我很担心希瑟，我相信你们应该也是。她在测验中的一些回答让我确信她上课时没有专心听讲。这学期的知识点，她看起来都没能掌握。"但是当玛吉和菲利普转告希瑟这个电话的内容时，她暴跳如雷："我不会去暑期加强班的！想都别想！我情愿去死！"她咬牙切齿地说出了这句话。

玛吉在面对变化甚大的女儿时感到无助而困惑。弗兰爱莫能助地摇了摇头，然后建议玛吉和菲利普去参加"严厉的爱"讲座。菲利普为了逃避家里的压力，开始越来越晚下班，有一天晚上还半开玩笑地威胁说要离开这个家："直到她21岁重新变回一个正常人吧——我每月给你寄一张支票，等到这个阶段过去你再叫我回来吧。"甚至12岁的贝丝晚上也总是不在家，说想要与同学一起"学习"。"我在别人那里跟她们一起学习更好，"她弱弱地解释说，"在家里我很难集中注意力。"

玛吉与希瑟的沟通也不是很多。玛吉几次打定主意要帮希瑟预约去看治疗师，但是之后情况偶尔会好转了一两天，她就侥幸地认为最坏的时期已经过去了。而当情况恶化，玛吉则又开始害怕，不知道提出要去看心理医生希瑟会有什么样的反应，所以她打算等希瑟"心情好一点"再提出这个建议。

后来有一天晚上，电话铃响了。玛吉拿起电话等着听到希瑟最新的借口，解释她为什么又比预计的晚回家。然而，玛吉听到的是一个女人的声音，听起来似乎是在一个嘈杂的环境中，背景音里有电话铃声，也有警笛声。

"麦卡利斯特夫人吗？我是圣卢克医院急诊室的露丝。"玛吉感到自己的心一下沉到了脚底。"希瑟在我们这里……"

"我的上帝，她还好吧？"

"是的，麦卡利斯特夫人，她没受伤。刚刚发生了一起车祸，不过希瑟没被伤到。她身体上没有问题，但是……"

"噢，谢天谢地。我们马上过来带她回家。我们是不是要……"

"那个，呃……是的，您需要过来一趟，不过医生想要跟您谈谈，让希瑟到医院就诊。"

"我不太明白。我想你刚刚说过她没受伤吧。"

"对，她没受伤，但是精神科医生认为她需要……"

"精神科医生？但是……"

"希瑟开走了她朋友的车，冲出了马路到了圣玛丽公墓。警察发现她的时候，她昏倒在汽车座位上，嘴里有酒味。"

"噢，我的上帝！"玛吉除此以外几乎说不出话来。

"她刚到这里时相当戒备，什么也不愿意多说，不过精神科医生还是怀疑她有严重的抑郁症。医生想要让希瑟在这里待一晚上，明天早上再观察她，看看是否有自杀倾向。"

"抑郁症？自杀？但是她从来没有……"

"希瑟口袋里有两瓶非处方药，我们认为她可能想要大量服药。这些药可能不会导致什么严重的后果，但是任何时候任何人想要伤害自己，我们都需要……"

　　玛吉已经什么都听不进去了。抑郁症？在玛吉的心里，抑郁症患者是悲伤、阴郁的，并不像这样。为什么他们认为希瑟是抑郁症？她并没有什么类似于抑郁的表现啊。是春季音乐会上不能独唱导致了这一切吗？不，这讲不通。

　　"我们马上就过来。"她说，然后挂了电话。▲

　　由于希瑟的问题乍一眼看起来跟查利的非常不一样，所以似乎很难相信他们患的会是同一种疾病：重性抑郁障碍。但是当我们回顾希瑟的症状时会发现，他们之间其实并没有什么不同。

　　首先，当然是心境的改变。希瑟主要的表现是易激惹和烦躁不安，而不是我们通常见到的情绪低落。心境的改变急剧而影响广泛，时刻伴随着她，日复一日。随后，她对学校失去了兴趣，对与朋友一起逛街失去了兴趣，抱怨唱歌不再那么有意思；随之慢慢发展为失去对事物的快乐的感觉，你可能还记得这个术语，叫做快感缺乏。希瑟大部分时间都一个人待在房间里，半夜也不睡觉。她频繁地陷入哭泣。她的老师发现了她注意力难以集中，成绩也在不断下滑。

　　希瑟的自我评价很低，不认为自己能成为一名好的歌手；她甚至认为音乐老师的表扬是一种嘲讽，是在嘲笑她。事实上，这种对现实情况的曲解如果越陷越深，就会发展成为精神病性的妄想症状，深陷于错误信念之中。*

---

　　*　还记得我们说过，在抑郁障碍里，妄想信念的内容也会一定程度上让人更加抑郁。在19世纪出版的一本书《一颗找回自我的心》（*A Mind That Found Itself*）中，作者克利福德·比尔斯（Clifford Beers）叙述了他与精神疾病的斗争过程，而他所患的就是一种心境障碍。他写道一个场景，他坐在去精神病院的列车上，列车经过站台时，他看到很多人在站台上看着报纸。比尔斯说他那时候非常确信，他们在报纸上看的都是关于他的事，关于他长久的精神病史，关于他过去的失败。这些关于羞耻和失败的妄想信念，显然是心境障碍的症状表现。

　　希瑟饮酒的情况也是诊断抑郁症的一个关键因素。尽管酒精和药物滥用有时候是一个相对独立的精神问题,但是这些问题也有可能是由情绪问题引发和维持的,可以理解为情绪问题的继发性问题。希瑟开始滥用酒精(对青少年来说任何物质的过度频繁使用都属于滥用),再结合其他症状,明显显示出她的问题的严重性。再加上强烈的自杀意愿,更加有力地将所有症状都集合起来,一起指向了重性抑郁障碍。

　　由于希瑟的情绪状态更倾向于是情绪激惹而不是情绪低落,也由于她的主要症状表现是破坏性行为,尤其是针对家人的破坏性行为,所以如果仅从表象上对她的情况进行评估,可能会觉得她的问题是学坏了,而不会考虑她内心创伤的可能性。但是,要记得我们对抑郁症症状的评估诊断,除了情绪表现,还需要综合考虑情感生活和行为的多个方面。而当我们对希瑟进行调查时,会罗列出以下问题:普遍性的心境改变、回避朋友和家人、缺乏精力、注意力难以集中、睡眠问题、对过去的爱好失去兴趣、自我评价低(到了觉得自己的人生没有价值并自我伤害的程度)——事实上,跟查利所列出的症状是一样的。所以希瑟的诊断也是一样的:重性抑郁障碍。

　　没有人清楚为什么这种激惹性的心境状态会更多地出现于青少年身上。易激惹当然也可能是成人抑郁症表现的一部分,但是很少会是情绪症状中最突出的表现。而青少年则可能会以此为主。研究显示,易激惹作为抑郁症的表现形式,在青春期非常突出。尽管青春期之前的儿童很少会患上重性抑郁障碍,但是一旦患病,其症状表现会更接近于成人的抑郁症状表现,包括情绪低落和精力缺乏。也就是说,青春期之前和之后的重性抑郁障碍情绪症状表现,与青春期时观察到的截然不同。这是为什么呢?

我们很容易想到，这是因为青少年正在为独立而抗争，努力脱离家庭的束缚，所以大部分青少年在与家长及其他权威人士的交往时，都表现得更加"带刺"。这种反抗是青少年探索和维护自我独立性的一部分，抑郁症可能放大了这一趋势。因此，这种理论提出，是这一特殊的心理状况影响了抑郁情绪的表现，最后形成了明显的易激惹。不过，这个理论纯属猜测，这个非常重要的问题至今还是个谜团。

很多青少年的抑郁症都是在经历了丧失和挫折事件之后开始的。在希瑟的案例中，这个开端是一个相当小的挫折，不是非常典型。更普遍的开端是一些重大的丧失和挫折事件，例如亲近之人离世、父母亲离婚或者一段重要关系终结。对于成人，周围人的自杀事件也很容易引起重性抑郁障碍的发生发展。所以，有的人就因此得出结论，认为是丧失和压力事件导致重性抑郁障碍发生，但是这一结论并不正确。基于以下理由：第一，相当一部分青少年并没有经历明显的压力事件，就患上了抑郁症；第二，还有很多青少年经历了重大的丧失事件，但是并没有出现抑郁症的情况。1995 年的一项研究对比了抑郁症和非抑郁症青少年所经历过的生活压力事件，结果发现两组青少年在生活压力事件的总体数量统计上并没有显著性差异。[4]研究报告上说，这一领域还有待后续探索，因为按常理推断，生活压力应该跟抑郁症存在内在关联。这种内在关联确实存在，但是这并不意味着这些事件"导致"抑郁症发生。2010 年的一项研究证明了生活压力事件和抑郁症之间的高相关，但是没有能够证明两者的因果关系。事实上，以上几项研究及其他各种研究都表明，抑郁症与生活压力之间的作用可能是双向的，那些曾患过抑郁症的人，更容易因为客观处境（考试不及格、失恋及其他类似事件）而感受到生活压力。[5]一位研究抑郁症和压力事件相互关系的专家是这么表述的："压力事件……并不是抑郁症的必需条件，也不足以解释抑郁症的发作。"[6]与其说压力事件"导致"抑郁症，不如说压力事件某种程度上触发了那些易感人群的抑郁倾向的发展，而这种抑郁倾向可能是由于基因因素导致的（更多关于基因的内容在第 15 章）。

　　青少年群体中重性抑郁障碍的发病率是多少呢？一项最新的研究发现，大约 8％—10％ 的青少年会在青春期开始首次重性抑郁发作。[7]这一比例与成年人报告的 7％ 几乎相同，可以理解为成年人的重性抑郁障碍是从青春期开始发展的。[8]进入青春期之后，女孩和成年女性的重性抑郁障碍发生率大约是男孩和成年男性的两倍（在青春期之前，男女性别的发病倾向是相同的）。[9]

　　你可能注意到了，我们使用了两个非常类似的词语："重性抑郁发作"（major depressive episode）和"重性抑郁障碍"（major depressive disorder）。这其中有区别吗？这个问题的答案可以引出我们对心境障碍病程的探讨。我们会说心境障碍"发作"是因为这类疾病会在人的一生中反反复复、时好时坏。一个患有重性抑郁障碍的人，会在某些阶段表现出重性抑郁障碍的所有相关症状，这些阶段就是重性抑郁发作时期。换句话说，重性抑郁障碍是一种精神疾病，表现就是重性抑郁发作的周期性出现。

　　研究表明，对于儿童和青少年，重性抑郁发作的持续时间平均大约 7—10 个月。[10]不过其中有一定比例的人可能会持续发作更长时间，有一小部分甚至会持续 1—2 年时间，还有大概 10％ 的人，如果不治疗的话还会持续更久的时间。

　　青少年抑郁有个比较特殊的地方在于它复发的趋势。在一项对青少年重性抑郁的研究中，研究者追踪了 169 名青少年患者重性抑郁发作后的 5 年时间的情况。这项研究发现，47％的青少年在五年内又一次经历了重性抑郁发作。[11]另有一项研究认为，患有重性抑郁障碍的青少年中，超过 70％的人会在一次发作后 5 年内第二次发作。[12]后一项研究的研究对象来源是各大诊所和医院，所以可以想象，实际的形势可能更为严峻。同时需要指出一点，这些研究中，研究者通常不会考虑到治疗的影响作用。在一部分研究中，青少年只接受了心理治疗，有一部分同时接受了药物治疗，还有一部分只接受了极少的治疗甚至没有接受治疗。（不断有调查研究指出，有很多患有抑郁症的青少年，在专业人士诊断后，也没有很好接受治疗，或者短期内就停止了治疗）

　　这一数字让人警醒。青少年重性抑郁障碍会导致长期的症状，而且一旦有过一次发作，再次发作的风险会相当高。

持续性抑郁障碍（恶劣心境）

　　跟很多医学领域的词语一样，"dysthymia"（恶劣心境）起源于希腊语词根。前缀"dys-"意思是"坏的"或者"困难的"，词根"thymia"意思是精神。在精神病学领域，这个词根的意思稍微有了一点改变，更多时候表达的意思是心境。所以，恶劣心境就是一个代表着坏的心境状态的疾病。它跟重性抑郁障碍有什么区别呢？

　　恶劣心境的患者表现出慢性的、轻度的抑郁症症候，持续超过几个月，甚至几年。这种疾病可能会长期未被发现，以至于未能得到有效治疗。这些患者有时直到成年才首次去找精神科医生就诊，然后才终于发现，他们一直以来所抗争的不良感受是不正常的。当问及他们抑郁感受持续多久了,很多患者会说:"从记得开始一直这样。"因为症状的隐蔽性和慢性特征,不会一下子陷入危机,所以恶劣心境的患者常常会忘记抑郁感受是什么时候开始的,直至最终忘记"正常"的心境状态是什么样的。我们一位同事曾治疗过一个青少年患者,名叫马克斯·费尔普斯,他就陷入了这类困境。

　　▼马克斯是我很长一段时间见过的最庄重、严肃的 13 岁孩子。他的卡其裤、白衬衫、蓝色条纹领带都给我这样强烈的印象,让他看起来像个小小的大学教授,而不是一个青少年。

　　"马克斯今天真的不太想来,医生,"他妈妈说,"不过他说约好了那就来吧,但是必须在上课之前赶回去。"

　　"为什么,马克斯?"我问,"一般孩子不太会介意晚到学校 1—2 个小时,即使是因为要看医生。"

　　"我不想到时候要跟别人解释,"他回答道,"其他孩子太爱管闲事了。我不想到时候面对一大堆的问题。"

　　费尔普斯太太叙述了马克斯的情况。她发现这个最小的儿子最近几个月时间变得越来越难受。"他在屋子里百无聊赖、无精打采,有时候坐着看看电视。他的成绩今年又下滑了,而且……"

　　"不,没有下滑!"马克斯说道,声音听起来有些激动。

　　"有的,成绩下滑了,马克斯,"他妈妈说,"你 12 月的英语成绩从 3 分下降到了 2 分。"费尔普斯太太抬头看向我,"现在我知道这无论如何不算一个非常差的成绩。但是我们担心这种趋势。在过去的两年里,他每学期至少有一门课的绩点滑落。可能不能算是严重的下滑,但是几个月来他的成绩一直是下降趋势。"她又看向她的儿子,"这一点你同意吗,马克斯?"

"我想是的吧。"他低着头说。

"你有发现过睡眠问题或进食问题吗?"我问道。

"不,没什么特别之处。"费尔普斯太太答道。

"马克斯?"我问。

"嗯啊?"他说。

"马克斯,亲爱的,跟医生说啊。"他妈妈鼓励道。她抬头看向我,"他看起来总是不能一直保持注意力。你觉得这会不会是他成绩下滑的原因?"

"我不知道你为什么总是一遍一遍地说这个。"马克斯说,"这真的很让我生气。"

看起来,愤怒情绪好像也越来越成为一个问题。马克斯不断在家里招惹事端,而且常常是因为一些很小的事情。"马克斯每天都整理床铺,差不多从开始上幼儿园时就开始了。但我不认为他最近一年有做这些事。现在,我知道很多跟他同龄的男孩都不做这些事,但是我觉得对于马克斯来说这不太正常。他总是非常乐意帮家里做事的。"

"马克斯跟他的朋友们关系怎么样?"我问。

"还不错。"马克斯答道。

我看向马克斯的妈妈:"是这样吗?"

"呃,这我很难说。"她说,"马克斯有很多时间跟他的朋友们在一起玩,但是他看起来非常担心没人喜欢他。"

"妈妈!"马克斯声音有些尖锐。

"马克斯,亲爱的,我正在把你对我说的告诉医生,这样他才能帮助你让你感觉更好一点。"

马克斯冷冷地低头凝视着自己的鞋子。

"他所有的时间都看起来很难受。"马克斯的妈妈说，"我看到他的朋友们又笑又叫地跑过街道，然后看到马克斯跟在他们后面慢慢挪动自己的脚步，就好像双脚非常沉重一样。他以前不是这样的。"费尔普斯太太神色复杂地看了他儿子一眼，"我记得他在 10 岁生日那天，是那么充满快乐和活力。但是有什么东西变了。这个东西慢慢攀附到他身上很久了。速度很慢，以至于那么长时间我都没有注意到它。"

这个"东西"就是抑郁，而且出现的模式是恶劣心境。"你带马克斯来是非常正确的，"我说，"我想我们能够一起让这个'东西'离开。"▲

我们喜欢用"慢性"这个词语来形容恶劣心境。而且正如星星之火可以因一阵风来而燎原，压力会激化这种疾病，会引起情绪激惹的症状爆发。因为它的症状不像重性抑郁障碍那么明显，所以恶劣心境很容易被忽视，但是它们的危险程度是一样的。

恶劣心境同样在非常低龄的儿童身上较为罕见，但不是不存在——研究表明 5 岁的儿童就有可能受到恶劣心境影响。这些小孩子会有一个阴郁的、悲观的、低落的心境状态，而且经常陷入不为人所爱或被遗弃的想法感受之中。他们自我评价较差，担忧自己在各种方面表现得不能合格。

一项研究尝试对比恶劣心境和重性抑郁障碍的症状表现，发现有恶劣心境的儿童年纪相对更小，负罪感比较轻，睡眠或进食障碍发生较少，不会表现出失去快乐的感受，而快感缺乏是重性抑郁障碍的特征表现。两者的情绪症状（抑郁情绪和易激惹）以及缺乏关爱的感受、缺乏好朋友这些症状表现则较为类似。（表 3-2）

表 3-2　恶劣心境和重性抑郁障碍儿童的抑郁症状表现

症　状	儿童症状报告的百分比	
	恶劣心境	重性抑郁障碍
抑郁或悲伤情绪	91.7	80.0
感觉不为人所爱	55.6	48.9
感觉没有朋友	41.7	40.0
易激惹	55.6	71.1
愤怒	63.9	62.2
快感缺乏	5.6	71.1
负罪感	13.9	31.1
社会退缩	8.3	53.3
注意力问题	41.7	67.4
死亡意念	16.7	42.2
睡眠问题	22.2	62.2
进食问题	5.6	46.7
疲劳	22.2	64.4
不顺从	58.3	43.2

数据来源：Maria Kovacs，Hagop Akiskal，Constantine Gatsonis，and Phoebe Parrone，"Childhood-Onset Dysthymic Disorder," *Archives of General Psychiatry* 51(1994)：365—74.

这项研究的一个重要发现在于，发生较早的恶劣心境往往预示着其他问题，之后常常会发展出更为严重的心境障碍症状。在重性抑郁发作时，如果伴随有恶劣心境的诊断，那么预示着未来更加严重的抑郁问题的发生概率大大上升。在研究中，一组儿童被观察了两年时间，在此期间，80％的恶劣心境儿童继发了其他心境障碍发作。在 55 名早期发现有恶劣心境的儿童中，超过 2/3 发展出更为严重的重性抑郁发作症状。大多数时候，这些儿童的症状会恶化为重性抑郁，几乎没有完全好转的时候，这种现象被称为"双重抑郁症"（double depression）。在双重抑郁症中，更为严重的重性抑郁障碍症状叠加在恶劣心境的症状之上。在这一组的统计中发现，恶劣心境症状发生2—3年后是高危时期。[13]

这些研究都指出，恶劣心境更适合被看作是一种隐藏类型，或者是其他心境障碍的前驱症状，而不是一种单独的心境障碍类型。这些研究同样给"恶劣心境是抑郁症的慢性类型"这一观点赋予了新的理解，因为在很多年轻病患身上，症状可能会突然爆发为完全的重性抑郁障碍。

恶劣心境的发生率是多少呢？通过对儿童和青少年的大样本研究，研究者估计这部分人群各年龄阶段的发生率大约是0.1%—8%。[14]

经前期烦躁障碍

还有另外一种更加微妙的抑郁症形式需要特别探讨一下。还记得我们之前说过，女孩和成年女性患抑郁症的风险是同龄男性的两倍。这种风险从青春期开始上升，到更年期后则倒转过来。尽管精神病学领域还不能确切知道抑郁症的原因，但是毫无疑问，激素在我们情绪的发生和调节上扮演了重要角色。这对男性来说同样适用，在老年男性身上尤其明显，当睾酮的含量水平开始下降，抑郁症的风险开始上升。这同样表现在女性因生育准备而出现的周期规律性激素变化上。经前期烦躁障碍（premenstrual dysphoric disorder，PMDD）最近才受到官方认可，出现在DSM-5中——在此之前，它出现了各种文献之中，但是未能得到官方承认。（具有这些症状的女性只能被诊断为未定型抑郁障碍，这确实不太能让人信服，甚至看起来有些矛盾。）

很多女孩在月经之前一周时间内，报告了一些症状，包括生理症状和情绪症状。我们在这里想要探讨的不是这些月经前期症状。正如绝大部分人都曾经历过情绪低落,但是并没有经历重性抑郁发作,同样地,这些正常的经前期症状和 PMDD 完全是两码事。在 PMDD 中,女性体验到的是跟重性抑郁障碍完全相同的所有症状。PMDD 区别于一般抑郁症的不在于症状,而在于时间。女性只有在月经前一周时间会陷入 PMDD 的痛苦之中(这段时期的激素状态在月经周期中被称为黄体期)。除此期间外,女性可能不会受到任何形式的抑郁困扰,或者即使有重性抑郁或恶劣心境,也会比这段时期减轻很多。一些患者的情况会严重到日常功能受损的程度,无法正常工作、学习;还可能会产生轻生的念头。还有一部分患者报告情况最糟糕的时候产生过包括幻觉在内的最严重的抑郁症状。

我们之前一直在讲,对于重性抑郁障碍的诊断,除了要看症状的严重程度,还要看症状的持久程度,影响范围大小。而 PMDD 的诊断则不太一样,是因为它不是持续存在的——一个因为抑郁而生活受到严重影响的患者,可能下礼拜就完全没事了。所以,我们关注的是长期性的周期变化,即青少年长期在月经期前特定时间范围内出现症状。做出这一诊断需要非常小心,因为它往往需要生物学上的治疗手段(即药物治疗),而不是心理治疗。对于抑郁症及其相关问题的治疗,在本书后面部分会详细讨论,现在我们最重要的是要知道,PMDD 一定意义上不同于平常的重性抑郁,两者的区别在于发作和恢复规律上的不同。

PMDD 较为罕见。尽管 80％的女性经历过一些经前期症状,而且近 20％的女性症状"影响到了正常生活",但是仅有 1.3％的女性真正患有 PMDD。[15]这一障碍的发生率甚至低于我们提到的其他抑郁障碍。尽管 PMDD 那么罕见,但是我们在评估女性患者时还是需要留一个心眼，询问一下她们的抑郁与月经之间是否存在联系，因为在决定采取的治疗方案时这会产生显著的不同。

双 相 障 碍

双相障碍，或者更正式来说双相情感障碍，在儿童和青少年身上存在一些争议。即使是这个领域最权威的专家，也持有不同的意见。这一问题受到广泛的探讨，甚至光这些内容就能撑起一本书。在这短短的几页篇幅里，我们将大致了解一下什么是双相障碍，什么不属于双相障碍，以及它与抑郁有什么关联。要好好将其与青少年抑郁进行区别，在书中会需要比较长的篇幅，但是鉴于青少年双相障碍诊断数量急剧增长（以及一些比较接近的类型，未定型情绪障碍），我们感到有必要进行一个较为深入的探讨。

首先，根据 DSM 的定义和精神病学的理解，双相情感障碍到底是什么？仔细分析它的名字，我们就能够分辨出它的定义："bi-"（意思是双），"polar"（也就是说存在两极），"affective"（与情绪情感相关）"disorder"。在下面这个案例中，我们将通过一位名叫凯利的青少年身上发生的情况，来看一看情绪的"双极性"变化。

▼终于，终于啊，安妮心想，治疗终于奏效了！她的女儿凯利一直有点书呆子气，是的，不过他们家其他人也是这样。因为凯利天性内向，安妮花了一段时间才发现她的女儿陷入了抑郁。这并不非常出人意料，事实上，她丈夫的家族有抑郁病史，他们只是一开始很难接受这一切发生在了自己孩子的身上。至今，去看精神科医生是他们做过最好的一件事。自从开始治疗，她的女儿开始慢慢恢复原来的状态。她重新开始喜欢看书，重新回到她虽小但关系亲密的朋友圈，以及重新

开始做作业学习。

而当她到了 16 岁，情况突变，凯利用一种没人能料想的方式走出了原来包裹着她的壳。她开始与更多的朋友外出，安妮这个害羞、内向的女儿不断外出去排练校园剧！事实上，她做的很多事情对他们整个家庭来说都是第一次碰到。安妮和她的丈夫都是安静的性格，他们的小儿子艾伦也是，所以凯利加入啦啦队对他们来说都感觉很新鲜。安妮不意外艾伦会有点小妒忌，但他说凯利的话有点过分了，觉得她"精力充沛得有点分裂"。实际上，安妮和她的丈夫对于拥有这么一个全面发展的孩子真的非常高兴，认为可能是精神科医生"治愈"了她。

正当安妮沉浸于自己的思考时，门被砰地撞开，凯利闯进了房间。

"嗨，妈妈！你今天过得好吗？我今天过得简直太棒了！我获得了校园剧中的一个角色，而啦啦队的练习简直完美！我难以置信我以前怎么没参加这些。你知道吗，我觉得我是整个队伍里表现最好的；我教其他人怎么按照我的动作来做！接下来我可能要开始去上家政课——我最近特别喜欢烹饪，而且我还挺擅长做这个的！前几天我看了一个美食节目，他们在做披萨。这个我们好久没吃过了吧。我们今天晚上出去吃顿披萨怎么样？我最喜欢意大利辣香肠口味，但是我必须要注意我的身材……"

安妮开始走神了。她的女儿漫谈着最近发生的事，你得原谅她——她最近有那么多新鲜的、让人兴奋的事情要说。有一点让人惊奇的是凯利竟然会对家政那么感兴趣。说真的，凯利对厨艺实在有些一窍不通，哪怕她非常努力地学习烹任。上星期,安妮在大约凌晨 3 点钟的时候听到锅碗瓢盆的声响,然后发现她女儿把厨房搅得天翻地覆。

"你还在听吗?"凯利大声叫道。

安妮从自己的浮想中回过神来,略带一些惊诧。当她刚才陷入思考的时候,凯利径直走到了她的面前,对着她的脸叫喊。

"我说,我晚上要出去参加一个聚会,已经跟你讨了无数遍汽车钥匙了!"

现在事情变得有些奇怪。凯利应该知道自己明天有一个考试,今天晚上不可能被允许外出。

"亲爱的,你知道你明天要考英语……"安妮下意识地拿起了她的手提包,几乎同时凯利一把从她手中扯过了手提包,力气大得让安妮不由前倾了一下。

"你阻止不了我的!"凯利又一次尖叫道。她拿出了汽车钥匙,把手提包摔在地上,然后跑出了大门。

安妮知道,小孩子确实会喜怒无常,但是这样的行为太过于荒唐了。她拿出手机开始打电话。响了两声后,她的丈夫接起了电话。

"史蒂文,是我。凯利刚刚又跑出家门了。不,她抢走了你的车钥匙。上次那件事情之后我一直把我的放在柜子里。听我说,我知道你讨厌这种突发事件打断你,但请快点回家。是的,这正如你曾经告诉我的你兄弟当初的表现一样。这正是我所担心的!"▲

一部分抑郁症患者除了抑郁状态以外,还有其他形式的异常心境状态,其表现在许多方面与抑郁状态正好相反。在这些期间,他们体验到体能的增强和心理躁动的感觉。他们不再感到迟缓、无力感，而变成迅捷、精力充沛的感觉。他们的思维奔逸，以至于说话跟不上思维的速度；他们不断跳换话题，而话题跳换常常并无意义。他们的心境状态浮夸而高涨，或者极度易激惹。但是不论这个异常的心境状态是愉悦的情绪高涨还是易激惹，个体都表现出异常的精力充沛、无法安定、活动过度。这些症状被称为"躁狂"（mania）。（表 3-3）

表 3-3　躁狂的症状

情绪症状
　兴奋、愉悦的心境状态
　易激惹的心境状态
　自大感
认知（思维）症状
　自觉注意力高度集中
　思维加快（"思维奔逸"）
躯体症状
　精力旺盛
　睡眠需求减少
　食欲异常波动
　性欲增强
精神病性症状
　自大型妄想
　幻觉

患有双相障碍的人也可能出现一种奇怪的混合状态，既表现出躁狂状态的焦躁，又出现负性思维和抑郁情绪。这种特殊的心境状态被称为混合型情感状态（mixed affective state），或简称为混合状态（mixed state）。混合状态非常危险，因为既存在抑郁的思维模式，又结合了精力过剩、无法安定的特点，还伴随着内在的压力和紧张状态。这些负面的能量会促使个体采取自杀行为来伤害自己，使个体处于高度的风险之中。

最初的时候，这一疾病的名字由抑郁期和躁狂期的症状组合而成，称为躁郁（manic-depression）、躁郁症或躁郁障碍。最近，双相障碍（bipolar disorder）一词开始被广为使用。

双相的症状可能会非常剧烈、极度危险，也可能会比较轻微。个体不一定会经历疯狂无序极端的躁狂状态，可能只是轻躁狂（hypomania）（"hypo-"是一个希腊语前缀，意思是"低的"）。在这种轻度的情绪"高涨"之下，他们表现出自大、冲动鲁莽、盲目乐观，以及判断力下降，以至于他们容易去冒莫名的风险。

很多家长可能觉得这听起来正是大部分他们所见过的青少年的样子——带有一点初生牛犊不怕虎，一点自负，以及一点莽撞。还记得我们是怎么分辨真正的抑郁症和短暂、可以理解的低落状态的吗？在躁狂和轻躁狂状态下，一个人正常的脾性、行为和感知方式都被这些特征所改变。此外，这些情绪状态常常脱离了个体现实生活中发生的事件。每个青少年在第一次约会的时候都会感到有点飘飘然，但是对于一个遭受躁狂困扰的青少年（说一个人"遭受"过度快乐——现在听起来好像还是怪怪的，但是我们还是会这样使用，我们之后慢慢就能理解了），他们高涨的情绪状态驱走了他们的忧郁，但是常常与他们生活中发生的事没有任何联系或极少有关。一些人在一天之内就经历了不同的心境状态，感受短时间的阴郁，然后飘飘然，然后躁怒，但是几乎没有情绪正常的时候。这就是为什么我们说一个人"遭受"躁狂，因为他们振奋的情绪状态不能一直持续。大部分专家都认为，单相的躁狂精神障碍是不存在的，不像抑郁可以单相存在。我们都遇到过这样的双相情感障碍的患者，他们偷偷地（或者也不是那么偷偷地）希望自己的躁狂症状永远存在，有时候还会嫌弃治疗药物"带走了这种高涨的状态"。但是月满则亏，有情绪高涨的时候就会有低落的时候，经历躁狂的人不可避免会进入抑郁。正是这种剧烈的情绪转换带来了"遭受"痛苦的感觉——有时是在躁狂患者正在从事手头的活动时发生。患者处于躁狂状态时容易对他们行为的后果缺乏感知。他们会偷窃、超速、欺骗他们所爱的人等。而躁狂状态一旦消退，直到那时他们才会感受到他们行为的影响，并且不得不直面后果，常常随着陷入抑郁状态，他们的负面感受又被极度放大。

围绕儿童双相情感障碍的争议

成人的双相情感障碍及其相关障碍已经得到了较好的描述，但是对于儿童方面的研究就相对匮乏了。精神病学的发展仅仅只是开始了解这些疾病如何在低龄人群身上表现。这可能会让人感到困惑，因为双相情感障碍在儿童中的诊断率似乎有爆发的趋势。为什么这一疾病的诊断会出现指数式的增长呢？毕竟对于它的症状，即使最权威的专家也持有不同的看法。这也是新版DSM——DSM-5的编写委员会所面临的挑战，最后，针对这个令人费解的问题，他们提出了一个颇具创造性的解答。

从过去传统的观点来看，双相障碍被认为在未成年人中非常罕见——尽管对成人的研究数据显示，双相障碍的首发症状通常出现在20岁之前。可能是由于不想对儿童下一个会带来终身问题的疾病的诊断，也可能是由于不知道该不该对儿童开出控制症状的强效药，总之儿童双相障碍一直少有研究人员关注，直到最近。在DSM-4(1994)和DSM-4-TR(2000)出版之前，儿童和青少年被诊断为双相情感障碍的概率是比较小的。然后，忽然之间，事情就发生了改变。从1997年到2003年，18岁以下人群被诊断为这种疾病的人数增长了40倍，从儿童总数的0.025%增长到了1%—2%——达到了与成人一致的比例。[16][17]是什么让一个看起来罕见而神秘的情况变得如此普遍。当我们说一个精神疾病是"罕见"的，意思是说患有这一疾病的人数相对于普通人总数来说是极小的一部分。想象一下，一个房间（举个例子，学校食堂）里大概容纳了100名青少年。按照比例，在2004年，这些孩子中有一个会被诊断为双相情感障碍。这看起来可能比例不是那么高。但是现在想象一下一个房间（再举个例子，一个中等规模的人文学院）里有4 000名年轻人。在1997年，这么多人里也只有一个人会被诊断为双相情感障碍。差异非常大吧！而且这一数字还在不断上升。

DSM中有一种模糊的诊断，叫做"未定型心境障碍"。这跟未定型抑郁障碍有点类似，相对还要更宽泛一点。这一诊断是为了囊括所有被认为存在心境障碍（包括抑郁或者躁狂的范围）但是找不到恰当的具体分型的人。但是不幸的是，现在它经常被用来诊断那些短时间内出现极端情绪状态的青少年——2011年，"心境障碍"已经成为了18岁以下未成年人的一种非常常见的诊断和住院理由，甚至超过了一些如哮喘、受伤这样的生理疾病。[18]

这种极端的增长引起了几位世界顶尖的精神科专家的注意，他们提出了一系列的疑问。到底发生了什么？儿童的发病率确实提高了吗？双相情感障碍真的在人群中发病越来越早了吗？整个人类历史上都忽视了儿童发展中的这种严峻形势？还是说，这是精神病学的失误——是我们弄错了方向，出现了大量的误诊？遗憾的是，最后一个可能才是正确答案。

这一切到底是怎么发生的？基本上，精神科医生对青少年期双相障碍症候的定义范围开始越扩越大。一些医生甚至认为自己可以预测它。

回想一下，躁狂和轻躁狂的特征表现，包括精力旺盛、易冲动、愉悦、飘飘然的情绪,或者除此以外再伴有易激惹的状态。一些专家认为,双相情感障碍的"儿童期表现"与成人有很大不同,在儿童期,更多的特征表现是易激惹,而不是情绪问题(跟儿童期抑郁症特征一致)。他们推测,大发雷霆、失控行为(如破坏物品)、易激惹,可能才是儿童期双相的"另一个极向"表现。

在所有类型的双相情感障碍中,有一种现象被称为"引燃现象"(kindling)。这一命名源于引燃火焰的概念——伴随时间推移,星星之火将会燎原。研究表明,双相情感障碍放任的时间越长,躁狂和抑郁发作的次数越多,病情就会越加糟糕。发作会变得越加频繁,症状越加严重,也越加难以治疗。按照过去的经验,研究者一般会关注最初的"火苗"——躁狂的首次发作。但是到了2000年代早期,研究者开始追溯得更远,关注引起火苗之前的火星。

破坏性心境失调障碍

虽然相关的文献较少,但是现实生活中能够发现,一部分儿童相较于同龄人更加暴躁和易激惹。他们不是真正的抑郁,因为他们并没有出现其他典型症状(社会退缩、睡眠节律变化、情绪、自杀意念等)。事实上,他们的一些症状更接近于躁狂:总是想都不想就落实到行动,而不是三思而后行(称为"行为失控"[disinhibition]),看起来总是难以安定,好斗,睡眠需求减少(并非失眠,第二天也不会感到疲劳),诸如此类。这些儿童并不像成人一样有阶段性的"发作期"——某种程度上来说,他们这就像是还没有形成火苗的火星,即双相情感障碍还没有爆发之前的一些核心表现。它们会进一步发展成为成人的双相情感障碍吗? 它们是成人双相情感障碍在儿童期的表现吗？早期研究成果倾向于认为，是的，具有这些症状的儿童存在双相情感障碍的家族史，而且一些同类药物能够起到作用。这个疾病名词越用越广，精神科医生在工作中不断扩大范围，把越来越多的儿童诊断为这一疾病。

但这个领域还有一些顶尖专家不同意这种理论假设。随着研究证据的不断增多，说这些儿童患有双相情感障碍的理由越来越站不住脚。一项研究调查了大量患有双相情感障碍的成年人。他们几乎很少在儿童期就出现这些零星症状，而是与健康人群无异，他们中的大约 20% 在青春期（而不是儿童期）首次经历躁狂发作。另一项纵向研究追踪了一组被诊断为双相情感障碍的儿童，发现他们长大后更多发展为了抑郁或焦虑障碍（没有躁狂和轻躁狂的发作）。这些专家质疑，不应该这样不断将儿童期应对压力的正常反应纳入双相障碍的范畴。他们的立场是，儿童双相情感障碍的诊断必须与成人一样严格，与成人诊断执行相同的严格标准，那些易激惹、大发雷霆的表现只是单纯的行为现象，并不意味有这些问题的孩子患双相障碍（即需要药物干预）的可能性高于其他儿童。就易激惹本身而言，在很多精神问题和生活问题情况下都可能出现——从重性抑郁发作到仅仅只是当天心情不佳，都有可能。

尽管这个问题尚无定论，但是不论如何，现实情况中，很多医生开始将出现易激惹状态的儿童诊断为未定型的心境障碍或者双相情感障碍。基本上，精神科医生原本严格的双相障碍诊断标准，在实践中不断变得宽松，将越来越多的儿童群体归入其中。儿童精神科医生的这种变化趋势并不是出于恶意或懒惰，而是因为他们没有更好的方式去准确归类。这种现象对于这些孩子来说是不幸的，这种诊断上的变化趋势导致了令人悲哀的后果。正如上文提到的，这一诊断导致很多这一年龄阶段的孩子入院治疗，使很多孩子进了精神病医院。还有很多孩子开始用药物"控制他们的双相情感障碍"。尽管药物确实有效，有时候也是必要的，但是它们具有副作用，这些孩子中的很大一部分因此陷入了不必要的生理困扰（例如变胖和乏力）。

平心而论，DSM-5 心境障碍的编委会确实面临了一个大难题。没人敢说不存在青少年双相情感障碍。这个世界上确实存在这样一群年轻人需要被正确诊断和治疗，既为了他们自己，也为了他们的家人。编委会必须要梳理脉络，更准确地指引使用者，如何分辨真正的双相情感障碍的症候，与因其他原因引发的暴躁和易激惹。另一方面，有暴躁和易激惹表现的儿童人数众多，也不应该被简单地剔除于 DSM 之外。在 DSM-5 中，编委会解释了他们做出的努力，希望既不因保守而不做出诊断，也不因冒进而过度诊断：

> 20 世纪近期，有的研究者认为严重的、无发作期的易激惹是儿童躁狂的表现，同时临床医生将他们的儿童病患诊断为双相障碍的比例也随之不断上升。这一诊断的急剧增长应当归咎于医生，将至少两种不同的临床表现混为了一类。也就是说，将传统的、有发作期的躁狂表现与无发作期的严重易激惹表现都说成是儿童双相障碍。在 DSM-5 中，双相障碍的诊断建议明确强调了要有双相症状，并且要有发作期。在 DSM-4 中，对那些以无发作期的以严重易激惹为核心表现的儿童，没有相应的诊断建议，而 DSM-5……对这一类病症进行了单独的分类。[19]

到底 DSM-5 是如何达成这个目标的呢？以下是对解决方案的阐述：

> 与 DSM-4 不同，这一章节"抑郁障碍"从之前的章节"双

相及相关障碍"中被独立了出来……为了解决儿童双相障碍的过度诊断和治疗趋势。一个新的诊断方案，破坏性心境失调障碍，被加入了抑郁障碍部分，其代表的症候是，儿童持续存在的易激惹表现，以及频繁发作的极端破坏行为……它被设置在本章的位置，是因为研究者发现带有这些典型症状的儿童，当他们进入青春期或长大成人后，容易发展为单向抑郁障碍或焦虑障碍，而不是双相障碍……破坏性心境失调障碍的核心特征是长期持续的严重的易激惹。这种严重的易激惹有两种突出的临床表现，其一是频繁的脾气爆发……其二是长期持续的易激惹或易怒情绪严重到一直处于濒临爆发的边缘。[20]

破坏性心境失调障碍（Disruptive mood dysregulation disorder, DMDD）即是编委会提出的解决方案。他们坚决地将这一部分儿童，与那些存在周期性的相对独立的抑郁和躁狂发作的儿童，以及那些因为生活事件而易激惹、发脾气的儿童区别开来。

值得一提的是，本书的编写在 DSM 出版仅仅几个月后。改变的发生需要时间，而很多医生还没有开始采纳破坏性心境失调障碍的诊断。这种滞后出于多重因素——医疗费用报销系统还没有明确这一诊断适用何种报销体系；医院和大学还没有更新教材来接受它；它的发病率和有效性研究还明显匮乏；以及，非常简单，旧的习惯很难改变。（此外，研究的匮乏往往会让践行者不敢尝试。我们总倾向于在充足的理论基础上开始实践——事实上，正是由于研究缺乏，让经前期烦躁障碍正式出现于 DSM 正文部分的时间推迟了 20 年。）我们相信，DSM 关于儿童双相障碍的这些改变是非常具有积极意义的，能够让儿童和他们的家人免于不必要的治疗和住院带来的伤害，并为真正需要的人提供帮助。说实话，没有任何人可以拥有预知未来的水晶球，精神病学家也不能，这种诊断的临床使用会变成什么样子,随着时间会如何演变,我们心里都没有底。未来的研究也可能会发现破坏性心境失调障碍其实并不真的存在,而仅仅只是儿童无法控制自己愤怒情绪的表现。DMDD背后的实证研究才刚刚开始发展,但是双相情感障碍的传统实证研究已有几十年历史积累,所以我们至少可以有一定的信心来探讨它。本章的剩余部分,我们来探讨一下 DSM-5 定义中符合双相障碍谱系标准的那些青少年。在这一谱系中,精神病学家认为包含三种双相障碍的亚型:双相Ⅰ型障碍,双相Ⅱ型障碍和环性心境障碍。

➤ 双相Ⅰ型障碍

双相Ⅰ型障碍(Bipolar Ⅰ)指传统典型的双相障碍,具有完全爆发的躁狂期,和深沉无力的抑郁期。双相Ⅰ型障碍的心境变化如图 3-1 所示。

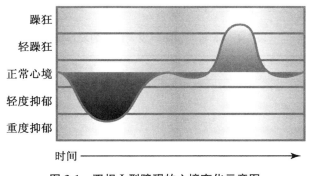

图 3-1 双相Ⅰ型障碍的心境变化示意图

异常心境的发作模式看起来千差万别,几乎千人千样。双相Ⅰ型障碍的症状一般首次出现在青春期后期或 20 岁出头的年纪,所以对于所有类型的心境障碍年轻人的诊断都要注意考虑双相Ⅰ型障碍的可能。与其他心境障碍一样，精神病学家认为双相Ⅰ型障碍也是一种会反复出现的疾病——在整个病程中，症状自发地出现和消失，完全不治疗也可能会消失，每次大概持续几个月甚至几年。对双相障碍没有得到有效治疗前一年的病程表现进行临床研究，发现确实如此，如果不进行治疗，双相障碍的症状就会以这样的模式呈现——即精神病学家所说的疾病的自然史。

在一项 1942 年的研究中，研究者追踪了 66 名"躁狂—抑郁精神障碍"患者的记录，其中部分人已经被追踪观察了超过 26 年。这些患者经历了我们所说的疾病发作期，包括持续几个月的重度抑郁或躁狂（有时甚至更久），而之后这些症状自动消失了，患者的情绪状态重归正常。少部分患者在研究期间只发作了一次，大约 1/3 的人发作了 2—3 次；1/3 的人，大约 4—6 次；还有 1/3 的人，超过 7 次。还有几个人发作了 20 次以上（表 3-4）。遗憾的是，当一个人刚被诊断为双相障碍时，我们无从得知这个人未来还会发作 2 次、3 次，或者 20 次以上。

表 3-4　66 名双相障碍成人病患的发作次数

发作次数	患者占比（%）
1	8
2—3	29
4—6	26
7 及以上	37

数据来源：Thomas A.C.Rennie, "Prognosis in Manic-Depressive Psychosis," *American Journal of Psychiatry* 98(1942):801—14, quoted in Frederick Goodwin and Kay Redfield Jamison, *Manic-Depressive Illness* (New York：Oxford University Press, 1990), 133.

注：该项研究在不对双相障碍做任何有效治疗的情况下进行。

　　双相 I 型障碍是典型的躁狂—抑郁精神障碍,包括了完全的躁狂发作期和重度抑郁发作期。它同样包括较长的"潜伏期",在此期间,症状暂时消失。发作次数差异巨大,但是只发作一两次的属于个例而不是常态。在进行有效治疗之前,每次发作不治疗的话平均持续时间大约是 6 个月(在上面提到的 1942 年的研究中,平均持续时间是 6 个半月),但是发作期持续一年以上的也不在少数(表 3-5)。

表 3-5　双相 I 型障碍的主要特征

情绪症状
　　发展完全的躁狂发作期
　　发展完全的抑郁发作期
其他特征
　　未经治疗干预的发作期平均持续六个月

　　双相 I 型障碍在青少年中不太常见。1995 年,一篇关于高中生心境障碍的重要研究论文发表于《美国儿童与青少年精神病学学会杂志》。[21]为了了解心境障碍的各种亚型在高中生中的发病率,研究者访谈了 1 709 名在西俄勒冈州某高中上学的 14—17 岁的男生和女生。这些学生间隔一年相继接受了两次访谈。结果只识别出了两例双相 I 型障碍,这两名学生表现出了完全的躁狂发作史,这也是双相 I 型障碍的主要诊断依据。双相 I 型障碍在年纪更小的儿童中极为罕见,一般诊断后需要另一位精神病学专家复诊评估。

➢ 双相 II 型障碍

　　双相 II 型障碍(Bipolar II)包括完全的抑郁发作期和轻躁狂

发作期。图 3-2 展示了双相Ⅱ型障碍的心境变化示意图。

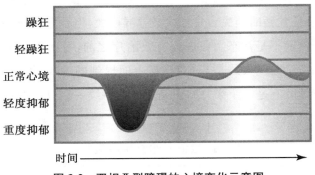

图 3-2　双相Ⅱ型障碍的心境变化示意图

随着美国 1970 年代后开始使用锂盐类药物，同时研究者不断完善双相障碍的诊断标准，一部分人开始意识到，很大比例的病患并没有一个发展完全的躁狂发作史，但似乎也同样属于双相障碍。这些病患存在严重抑郁阶段，但是他们心境"高涨"的阶段从未能达到躁狂的程度。他们的"躁狂—抑郁"单纯是因为还处于病程早期，躁狂还没有来得及发展完全吗？一些研究试图解释这一疑问，然后发现这些病患一般不会发展出完全的躁狂状态。一项研究表明，不到 5% 的病患会在抑郁和轻躁狂的反复发作过程中发展出躁狂。[22] 还有一些研究也表明，患有这一类型障碍的患者，他们的亲属中患有双相障碍的，往往也是抑郁和轻躁狂的组合。[23] 尽管双相Ⅱ型障碍患者的家庭成员中，也有患双相Ⅰ型障碍或抑郁障碍（不伴有躁狂或轻躁狂）的，但是相关家庭成员出现相同模式的概率更高：双相Ⅱ型障碍患者的家人如果患双相障碍的话，更大可能也表现出双相Ⅱ型障碍的模式。[24] 研究者还认为，双相Ⅱ型障碍患者酒精成瘾的可能性更高。[25]（表 3-6 列举了双相Ⅱ型障碍的主要特征）

表3-6　双相Ⅱ型障碍的主要特征

情绪症状
　　发展完全的抑郁发作期
　　轻躁狂发作期
其他特征
　　抑郁期嗜睡嗜食
　　抑郁期有时比双相Ⅰ型障碍持续时间更长
　　双相Ⅱ型障碍家族史
　　首次住院治疗年龄更晚
　　较少住院治疗
　　酒精成瘾的风险性可能增加

　　与双相Ⅰ型障碍患者相比,双相Ⅱ型障碍患者似乎表现出更多抑郁方面的困扰——事实上,抑郁表现有时候非常突出,以至于很多患者得到的诊断是抑郁障碍,而根本没有得到双相障碍的治疗。在美国国立卫生研究院1995年发表的一项研究中,追踪观察了559名被诊断为抑郁障碍的患者,其中一部分患者被追踪长达11年。他们之中大约9%发展出了双相Ⅱ型障碍的症状表现。[26]轻躁狂的首次发作通常在重度抑郁开始后几个月内被观察到,但是有时需要花费9年时间才能准确做出诊断。这559名"抑郁障碍"患者中还有一部分出现了一次躁狂发作——也就是说,他们事实上患的是双相Ⅰ型障碍,不过这种情况就不太常见了(只有3.9%)。这项研究还发现,双相Ⅱ型障碍的抑郁发作持续时间(大约一年)比双相Ⅰ型障碍(大约六个月)更长。

　　上面提到的俄勒冈州高中学生的那项研究中发现,11名青少年(大约0.6%)表现出了一次重度抑郁发作,还经历了高涨或易激惹的心境状态,以及其他轻躁狂的症状表现,即表现出了双相Ⅱ型障碍的症状模式。[27]你可能已经发现了,这一发病概率大约是双相Ⅰ型障碍的5倍。这一发现与其他一些针对成年人的研究结果是一致的，即双相Ⅱ型障碍可能比双相Ⅰ型障碍更常见。

这一研究的进行时间先于儿童双相障碍诊断的大爆发。在它开展的时期，专家还持有一个相对"纯净"的视角来看待儿童和青少年的双相情感障碍。尽管我们没有办法用一个专门的工具来测量这些年轻人的轻躁狂阶段，但是这些阶段是发作式的，包括了明显的情绪高涨阶段和易激惹阶段，这些可以区别于青少年的正常心境。因此，研究所归类的这几个患者应该确实属于双相Ⅱ型障碍。而最近的研究可能就有些失真存疑了，它们把那些抑郁、易激惹的个体都混到了双相障碍的类别里。

➤ 环性心境障碍

环性心境障碍(cyclothymic disorder)，或者称为环性心境，包括频繁的短期(几天或者几周)轻度抑郁和轻躁狂发作期，其间由正常心境期分割开来(同样是几天或者几周)。根据定义，患者不会出现任何发展完全的重度抑郁或躁狂发作。环性心境障碍的心境变化如图3-3所示。

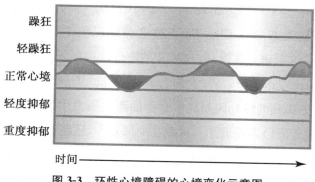

图3-3　环性心境障碍的心境变化示意图

环性心境障碍患者心境状态频繁地高涨和低落,只有相当少的"正常"心境期。环性心境障碍同样在个体早年就会出现——青春期后期或 20 岁出头。尽管很多环性心境障碍的患者并不会发展出更严重的心境障碍症状,但还是有相当一部分的人最终出现了完全的重度抑郁或躁狂发作,也就是说,他们变成了双相障碍。在一项研究中,大约 6％的环性心境者最后出现了躁狂发作——变成了双相Ⅰ型障碍,但是更大比例(25％)的人抑郁状态恶化加剧——变成了双相Ⅱ型障碍。[28]大约一半的环性心境者不会发展为"完全形态"的双相障碍——这一发现使得环性心境障碍可以成为一种独立的诊断(表 3-7)。

表 3-7　环性心境障碍的主要特征

情绪症状
　　在轻度抑郁和轻躁狂间频繁转换
　　周期较短、无规律(几天)
　　只有短期的正常心境状态
其他特征
　　病症模式出现于青春后期或 20 岁出头
　　经常容易与"人格"问题混淆
有时会发展为双相Ⅰ型障碍或双相Ⅱ型障碍

家族史研究显示,环性心境障碍与其他双相障碍之间存在关联。环性心境患者的亲属中,常常有双相障碍患者,但是很少有患单纯抑郁障碍的。治疗经验似乎也能支持这种关联——对双相障碍有效的治疗方法,常常也会对环性心境障碍的心境波动起效。环性心境有一段时期被认为是一种人格类型,而不是疾病。研究者指出这种理解是不正确的。

在那个俄勒冈州的研究中,1 709 名高中生中有 5 名被诊断为环性心境障碍。这些学生心境状态频繁高涨和低落,出现了明显的抑郁期,但是没有经历过完全的重性抑郁发作期。[29]

➤ 双相"谱系"障碍

如果你看到美国精神病学会的 DSM 中关于双相障碍的部分,在最后你会看到还有一个叫"未定型双相障碍"(Bipolar Disorder Not Otherwise Specified,也简称为"NOS 双相障碍")。这一笼统的归类存在,是因为 DSM 的修订者发现,一些病人看起来符合双相障碍,但是不能很好地匹配双相 I 型障碍、双相 II 型障碍或环性心境障碍中的任何一型。

精神病学家很早就意识到还有很多形式的双相障碍存在。多年间,临床医生描述了很多类型的"软"双相障碍,大部分是从前来治疗抑郁的患者身上发现的,他们的病情看起来似乎与双相障碍有关。[30]诸如"伪单相抑郁"(pseudo-unipolar depression)和"双相 III 型障碍"(bipolar III)这样的术语被创造出来,用以形容那些存在重度抑郁,并伴随有双相障碍特征,却又不能归入传统双相障碍诊断类型的病症类型。对这些未具体分类的双相障碍的研究仍在不断推进,但是没有在 DSM 中正式提及。

随着越来越多的双相障碍治疗药物不断起效,也有越来越多的关于心境障碍的研究,我们发现很多遭受抑郁症状困扰的病患会对治疗双相障碍的药物起反应,而且可能患的是某一类型的双相障碍。尽管我们还没有办法指明如何分类和准确诊断这类问题,但是显然它们某种程度上与双相障碍有关。很多抑郁症患者看起来并没有典型的"躁狂—抑郁障碍",但是双相障碍的药物会对他们起效。在本书的治疗部分,我们会尝试探索其原因,但是到底真相是什么我们还是不知道。站在一个研究的角度,我们也知道人对药物存在个体反应：一个人的抑郁症状可能用左洛复（舍曲林）比较有效，而另一个人症状可能完全相同，却用百忧解（氟西汀）更为有效。简单来说，就是精神病学的领域还没有发展到能够解释这一现象的程度（尽管基因研究已经接近能够解释这一问题的边缘），所以我们还无法解释，一个看起来是单相抑郁的人，为什么在使用了治疗双相情感障碍的药物后会有所好转。这也是为什么我们说，找一个好的精神科医生不断评估和复评孩子的治疗是非常重要的。

关于诊断的更多信息

看了那么多讨论，你可能已经发现，青少年各种各样的抑郁障碍之间的边界并不是非常清晰。研究表明，儿童和青少年的恶劣心境最后也可能会发展为重性抑郁发作。把这个孩子的诊断改为重性抑郁障碍有意义吗？一种疾病变为了另一种吗？这个孩子永远都会是重性抑郁障碍了吗？如果是这样，为什么要给这个问题两种不同的命名呢？

回顾历史我们会发现，现代精神病学把不同的心境障碍问题，按照症状模式和持续时间归入独立的诊断类别，这是相当新近的事。事实上，将心境障碍归入精神障碍的下属分类也不过约 200 年的历史。在此之前，我们一般用"精神错乱"和"发疯"这样的词语来宽泛地称呼几乎所有的严重的精神障碍问题，甚至包括那些我们现在知道是生理原因导致的精神症状，比如中枢神经系统感染和阿尔茨海默病。"忧郁症"（melancholia）一词曾被用以形容抑郁症，但是同样曾被看作是"发疯"的一种类型。

19 世纪末期，伟大的德国精神病学家埃米尔·克雷珀林

(Emil Kraepelin)撰写了他富有影响力的新版精神病学教科书,在其中,他创造了"躁狂—抑郁精神病"(manic-depressive insanity)一词来囊括所有以异常心境状态为特点的反复出现的精神障碍。我们现在所说的重性抑郁障碍、恶劣心境,还有各种类型的双相障碍都被认为是躁狂—抑郁的不同形式。克雷珀林博士认为,所有这一系列障碍,都是这一疾病的变式:"这些年来,我越来越自信地认为,所有'心境障碍'(mood disorders)都只是一种'病变过程'(morbid process)的表现。"[31]克雷珀林提出,看起来不同的心境障碍共有相同的基本成因,因此永远不可能被准确地归入单独的特有类别。从现代视角回看,这显然是一种直觉思维。上述情况的共性只在于,个体心境状态的规律性和完整性受到了影响,预示着大脑的某一共同区域或者某一共同机制受到了影响。我们可以找到一个类似的例子来说明(这个类比可能不太恰当,敬请谅解),"所有的癌症都是同一病变过程的表现。"这句话从直觉上来说没什么问题——癌症中,细胞失去了控制自我生长的能力,于是开始侵犯周围区域。但是,这种改变的诱因、如何发生发展、发生的细胞、发展速度、如何治疗等,都存在巨大的、显著的差异。所以我们提出质疑,心境障碍可能也是类似的情况:它们当然可以被大致地归为一类,但是鉴于它们之间的微妙差异,可以证明它们确实是不同的疾病。DSM编委会似乎也持有类似观点,在第5版中,他们将抑郁障碍从双相障碍中分离了出来。

对于那些只想知道什么样的治疗对他们抑郁的孩子最有效的家长,这一部分关于理论的讨论似乎看起来非常没用,就好像中世纪神学家关于针尖能有几个天使跳舞的争论的精神病学版。但是如果你还记得我们之前说过,诊断对于预测一个疾病未来的病程发展和帮助选择治疗方案非常重要,就会认识到,这些"理论争论"

显然具有实践意义。对于治疗的研究只有在研究者认同病人的诊断时才变得有意义。

1960年代初期，在第一代抗抑郁药投入使用之后一段时间，这些药物被认为可以应用于所有类型的抑郁。这些药物有时把抑郁按照轻度、中度、重度，以及是否伴随有其他抑郁症候进行区分，制订了"心境量级"（mood elevator）。而药物治疗的大方针是，只针对抑郁症状进行治疗，不考虑病因。就像用阿司匹林降低发烧者的体温一样，不会考虑发烧是由流感、肺炎或者疟疾引起的。

问题很快显现出来了，抗抑郁药对一部分主诉抑郁的患者来说疗效甚大，但是对另一部分人毫无作用，甚至还会引起某些抑郁的人出现躁狂发作（那些人，现在我们已经知道了，得的是双相障碍）。通过研究对这些药物反应不同的患者特点，我们可以更准确地预测哪些患者可能能用抗抑郁药治疗。

现在我们已经有了几十种有效的抗抑郁药，还有几种心境稳定药，再加上一些能对某些心境障碍患者起效的其他药物。遗憾的是，我们仍然无法很好地预测，哪种药对哪些人能起效。改善这种处境的首要步骤就是进一步改进我们的诊断分类。

另一个困扰儿童青少年诊断的问题是，心境障碍本身就是一个会自发缓解和复发的障碍：症状发展维持了一段时间后，即使不治疗，可能也会自发暂时消退。正如你所知，我们的诊断分类是基于病程期间症状如何波动的。对于一个首次发作抑郁症状的孩子，要做出一个准确的诊断基本上是不可能的，因为病程根本就还没有开始展现。

暂且先不论这些诊断上的困难，先来看看大部分精神病学家都认同的几件事。心境障碍大致可以分为两类，一个重要的依据是看是仅有抑郁症状，还是除抑郁症状外还伴随有躁狂或混合症状。"单相抑郁"（unipolar depression）和"双相抑郁"（bipolar depression）（或称双相障碍）这两个术语就是用以形容这两类抑郁问题的。双相障碍同样还分为几种亚型，我们上面已经详细说过了。我们还知道，抑郁障碍也可以更加细分为重性抑郁障碍和持续性抑郁障碍。基本上，对单相抑郁的药物治疗一般使用抗抑郁类药物，对双相障碍的治疗一般使用心境稳定剂。但是，任何一种药物（或者两种同时）都可能用在任何类型的患者身上，因为这样的组合对于部分患者来说是必要而有效的。

有人觉得这印证了克雷珀林博士的观点，所有心境障碍起源于"同一病变过程"。其他人还是坚持，我们只不过是还没有找出正确的分类系统和诊断方式。

所以，我们主要是想告诉大家什么呢？精神病诊断充满不确定性而困难重重，要做出一个诊断必须反复验证。诊断对于预测病程发展非常有用，但是对于具体药物的选择作用有限。

治疗的重要性

尽管心理健康专业人员可能不太同意青少年抑郁障碍的分类，但是极少有人会否认治疗的重要性。尽早进行治疗并维持治疗非常重要，这基于三方面因素：（1）抑郁导致青少年很多方面的功能受到明显伤害；（2）严重抑郁往往会引发其他一些精神问题，如物质滥用；（3）抑郁症会反复发作，青少年抑郁可能会导致成年抑郁。

支持青少年抑郁障碍治疗重要性的最主要的一个原因是，如果不治疗的话，会对青少年的正常生活和发展造成巨大的损害。正如本章所介绍的，如果不治疗的话，这些障碍的症状可能会持续几个月,甚至几年时间。

　　这造成的后果远不止留级或休学(尽管这些后果确实足够严重,特别是对于那些因为抑郁而耗尽心理弹性的青少年来说)。在这一情绪成长和改变的重要时期,这些疾病会从根本上造成发展过程的停滞。在第二章,我们回顾了青少年时期的成长"任务",本质是寻求与父母分离、独立和确立自我同一性。青春期是奠定社会功能和教育及生涯发展基础的重要时期。青少年开始学习独立掌握自己的人生,发展人际交往技能,如谈判和妥协。这些能力的获得需要有足够的自信和良好的独立性,而这恰恰是青少年患者因抑郁而缺失的部分。一年的"发展停滞"可能需要几年的"追赶补偿"才能填补。

　　一项研究将 62 名抑郁青少年(平均年龄约 15 岁)与 38 名没有精神疾病的青少年的学校成绩进行了对比,发现抑郁青少年显示出了多方面的损伤。[32]除了成绩较低以外,这些青少年在学校还表现出了更多的行为问题,他们抱怨自己不喜欢他们的老师,而他们的家长也收到更多老师对他们的投诉——这也解释了这一疾病是如何破坏这些孩子的学校生活和人际关系的。

　　还有证据表明,一段时间的抑郁发作在恢复之后还会对这些青少年产生长远的影响作用。之前提到的俄勒冈州研究的研究者发现,抑郁青少年在经历过抑郁体验后长久都会留有"疤痕"。[33]他们将从未经历过抑郁和曾经有过重性抑郁发作现已恢复的两组学生进行比较。在恢复之后几个月学习时间里,曾有过抑郁经历的青少年相较于没有过抑郁的青少年,更容易表现出更多的焦虑和社会退缩。曾有过抑郁的学生还表现出较弱的情绪独立性,倾向于需要更多的情感支持和他人的肯定。而且,曾经抑郁的学生抽烟的概率更高。这项研究最有意义的一个发现可能是,这些曾经历抑郁的青少年中仅有 1/4 接受过对他们情绪问题的治疗。

多久才能填补完这段空缺呢？2013 年，研究者通过国家健康记录追踪观察了超过 1 000 名加拿大青少年（年龄 16—17 岁）。[34] 病愈两年之后，那些曾经有过抑郁发作的青少年在学业成就、工作、社会支持、自感健康程度和自我效能感方面落后于同龄人。十年后，这些曾经抑郁的青少年在一定程度上在大部分领域（婚姻状况、工作、财务状况）都追赶上了他们的同龄人。只有两个方面曾患抑郁的青少年是落后的，不过这也确实是两个关键的方面：社会支持水平、自我效能和健康水平的自我感知。至少，到他们二十八九岁的时候，疾病的社会影响仍然存在。值得一提的是，该项研究并没有区分经过治疗和没有治疗这一变量。如果这些青少年中更多的人接受了治疗而抑郁时间变短，这些抑郁带来的"疤痕"会不会更轻、更少地出现呢？

还有一个支持青少年抑郁障碍药物治疗的因素是，抑郁青少年常常伴随有其他心理问题，尤其是行为问题。在一项针对 67 名重性抑郁青少年的研究中，近 1/6 的青少年行为问题严重程度达到了"品行障碍"的诊断标准。[35] 导致这一诊断的严重行为问题包括攻击性行为（欺凌和打架）、破坏物品、偷窃、逃学，以及离家出走。另一项研究发现，这类严重的行为问题有时会发展为抑郁的并发症，甚至在抑郁症状缓解之后还会继续存留。[36]

抑郁障碍伴发的最严重的问题可能是物质滥用。希瑟的案例正好展示了这有多危险。抑郁的青少年，尤其是女孩，比抑郁的成人存在更高的物质滥用风险，特别是当他们步入成年早期时。[37] 而且这种复合的问题相较于单独任一问题，大幅度地提高了青少年自杀行为的风险。

最后，青少年时期抑郁发作，可以预示成年期的严重抑郁问题,这一发现进一步支持了早期诊断和治疗的必要性。另一项研究访谈了曾在几年前参与某一青少年抑郁研究的成年人,希望探究青少年重性抑郁障碍患者在成年早期时的状况。结果非常显著:超过 2/3 的人至少出现过一次重性抑郁复发。更大比例的人正常生活或多或少受到抑郁的影响。在上一年有过多次抑郁发作的个体,学业完成度更低,对生活的满意度更低,与朋友的关系受到更多损害,在一项生活功能评定量表中得分更低。而且,这些人中越来越多的人自己也开始为人父母。而那些没有经历过复发的个体,在各项测评中的表现与未得过抑郁的控制组表现无异。[38] 这些发现告诉我们,阻止青少年抑郁的复发是多么重要。

第四章
心境障碍——DSM 诊断分类概要

    家长在读到孩子病历或医保记录里的诊断时,常常会对心理健康专业人员的诊断分类怀有疑问,不明白各种诊断术语隐含的意思是什么。精神病学是一门专业医学,有一个大概的官方疾病目录和诊断标准。在这一章,我们更进一步地来了解一下这一疾病目录的最新版,由美国精神病学会编写和出版的第五版《精神障碍诊断与统计手册》(DSM-5)。我们先了解一下 DSM 的简单介绍,解释几个抑郁及其他心境障碍的诊断术语。

什么是 DSM?

    对 DSM-5 追根溯源的话至少要回到 1840 年的美国人口普查,在这次美国居民的分类系统中,包含了"白痴/精神病"的分类。到 1880 年,精神类疾病患者可以被归入 7 个不同的类别:躁狂、忧郁、偏执、轻度瘫痪、痴呆、嗜酒狂、癫痫。[1] 1917 年,美国医学—心理学会(American Medico-Psychological Association;美国精神病学会的前身)编写了一本统计手册,囊括了各种诊断分类,应用于各精神病医院。随着时间的发展,其他机构也开始对精神疾病的统计资料感兴趣(如退伍军人管理局和美国军方),并编写了他们自己的统计手册。世界卫生组织,在第二次世界大战之后,也在它的第六版《国际疾病分类》(International Classification of Disease,ICD-6)中加入了大篇幅的关于精神疾病的内容。

1952 年,美国精神病学会出版了《精神障碍诊断与统计手册》(Diagnostic and Statistical Manual: Mental Disorders),即 DSM-1。这一手册区别于过去的统计手册的一点在于,它将不同疾病的症状描述汇集成表。因此,除了包含精神障碍分类的官方目录,DSM-1 还能够帮助临床医生做出精神病诊断。当手册的第三版(DSM-3)于 1980 年出现时,每个精神障碍分类都配有一系列诊断标准——症状及其他我们认为符合其定义、能与其他精神障碍相区分的特征。这是精神病诊断的一大飞跃,所有精神病学专业人员都开始能够用同样的专业语言沟通。现在,当一名患者去一位新的医生那里就诊时,看到她病历上的诊断,比如"惊恐障碍"或者"神经性厌食",这位新医生就能够知道(当然前提是前一位医生的诊断没有出错)这名患者具体的症状,且没有其他障碍,而且知道这些症状已经困扰她有相当一段时间了。

DSM-3 让精神病学研究也变得遍地开花。过去,要研究一组"抑郁"患者是非常困难的,因为(如我们所知)这一词语背后包含几十种不同症候表现的人,他们共有一个共同症状,那就是情绪低落。在研究中使用 DSM 的标准,就意味着当你在专业期刊上看到某些具体精神障碍时,能够知道"病人符合某一疾病的 DSM 诊断标准",从而确信该项研究中的所有患者具有特定的一系列症状及其他常见特征,确信研究者没有张冠李戴混为一谈。DSM-3 允许研究者在研究中自行规定病人所必须符合的一系列标准(例如,他们必须有五种抑郁症状,不仅仅只是情绪低落;他们必须保有症状特定的时间以上，诸如此类）。DSM-3 与之后的版本都存在同样一个问题，对照抑郁症状列表找出的人参差不齐——一个人可能是重性抑郁障碍，而另一个可能只是失去了亲人，但是无论如何，这一进步使得研究工作在这样的条件下蓬勃发展。有时，研究结果支持 DSM-3 中描述的分类，还有些情况下，研究结果支持对某一症状增加或减少某些描述。所有这些研究成果汇聚起来，共同形成了 14 年后的 DSM-4，这也是精神病学诊断的一大巅峰之作，直到最近。现在，该版发行大约 10 年后，研究者与临床工作者又聚到一起更新了 DSM，产生了 DSM-5。这些更新中的一部分同样是基于原有分类基础上的研究证明或证伪。还有一部分更新是去除一些看起来过时的观念，或者从实践角度进行澄清（回想一下我们之前关于 DSM 中心境障碍被划为两个独立章节的讨论）。

关于 DSM，这里有必要提醒几句。由于手册中包含有精神病诊断列表，用简洁、清晰的文字列出那些诊断的标准，可能会让作精神病诊断看起来变得简单而导致反作用。这会诱使那些从未经过精神病学培训的人，把手册看作一系列的症状列表，然后轻易地用它诊断精神疾病。这件事并没有那么简单，包括以下原因。

第一，只有经过大量的培训、积累大量经验之后，一个人才能够获得对变化多端的正常情绪和行为的辨别能力，拥有识别正常范围以外情绪和行为的能力。要判断怎样的"激惹情绪"或"精力过剩"是达到临床显著水平的，需要大量的临床经验和判断。DSM 中有很多诊断标准都是质性的（"临床显著""明显损害""过度卷入"）这些都需要经验来判断。即使一些心理咨询和治疗的专业人士，如果他们在培训中没有机会见识重病患，可能也无法真正地辨别什么是"严重"——原因很简单,因为他们从未见过和处理过严重的抑郁患者。非专业人士,很显然,往往在把握正常和异常情绪的度上经验更少。如果没有见识和治疗很多抑郁症患者的经验,要把异常的心理体验或临床显著的情绪改变从正常范畴准确区别出来是几乎不可能。可能没有其他任何一个领域像精神病学一样,适用这句格言:"一知半解是一件危险的事"。

第二,很多药物会产生类似异常心境状态的效果。十几种药物能在某些人身上引起抑郁或亢奋的状态,吸毒能引起几乎所有种类的情绪改变和精神病表现。几乎所有的 DSM 诊断都包含一条"排除条件",即排除症状由药物引起的可能,如"这些症状并非由……某种药物引发"。只有经过生理疾病诊断和治疗训练的临床医生,才能够解决这类问题。

第三,正因为正常的情绪体验和行为本就千变万化,所以异常情绪体验和行为也是复杂多变的——它们不可能在一本书当中就能全部囊括,也当然不可能在这几十种诊断分类中被全部叙述。

最后,可能也是最重要的一点,DSM 看待病人的视角还是从一个"平面"出发,而不是三维层面。它过多地侧重的是当前的症状表现,而忽略了症候的演变过程。我们之前讨论过,一个年轻人是如何在 5 岁诊断为 ADHD,在 8 岁诊断为焦虑,在 10 岁诊断为抑郁,在 16 岁诊断为双相的——对任何一个熟悉 DSM 的人来说,都能清楚地知道这是如何发生的。一个焦虑的孩子,不断对他周围环境中的威胁产生警惕,当然会在年纪较小的时候就出现注意力失调的问题,而这可能是一个受过心理创伤的孩子。尽管根据 DSM,他们可能会"符合标准"诊断为 ADHD,但是事实上这些症状可能是他们焦虑或创伤的结果。只有经过全面评估,再做一系列的检查,真正了解孩子和他的经历体验,临床医生才能做出这样的判断。对照完一个症状表显然是不够的，对于一名缺乏经验的医生来说，这可能是误诊产生的根源。

　　出于以上这些原因，我们不会罗列出本章出现的这些障碍的DSM诊断标准。我们不希望非临床医生去做自我诊断或诊断他们的家庭成员。DSM在图书馆很容易就能查到——但是它应该作为医生的参考书，而不是精神病学的教科书。

多轴诊断系统

　　你们这些读者正好在一个有趣的时间点看到了这部分内容。多轴诊断系统从DSM-3开始出现，成为精神病评估的主要方法超过30年之久。它有助于把问题分割为相对独立的几个不同方面，并有效地在几个方面分别做出诊断（更大程度上是基于当下的判断）。尽管它非常有效，但是它还是有副作用，即某种程度上把精神病学与其他医学领域隔离了开来，因为精神病学是唯一一个采用独有讨论诊断方法的医学门类。因此，DSM-5不再使用多轴系统，尽管在本书编写之时，它仍然被大部分精神病学人士广为使用。我们也说过，改变的发生需要足够的时间，尽管DSM-5成书时间尚短，但是我们预期多轴系统将逐渐被停用。也许，随着时间的推移，越来越少的医生会选择使用多轴系统诊断他们的病人。但即便不依赖它，了解一下这种方法，也是挺有帮助的。

　　一个多轴DSM诊断通常包括在5个单独的方面做出的5类诊断及其他临床信息，每个方面称为一个"轴"（axis）。

　　轴1　　临床障碍

　　轴2　　人格障碍及精神发育迟滞

轴 3　　　一般医学问题

轴 4　　　社会心理与环境问题

轴 5　　　总体功能评估

之所以弄得这么复杂，坦白说，是因为人类是复杂的物种，要理解他们的精神生活，需要从多个不同角度来观察他们。

罗列在轴 1 中的是当前正在尝试治疗或正在研究的精神疾病或精神状况。这也是心境障碍应该归入的地方，诸如注意缺陷/多动障碍、惊恐障碍、酒精成瘾等也是同样。因为精神疾病的症状因个人的人格和智力而可能有不同表现，每位病人的这两大因素也需要记录在案——在轴 2 之中。人格障碍的诊断列在轴 2 中。举个例子，比如"回避型人格障碍"，就是指社会回避，对来自他人的消极评价和反应高度敏感，时常害怕被批评和拒绝。这些个体对批评非常敏感，到处都能感受到批评，因此回避交往，甚至回避参加社会活动。因为这些恐惧和观念，他们连实际能力范围内的生活和活动也会回避。这种思维、联系和行为模式被称为人格障碍，因为它们似乎很早就根植于个体的人格之中，而不是在人生某一时刻降临到他身上的疾病表现。另外，人格障碍不像心境障碍那样循环出现。这种情况不是发作，而是根深蒂固地存在于个体与世界联系的方方面面，并且始终如一。

人格障碍诊断不太会在青少年时期做出，基于以下原因。其中最重要的一个原因是，年轻人的人格类型仍在形成中。儿童期表现出的人格特征经常不会持续到成年期。另一个原因是，长期的抑郁会对青少年认知自我和人际关系产生负面影响。你已经看过抑郁是如何影响青少年与他人的关系，以及他们看待自己和世界的方式的。所以不难理解，长期抑郁的青少年可能会有的人格类型是什么样的，可能会表现出上述的回避型人格障碍的行为，并符合相应的诊断标准。但是如果将他诊断为人格障碍，就会忽视最重要的一个问题：抑郁。从技术上来说，18 岁以下的人如果人格特征已经存在并导致问题超过一年，是可以被诊断为人格障碍的。然而，正如我们上面提到的原因，大部分精神病学家不愿意（或者至少应该不愿意）对青少年做人格障碍的诊断，尤其是对那些患有或曾经患有抑郁的青少年。

轴 3 罗列的是个体可能患有的任何生理疾病问题。比如高血压、哮喘、肾功能衰竭或偏头痛。轴 3 诊断有时在治疗心境障碍患者时非常重要，因为情绪症状可能由生理状况引起或受其影响，比如甲状腺问题，也可能由因生理疾病而服用的药物引起，例如青少年使用的治疗哮喘的药物，就有可能引起紧张和焦虑。

在轴 4 的列表里的问题，包括可能导致病人困扰的来自环境的压力——父母离异、青少年或其他家庭成员患重大疾病、迁入一个新的社会环境、长期贫困、生活环境不安全。这些因素也会影响个体如何应对疾病，以及他们对治疗的反应。轴 4 的信息对心境障碍尤为重要，因为环境压力是疾病发作的重要诱因。

在轴 5 里，医生评估记录病人的总体功能水平，采用国际通用功能评估量表（the Gobal Assessment of Functioning，GAF）进行 1—100 分的评分。这一评估是为了判断病人在日常生活中因症状受到的损害（或没受到损害）。在这一量表中，80 分及以上表明日常功能基本正常，50 分以下表示严重的损害（例如因精神疾病反复失业），20 分以下表示损害的程度达到了需要进精神病医院住院治疗。相较于对临床医生的作用，这一轴对研究者和统计人员的作用更大。不过，它完成了对病人全面的了解，捕捉到了他们的积极力量，而不仅仅是消极的症状。

DSM 的心境障碍分类

我们已经探讨过抑郁障碍的两个主要分类：重性抑郁障碍和持续性抑郁障碍。重性抑郁障碍是青少年抑郁障碍诊断中最常见的一类。它的特征包括一次或多次重性抑郁发作，以及发作期之间的恢复期。持续性抑郁障碍是一个慢性障碍，一次症状可持续几个月。按照 DSM 的要求，要诊断是否为持续性抑郁障碍，症状在儿童和青少年身上必须持续至少一年。（成人必须表现出症状超过两年。）

在 DSM 中，那些不太符合具体某一障碍诊断标准的抑郁症被归入"未定型抑郁障碍"（NOS 抑郁障碍）。这个分类就像一个"废纸篓"，这也是一个很好的例子，解释了为什么不要把 DSM 看作精神病学"圣经"。一名青少年如果出现持续性抑郁障碍的症状达 364 天，那么从理论上来说他应该被诊断为 NOS 抑郁障碍，而如果达到了 365 天，诊断就会变成持续性抑郁障碍——这种区分显然对一名患者来说并没有什么实际意义。一个人如果存在严重抑郁但是没有足够多的症状达到 DSM 诊断标准，那么理论上来说他也需要被归入此类。DSM 应当被看作是诊断和治疗的指南，而不是教科书。这里我们最好重复一下我们曾经引用过的阿尔弗雷德·金赛的话："世界上并不是只有好人和坏人……自然界极少会有这样绝对的划分。只有人类会做出这种划分，硬要把复杂的现实归入不同的类别。"[2]我们也讨论过将年轻的抑郁障碍患者划分入不同类别有哪些困难，以及一些症状重叠的问题。（将表 4-1、表 4-2、表 4-3 进行比较，可以看到心境障碍的检索表从第 4 版到第 5 版是如何变化的。）

表 4-1　DSM-4 中的心境障碍

重性抑郁障碍
　　抑郁症的完全症候
　　　　严重程度
　　　　　　——轻度、中度、重度（伴或不伴精神病性特征）
　　　　　　——部分缓解期或完全缓解期
　　　　特殊症候
　　　　　　——伴忧郁特征、紧张性特征或非典型性特征
　　　　　　——伴产后起病
　　　　纵向病程
　　　　　　——伴有/无发作间期的完全恢复期
　　　　　　——伴季节性模式
　　　　　　——长期性的
持续性抑郁障碍
　　慢性、轻度、长期性的抑郁
　　　　　　——早发性（21 岁之前发生）
　　　　　　——晚发性（21 岁之后发生）
　　　　　　——伴非典型性特征
NOS 抑郁障碍
双相 I 型障碍
　　躁狂和严重抑郁
双相 II 型障碍
　　严重抑郁和轻躁狂
　　　　双相障碍的指示分类：
　　　　严重程度
　　　　　　——轻度、中度、重度（伴或不伴精神病性特征）
　　　　　　——部分缓解期或完全缓解期
　　　　特殊症候
　　　　　　——伴忧郁特征、紧张性特征或非典型性特征
　　　　　　——伴产后起病
　　　　纵向病程
　　　　　　——伴有/无发作间期的完全恢复期
　　　　　　——伴季节性模式
　　　　　　——伴快速循环
NOS 双相障碍
　　"软"双相和双相谱系障碍
环性心境障碍
　　抑郁症状和轻躁狂
药物引发的心境障碍
　　由一般身体状况引发的心境障碍

表 4-2　DSM-5 中的抑郁障碍

重性抑郁障碍
　　抑郁症的完全症候
　　　　严重程度
　　　　　　——轻度、中度、重度
　　　　　　——伴心境协调/不协调性精神病性特征
　　　　　　——部分缓解期、完全缓解期或其他
　　　　特殊症候
　　　　　　——伴忧郁特征、紧张性特征或非典型性特征
　　　　　　——伴焦虑困扰
　　　　纵向病程
　　　　　　——伴有/无发作间期的完全恢复期
　　　　　　——伴季节性模式
　　　　　　——伴围产期起病
持续性抑郁障碍/恶劣心境
　　慢性、轻度的抑郁
　　　　严重程度
　　　　　　——轻度、中度、重度
　　　　　　——部分缓解期、完全缓解期或其他
　　　　特殊症候
　　　　　　——伴忧郁特征、紧张性特征或非典型性特征
　　　　　　——伴焦虑困扰
　　　　纵向病程
　　　　　　——伴单纯恶劣心境
　　　　　　——伴陆续的重性抑郁发作
　　　　　　——伴围产期起病
　　　　发病时间
　　　　　　——早发性（21 岁之前发生）
　　　　　　——晚发性（21 岁之后发生）
经前期烦躁障碍
　　在月经前后出现的具有时间限制的重性抑郁发作
破坏性心境失调障碍
　　长期的被认为与轻度抑郁有关的易激惹
物质/药物引发的抑郁障碍
由其他生理状况引发的抑郁障碍
　　未定型抑郁障碍

表 4-3　DSM-5 中的双相及相关障碍

双相Ⅰ型障碍

　　躁狂和严重抑郁

双相Ⅱ型障碍

　　严重抑郁和轻躁狂

　　　　双相障碍的指示分类：

　　　　严重程度

　　　　　　——轻度、中度、重度

　　　　　　——伴心境协调/不协调性精神病性特征

　　　　　　——部分缓解期或完全缓解期

　　　　特殊症候

　　　　　　——伴忧郁特征、紧张性特征、非典型性特征或混合特征

　　　　　　——伴焦虑困扰

　　　　纵向病程

　　　　　　——伴围产期起病

　　　　　　——伴季节性模式

　　　　　　——伴快速循环

NOS 双相障碍

　　"软"双相和双相谱系障碍

环性心境障碍

　　抑郁症状和轻躁狂

未定型双相及相关障碍

　　"软"双相和双相谱系障碍

物质/药物引发的双相及相关障碍

　　由其他生理状况引发的双相及相关障碍

　　DSM 还提供了一些其他的辅助说明词，称为"标注"（specifiers），可以加入到主要诊断中，用来更好描述情绪问题的发作现状。医生可以说一次发作是"轻度的"（mild）、"中度的"（moderate）或者"重度的"（severe）。如果病人两个月内没有过发作，障碍可以被定义为"处于缓解"（in remission），如果两个月没有任何症状则为"完全缓解"（in full remission），如果还有部分症状残留或不到两个月时间则称为"部分缓解"（in partial remission）。在 DSM-4 中，如果病人的重性抑郁症状持续超过两年，这个重性抑郁被称为是"长期性的"（chronic）。

　　标注"伴忧郁性特征"（with melancholic features）可以用以形容病人的抑郁发作主要是失去感受快乐的能力（快感缺乏）、充满负罪感、食欲不振、心境的典型周期波动（早醒，然后随着一天的时间推移，情绪状态缓缓上升）——简单来说，就是威廉·斯泰伦在《看得见的黑暗》中描述的"教科书般的"抑郁症候。

　　还有一个临床症候（更多见于单纯抑郁障碍，而不是双相障碍中的抑郁部分），被称为"非典型性抑郁"（atypical depression）。具有这一症候的人保留了他们的情绪反应（比如，他们能随着好事的发生而心情明朗）。事实上，他们看起来是情绪"反应过度"，并且人际相处特别困难，回避人际关系——即使非抑郁发作期也是这样。他们同样会有饮食和睡眠的改变倾向，不过模式不太常见：往往是吃得太多、睡得太多。

　　标注"伴精神病性特征"（with psychotic features）在病人具有幻觉和妄想信念时被使用，比如在第二章提到的。标注"紧张性特征"在病人表现出紧张性神经症症状时被使用，这是一种比较少见的症候，患者会静止地躺着（或者有时候坐着或站着）保持相当长一段时间，呆呆地凝视前方，伴随其他不正常的身体状态，比如僵硬的姿态、鬼脸、不论对他说什么都无意义地重复。这两类问题在青少年抑郁中都不太常见。

还有一组标注是用来形容疾病随时间变化的病程，称为"纵向病程标注"（longitudinal course specifiers）。心境障碍可能会有，也可能没有"发作间期完全恢复期"（full inter-episode recovery），取决于个体在发作间期症状是否完全消失。

有的人的心境障碍表现比较有规律，反复在冬天发作抑郁障碍，有时在夏天出现躁狂或轻躁狂症状。这种疾病被称为"季节性情感障碍"（seasonal affective disorder）。在 DSM 中，标注"伴季节性模式"（with seasonal pattern）就是用以形容这类抑郁或双相障碍。

最后，双相障碍患者在 12 个月内出现至少 4 次发作被称为"伴快速循环"（with rapid cycling）。

当药物中毒或生理问题产生类似抑郁发作的情况，DSM 会使用"物质/药物所致的抑郁障碍，或由于其他躯体疾病所致的抑郁障碍"（substance/medication-induced depressive disorder or depressive disorder due to another medical condition）的诊断。当情绪问题由身体情况引发，就需要用标注在诊断中说明该身体状态和情绪改变类型（举个例子，"甲状腺功能亢进导致的心境障碍，伴躁狂特征"）。当问题由药物滥用引发，则需要说明情绪改变的类型，及症状是在中毒期出现还是药物作用消退后出现。（举两个例子，"酒精引起的心境障碍，伴抑郁特征，酒精作用消退后开始发生"和"可卡因引起的心境障碍，伴躁狂特征，药物作用期内开始发生"）

关于 DSM 使用的争议

围绕 DSM 在儿童和青少年精神问题的诊断中的使用，存在大量的争议。尽管这些争议并没有直接触及心境障碍的 DSM 诊断，但是一段简短的讨论还是有必要的。精神病诊断的滥用应该是家长非常担忧的一个问题。

　　DSM 诊断带来的一个问题是，各种诊断被用到了有行为问题的儿童和青少年身上，问题包括：好动、挑衅行为、破坏性行为。对 DSM 主要的诟病一般是把儿童的问题"医疗化"，使其不再被看作是一种正常的多样化的行为和发展类型。一个孩子比他的同学精力更旺盛、注意力更弱，他的家长就有可能收到来自老师的信，建议带孩子去检查一下是否有注意缺陷障碍。什么时候这种"注意力弱"达到了注意缺陷障碍的程度？判定"障碍"的标准包括什么？

　　在前几章，我们说过，大部分需要治疗的精神问题，并没有已知的生理基础——大脑扫描或血液检查都找不到异常的地方（即精神疾病的生物学标志）。这意味着诊断标准基本上是基于经验或人为规定的：思维、感受、行为。那么问题来了，如果被认定为"症状"的体验或行为的程度没有超过正常范围时，该怎么办？

　　当没人说话时听到有声音是不正常的，这一点毫无疑问。同样疯狂错乱的躁狂状态不会与正常的兴高采烈混淆。但是，对于儿童期的品行障碍这样的诊断呢，它的症状是行为，如打架、放火、不服管教、失控。我们怎么来决定什么时候"坏行为"成为了"真正的坏行为"，并因此成了品行障碍？更模棱两可的比如"对立违抗障碍"（oppositional defiant disorder），它的诊断标准里包括了如"经常发脾气""经常与大人争吵""经常生气不满"和"敏感容易被激怒"。青少年符合这些特征达 6 个月，其学校或家庭生活受到"临床显著的负性影响"，就会符合 DSM 的这一诊断标准。现在，从你已知的关于抑郁的知识，你可以发现抑郁的青少年这些都能符合。第三章案例中的希瑟同时存在重性抑郁障碍和对立违抗障碍吗？尽管从技术上来说，她不会得到这样的诊断，因为 DSM 对对立违抗障碍的诊断不能在抑郁发作期间做出，但是，你可以看出，精神病诊断有时是多么复杂和困难。在那么多呼吁年轻人精神问题早期诊断和治疗的声音中，还有一个警告之声，那就是警惕对青少年的过度诊断，或者更糟的过度治疗，这是一个大问题，而且是更危险的事。

　　这些争议对抑郁青少年的家长来说有什么重要意义呢？第一，它们重申了我们所说的 DSM 只是精神障碍诊断的指南而已——而且明显还有很多不足之处。第二，它们提示了被诊断为行为障碍的孩子的家长，要注意是否有抑郁的信号。刻板地对照 DSM 的行为障碍诊断标准评估复杂行为并做出品行障碍或对立违抗障碍的诊断，而忽视了抑郁或其他导致这系列行为的可能原因，这样的情况经常发生——特别是那些没有经过足够的精神疾病评估训练的人在使用 DSM 时。第三，可能也是最重要的一点，帮助家长质疑和反思一些人的刻板印象：抑郁症的行为症状不过是"坏行为"，甚至更糟糕的，用惩罚来替代治疗，来让青少年知道他们坏行为的"后果"。

　　与 DSM 中一些其他类别不同，青少年抑郁障碍有一个相对清晰的与正常行为的界限，并且需要药物治疗。治疗正是本书下一部分的主题。

第二部分
治　疗

在这几章，我们将探讨青少年抑郁的治疗。我们现在有很多治疗选择，从药物和其他医学手段，到对抑郁治疗效果显著的几类心理疗法。

第五章介绍了青少年不同年龄范围用药必须要注意的几个特殊事项。毕竟，一些青少年生理上更接近于儿童，还有一些更接近于成人。青少年用药需要不同剂量吗？已知对成人有效的药物，对青少年也会有效吗？这些问题在本章会得到解答。我们还会简单介绍一下，我们所知的大脑中的化学物质是如何工作的，以及用药物治疗抑郁是如何起效的。

从第六章到第八章，我们将更具体地来谈一下医学治疗手段，综述用于这些疾病治疗的各种药物。在第八章，我们还加入了一些不太常用的药物，抑郁的替代治疗，以及电休克疗法——这仍然是治疗心境障碍的一个有效手段。这一章结尾，还探讨了几种新的有前景的试验性疗法。最后，第九章介绍了心理咨询和心理治疗在治疗抑郁青少年中扮演的角色和作用。

第五章
青少年药物治疗问题

　　我们知道，用于成人疾病治疗的药物不一定总能在儿童和青少年身上获得相同的效果。遗憾的是，教科书、研究论文以及药品商的处方指南，对如何用药物治疗儿童和青少年的精神问题常常缺乏足够指导。其中一个原因是，指导这类未成年人精神类药物使用的研究，远远少于相应的成人研究。出于各种原因，未成年人身上的药物研究特别困难。父母希望有志愿者能参与药物实验，但是往往不愿意他们的孩子成为药物实验的对象，所以寻找实验对象非常困难。涉及未成年人的研究的知情同意事项也很复杂，使得研究者不愿意面对这个问题。不仅这些研究面临了更多挑战，而且这类药物厂商的经济收益也常常很低：儿童和青少年的药物"市场"通常小于成人市场。

　　这些因素加起来，导致了儿童和青少年精神类药物使用的信息缺乏。给未成年人开精神类药物，常常是"标注范围外"（off-label）用药，这个短语我们后面会解释。

药品和 FDA

美国食品和药物管理局（The United States Food and Drug

Administration，FDA）是一个专门的机构，负责检验药物在人体使用时的安全性，以及检验厂商提出的药品对疾病或症状的有效性。FDA 检验药品安全的程序非常严密，可能是全世界最周密和严格的地方。1960 年代前后，反应停（沙利度胺）这种药物曾经导致很多国家新生儿先天畸形，而在美国它没有造成危害，正是归功于 FDA。反应停曾在欧洲广为使用，但是美国没有批准它的销售。后来，人们发现孕妇如果在怀孕期间服用它，会导致胎儿先天畸形。

一般情况下，由药物生产商来投资药物研究工作，然后将研究结果递交至 FDA，申请药物经销许可。当该药物被批准，药品就可以在美国进行销售。而 FDA 还要负责管理药物的"使用说明标注"。这个"使用说明标注"是供医生和病人阅读的药物使用说明信息。只有经过 FDA 评估的药物的适应证，才会被写进标注。举个例子，抗生素的生产商只能在使用说明标注里列出那些被 FDA 证明有效的疾病。医生可能根据研究和经验获知，某一药物对其他疾病也是有效的，于是就可能将这种药物用于他们觉得合适的疾病。FDA 不会管医生怎么用药。医生可以根据他们从药物研究文献中获得的知识及他们对药物的判断，按照规定自行使用他们觉得有用的药物——即使 FDA 从来没有评估过药物这样使用的效果。当医生针对疾病或症状开出的药物不属于药物使用标注范围内，就称为标注范围外用药。基于一些原因，医生经常会标注范围外用药。当药物刚开始被批准销售，生产商常常非常保守，即使临床研究发现有新的用途，他们一般也不太会向 FDA 申请增加新的标注说明。举个例子，研究清楚地表明抗抑郁药在惊恐发作的治疗中同样有效，直到很多年后 FDA 才在一些抗抑郁药的标注说明中增加了治疗惊恐障碍的用法；还有很多抗抑郁药同样被广泛地、安全地用于惊恐发作治疗,但是它们的标注说明中仍然没有这种用法。研究显示抗抑郁药双丙戊酸钠用于躁狂症状治疗是安全而有效的,但直到很多年后,它的生产商,雅培公司,才进行了相关申请。雅培公司的双丙戊酸钠药品品牌 Depakote,被批准可以用于治疗躁狂。常常在标注范围外用药几年,甚至数十年之后,一些药品的新用途才终于获得批准。在本书编写时,抗抑郁药舍曲林(左洛复)的标注说明仍是用于治疗 6—17 岁儿童的强迫障碍,而不是治疗抑郁障碍,尽管现实情况中,该药更多用于治疗这一年龄阶段的抑郁障碍。

　　还有一些情况下,标注范围外用药不是由于医生的医药知识和经验,而是出于市场原因。从药物生产商的经济利益角度出发,显然药品卖得越多越好。为了这个目标,药品开始在没有 FDA 评估的情况下就"市场性"地应用于各种方面。很长一段时间,加巴喷丁这一药物在双相情感障碍治疗中被标注范围外使用,尽管之后的证据证明它对此毫无作用。不久之前,美国强生公司被罚了22 亿美元,原因是其刻意推动标注范围外用药。这家公司被指控刻意针对老年病患进行误导性的营销活动,暗示药物(利培酮,或称维思通)的安全性和有效性,而事实上这个药根本没有对这一部分人群进行过专门研究,而且如果真的进行研究的话,最后得出的结果很可能是对人体有害的。此外,它还被指控用向老年护理机构和医生行贿和给回扣的方式促进药物销售。美国联邦政府特别关注这个案子,因为实际上所有的药物最后都是由联邦老年医疗保险买单的,等于实际上是纳税人在支付这些不正常的医药费。

　　为了减少这些额外的药物使用,FDA 现在严格控制药物的广告宣传和药厂医药代表的推销。医生还是能够自行选择使用任何药物,但是根据最新的法律规定,药厂的医药代表在推销药物给医生时,没有权利谈及他们公司产品的标注说明外的使用方式,同时不允许在他们的宣传资料当中出现任何标注范围外使用的内容。还有一些地区更加严格,在很多大型医疗中心,医药代表只有在被严格监管的情况下才被允许进入,就是为了防止中心的医生在开药时出现偏好。

读到这段内容,我们担心你会把我们的意思误解成"制药公司是邪恶的,而 FDA 的存在是为了防止它们投机地从疾病中吸血"。当然不是这样。尽管他们是商人,但是他们每年同样捐献了价值几百万美元的药物给那些需要的人,为慈善事业做贡献,投入了不计其数的钱在研究中,帮助我们更好地了解疾病。他们当然希望医生只选用他们生产的药,但是他们同样明白,并不是每种药都能在任何病人身上起效。在我们与医药代表的交往中,我们从来没有发现他们会进行不必要的强行推销;在我们讨论使用其他公司的药时,他们也从来没有相互诋毁或发生冲突。但与此同时,FDA 也确实是在严谨地执行着他们的工作,希望确保所有用于病人的药物是安全、有效的,同时保证病人的最大利益。这使得 FDA 在批准新药时非常谨慎,有的人觉得他们过于谨慎了。

为什么 FDA 在批准药物时会出现延迟和滞后呢? 主要存在以下几种原因。最重要的一点可能是,当药物被批准某一用途时,药品生产商可能觉得没必要申请新的用途,特别是当新的用途应用范围不广时。要通过 FDA 的检验需要花费资金,而这可能还超过了新用途带来的市场增收——而且医生其实也能够在标注范围外使用药物。这就意味着药物的标注说明通常只是一个不完整的使用说明。这也从另一个角度说明了,为什么医生必须熟悉临床研究文献来决策处方。只使用《医生案头参考》(Physicians' Desk Reference,PDR)里面的药物使用信息不足以支持医生日常的处方,这是因为 PDR 只是 FDA 药物标注说明的汇编。如果医生将自己局限于只用 FDA 批准的药物使用方式,很多病人就会因此失去治疗,因此这种权宜之计是有必要的。

正如制药公司因为财务原因而不向 FDA 申请药物新的用途标注,公司也因为缺乏利益激励而不向 FDA 申请儿童和青少年药物使用的标注。如果你翻看一遍 PDR 就会发现,对于很多药物,没有提及儿童和青少年的使用,而只建议成人使用。很多精神类药物都是如此。FDA 正在填补这块空白,政策修改正在准备阶段,未来新药申请时会新增要求,以解决未成年人的药物使用问题。

未成年人的剂量调整和其他差异

未成年人的药物剂量使用比成人更加复杂。一方面,儿童比成人躯体更小,所以儿科用药剂量一般比成人更小。但是另一方面,一个 16 岁的青少年的体格就有可能比很多成年人都大,所以需要成人的用量,甚至是成人的最高剂量。有时,剂量使用说明是按照体重来估算适用量——但是体型大小差异只是儿童和成年人之间差异的一部分而已。很多药物是靠脂肪组织吸收的,而不同年龄阶段的未成年人和成人脂肪组织的比例也存在差异。这个因素对青少年尤其重要,因为脂肪组织的比例在青春期会出现巨大变化,特别是女孩,所以需要比成人更频繁的剂量调整。

未成年人有时会比成年人更快从胃肠道吸收药物进入血液。这意味着在服药之后,血液中的药物浓度上升速度更快,在未成年人身上的药物浓度峰值也高于成年人。这会导致在服药后更迅速也更容易出现困倦或其他副作用。把一次的剂量分为多次服用可能可以帮助解决这一问题，但是这样做也会导致人们忘记服药的可能性提高两三倍。

未成年人与成年人在药物排出方面也有差异。进入人体内的药物为了维持人体平衡，最后会一部分继续留在人体中，另一部分排出体外：负责"排出"功能的主要脏器是肝脏，肝脏通过化学的方式将药物分解为不活跃的形式，然后通过肾脏进入尿液中被排出体外。儿童体内的肝脏占全身的比例大于成人。这意味着儿童排出药物的速度更快，因此需要远超过按他们的体型预估的药物用量。

当然，随着从儿童成长至青少年再至成年早期，这些与成人之间的差异会慢慢变小。但是这种生理变化的时间点具有非常大的个体差异。同样 15 岁的孩子，一个可能只需要儿科的用药量，而另一个可能就要成人用量，就是因为身体成熟度的不同导致的。

除了用量的差异以外，未成年人和成年人的主要药效也会有不同。也就是说，一个对成年人某一问题有效的药，不一定会对类似问题的儿童或青少年起效。最明显的一个例子是某类抗抑郁药的药效差异。这类抗抑郁药叫做三环类抗抑郁药，对治疗成年人抑郁有非常好的疗效，已经用了很多年，所以被认为应用在儿童抑郁上也应该会有比较好的效果。但是在 1980 年代的一些临床研究中，三环类抗抑郁药在治疗儿童抑郁时，效果与安慰剂（糖片）无异。（其他类型的研究显示出了一些效果，我们在后面一章会讲到这个争议。）这可能是因为儿童抑郁的各种症状表现背后存在不同的化学物质变化，或者可能因为发展中的神经系统和成熟的大脑之间的差异，导致了未成年人对这些药物的反应不同。

所有这些问题都说明了，医生给未成年人开药的用量规则和方针还在不断发展之中。只阅读 PDR 并不是一个获得药物信息的好途径。与开药的医生进行探讨，有理有据地选择药物及用量才是正确的方式。

精神类药物是如何起效的

几年前，精神病学家和神经学家南希·安德烈亚松（Nancy Andreason）写了一本名为《坏掉的大脑》（*The Broken Brain*）的书，内容主要关于精神病学生理物质相关的新发现。[1] 书名就指出了精神疾病，如重性抑郁障碍、双相障碍、精神分裂症，都是由于大脑的生物化学物质失常引起的，而不是童年期压抑的记忆或创伤。尽管我们至今还无法确切地知道这种失常到底是什么，但是我们正不断接近真相，了解可能与心境障碍相关的几种生理机制。

要理解心境障碍的药物治疗，你需要先知道一些关于大脑运作的知识。患者和家长经常会问："这个药是做什么的？"这个问题的答案其实挺复杂的，所以在这一章，我们将大概了解一下人类神经系统的功能，帮助你能够稍微理解一点精神类药物是如何起效的。

很多人把人类的大脑想象成一种有趣的计算机。尽管这有点把大脑的真正机能过度简单化了，但是不失为一个很好的切入点，来尝试理解这个掌管精神世界的神奇器官是如何运作的。

就像我们平时使用的电脑，人类大脑接受信息，处理加工收到的信息，并输出结果。就像电脑一样，人脑也会存储信息，并经常使用这些存储的信息帮助加工收到的信息。大脑从感觉器官——眼睛、耳朵、味蕾、触觉感受器等——获得信息，然后通过行为的方式输出结果。

这种"输入—加工—输出"回路在我们的神经系统中的最简单例子就是脊髓缩手反射。这一神经回路非常简单，而且自动化运

行,正如它的名称"反射",意思是无需"思考"就能有效执行的简单
行为。如果你的手指无意中碰到了一个烫的火炉或者蜡烛的火
焰,神经末梢发现组织受到损伤,然后发出信息,沿着神经纤维(感
觉神经)传递到脊髓。在这里,神经元将信息传递给另一个神经
元,然后这个神经元又通过神经纤维(运动神经)将信息往下传递
至手臂肌肉,使其激活,把手指从热源撤离回来(图 5-1)。如果你
曾经有过这样的体验,你可能会发现,你在还没感觉到疼痛的时候
就已经把手缩回来了。这是因为大脑是产生痛觉的区域,而它还
没有参与这个反射。(真正从脊髓传递到大脑的痛觉信号更像是
一个"FYI"信息*,无需回应,只存储在记忆系统中。在未来的生
活中,这个疼痛的记忆就能减少同样事件再次发生的概率。)

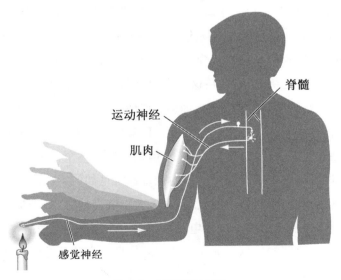

图 5-1　脊髓缩手反射

---

　　*　系"for your information"的缩写,常用于电子邮件,指邮件内容供收件
人参考,无需回复。——编者注

　　让我们来看一个更加复杂的"输入—加工—输出"回路实例，而不只是简单的反射。假如你正走在一条街上，路过一家花店，看到橱窗上写着标语："别忘了，下星期天是母亲节！"你顿时发现自己确实忘了，于是你走进这家店，拿出你的信用卡，然后预订了一束花。这其实跟脊髓反射并没有什么本质区别：输入（看到标语），加工（我忘了），以及输出（预订了一束花）。这期间多了很多步骤（而且很多步骤相当复杂）：看到标语，就用到了大脑的语言功能，才能理解这些形状代表什么字母，才能理解这些字母表达了什么意思，借助记忆才能知道母亲节自己应该干什么，以及对母亲的印象的情绪唤起最终促成了这个过程——这样的例子还可以举出很多。很多神经系统功能进行了复杂的相互作用，有的相对简单（比如保证你走进商店不会跌倒的身体姿态反射，就跟上面列举的脊髓缩手反射一样简单），有的比较复杂（比如让你能够知道"信用卡不超支情况下我能买多大一束花"这个问题答案的计算功能）。这个加工过程非常复杂，事实上，现在造出的电脑并不能完成像这样复杂程度的一系列加工任务。

　　你可能知道，电脑运算依靠的是装在它芯片中的几千个微型开关。这些开关的"开"或者"关"状态代表了信息，输入的信号通过这些开关流动，就是加工的过程。人类大脑包含约 110 亿个神经细胞，或称神经元，而且就算跟拥有 110 亿个开关的电脑相比，人类大脑也更加厉害。神经元并不简单是一个"开"或"关"的开关，而是一个个独立的微处理器。每一个神经元从其他很多神经元接收信息，加工这一信息，然后传递输出到很多其他神经元。大脑不再简单是一台带有几十亿开关的生物版电脑。大脑更像是几十亿电脑组成的网络，每一个都能独立编码。大脑中的每一个神经元都能接收信息，并传递信号给 5 万个其他神经元。这使得人类大脑中神经元之间的可能联结数目极端庞大，是几乎媲美宇宙所有原子数目一般的天文数字。（即使我们能够指出如何来建造这样一台电脑，在这个星球上也不可能有足够大的地方来摆放它。）正是因为这样难以想象的复杂性，使得最厉害的电脑也难以跟人类大脑相提并论。

与电脑一样，人类的神经系统使用电信号来实现大部分工作，除此以外，还有化学信号，称为"神经递质"（neurotransmitters）。

让我们回到之前脊髓缩手反射的例子，来解释一下这些信号是如何工作的。还记得在这个反射中，一个痛觉信号从手指沿着神经纤维传入脊髓。正如你所猜测的，这是一个电信号，神经元的极性改变就像一个脉冲一样，沿着神经纤维传入脊髓，最终信号到达脊髓中的一个神经细胞的细胞体。这个细胞体就是我们之前说的 110 亿微型电脑中的一员（只不过它在脊髓，而不在大脑里）。当足够数量的痛觉信号到达了细胞体，这个微型 CPU 开始通知运动神经元缩回手指，而当运动神经元推断这是必要的，就会发出自己的电信号脉冲至肌肉。神经元内部通过电信号实现信息传递，而神经元与其他神经元之间的沟通是通过化学信号实现的，我们上面曾提到过：这种化学物质叫神经递质。大部分的精神类用药都是通过各种方式影响神经递质起效的。

一个神经元向另一个神经元释放化学信号的地方叫突触（synapse），两个神经元在此处几乎触碰，只相隔了非常小的空间，称为突触间隙（synaptic cleft）。前一个神经元（突触前神经元，pre-synapti neuron）释放突触小泡内的神经递质，神经递质穿过狭小的突触间隙，与后一个神经元（突触后神经元，postsynaptic neuron）上的目标受体（receptors）相结合；神经递质遇到受体，就好像钥匙遇到锁一样。当然，这个信号系统也需要关闭和重启的机制。在神经递质因为一次脉冲而穿过突触与受体结合之后，需要通过某种方式返回，为下一次脉冲做准备。不同的细胞方式各异，但是最主要的一种机制是通过再摄取（reuptake）回到释放它们的细胞。一次再摄取过程把突触中的神经递质分子全部泵回突触前神经元，把它们吸纳入细胞内部，重新集合等待下一次释放（图5-2）。

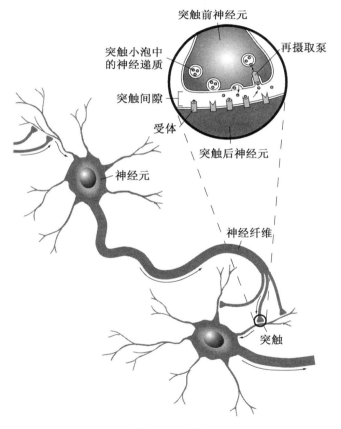

突触前神经元

突触小泡中
的神经递质

再摄取泵

突触间隙

受体

突触后神经元

神经元

神经纤维

突触

图5-2　突触

释放穿过突触的神经递质水平是恒定的，一次脉冲的化学信号是稳定的。神经元不是简单的只能传递"开""关"信息的开关,而是微型的信息处理单元,它们能够与其他存在功能联系的神经元不断沟通。

现在,让我们一起回到心境障碍的话题。这些疾病中到底什么"坏掉了"? 我们一会儿会知道,很多我们已知的心境障碍的生物和化学原理,都是在意外发现某种有效药物后被认识到的。进行回顾性研究,找出大脑中这些药物活跃的位置,知道它们对脑中的化学物质产生了什么影响(通常是将这些药物放入准备好的试管中观察其效果),我们就能找到线索,知道心境障碍中"坏掉"的机制是在哪里、有何功能。

在第一章,我们提到过最早用于抗抑郁的药物,异烟酰异丙肼,是在医生治疗抑郁的肺结核病患者时偶然发现的,原本这个药是用来治疗肺病,结果发现病人的情绪症状缓解了。1957 年,心境障碍治疗的又一个突破性进展出现了,罗兰·库恩(Roland Kuhn),一位瑞士精神科医生,发现一种最初被用作抗组胺剂的化合物,同样对抑郁患者有显著的疗效。他在一本瑞士医学杂志中发表了自己的研究结果,论文题为《用 G22355(盐酸丙咪嗪)治疗抑郁》。[2]与异烟酰异丙肼不同,丙咪嗪至今还是被广为使用的抗抑郁药。

有很多年,脑科学家对"丙咪嗪到底做了什么?"这个问题的答案一直都非常模糊。直到其中一些人开始关注这种药物对神经化学物质的影响作用,他们发现丙咪嗪能够有效抑制一组叫做神经胺类(neurogenic amines)的神经递质的再摄取,其中最主要的一种是去甲肾上腺素(norepinephrine)。

还记得我们说过,神经元能够通过回收突触中的神经递质,来关闭化学信号(更准确来说是调低)。就好像如果关闭了浴缸的排水口,随着水流不断进入,最后浴缸里会开始积满水;如果阻塞了神经递质分子的再摄取通道,最后会使得突触间的神经递质越来越多。抗抑郁药能够阻止神经递质的再摄取过程,使得突触间的神经递质量不断上涨,这一发现使研究者提出了心境障碍的"胺假说"(amine hypothesis)。这一假说主要认为,去甲肾上腺素水平异常低下是导致抑郁的原因,而在双相障碍中,过高的去甲肾上腺素水平导致了躁狂的发生。

进一步的研究很快表明,这一解释过于简单。随着越来越多的抗抑郁类药物被发现,其中有些很有效的药对去甲肾上腺素系统几乎没有影响。氟西汀(百忧解)就是其中一员,它对另一种神经递质,5-羟色胺(serotonin)的再摄取具有很强的抑制作用,但是对去甲肾上腺素没有什么直接影响作用。还有一些抗抑郁类药物同样对其他神经递质尤其是多巴胺(dopamine)有作用。因为这些研究,胺假说被不断改进,提出心境受到大脑中多种化学回路的复杂的相互作用共同控制。现在认为,抑郁和躁狂的发生,是所有这些系统之间的相互作用被破坏导致的。(事实上,后来发现,丙咪嗪之所以那么有效,是因为它对这所有的化学物质都产生了影响作用,而不仅仅是对去甲肾上腺素有效。)

胺假说还有一个令人质疑的地方,即服用抗抑郁药后需要很长时间才能起效。抗抑郁药引起的突触间隙的神经递质水平变化几乎是在服药后就立即发生的——也就几个小时的工夫。但是,如我们所知,抑郁症状的缓解却需要几周时间。如果问题是单纯因为某一脑回路的突触的神经递质含量太少导致的,为什么在药物提高了突触间神经递质水平后几周之后,抑郁症状才开始缓解?有人提出,高水平神经递质带来的神经反应改变了受体,使得它们对神经递质更加敏感,或者增加了突触后神经元细胞表面的受体数量。也就是说,抗抑郁药起效是因为触发了神经元内受体敏感性的"上调"机制。这一假说继心境障碍的胺假说之后,在神经学界流行了很久。

这一想法非常好地契合了脑中化学物质定位的一些研究。一些大脑深处的神经核(这里的神经核指的是一组神经元)使用去甲肾上腺素作为它们的神经递质,与大脑的复杂表面——大脑皮层,建立起了广阔的神经纤维网络联系。大脑皮层被认为与很多最复杂的大脑"高级"功能有关,有丰富的去甲肾上腺素受体。这一系统看起来是整个大脑皮层中最有可能受到功能影响的组织——抗抑郁药的目标系统很有可能是这里。同样,也存在一些使用5-羟色胺作为神经递质与大脑皮层建立广泛联系的大脑深处的组织。其他神经递质也是同样。这些不同系统及其相互作用的平衡状态,可能对于情绪控制非常重要。这些神经递质系统是抗抑郁类药物起效的最有可能的部位。

鉴于锂盐对双相障碍具有显著疗效,对抗抑郁也有重要作用,很多研究努力尝试找出锂盐作用于大脑的部位,以及它对脑中化学物质的影响。锂盐不像抗抑郁药一样影响神经胺水平,它对神经胺受体和再摄取泵没有影响作用。事实上,它不像抗抑郁药一样对神经细胞具有直接影响作用(尽管有一种神经递质,谷氨酸,锂盐对它有一定吸引作用)。直到近几年,锂盐可能产生作用的位置才被发现,并不在突触位置。锂盐(新的心境稳定剂也许也是同样情况)发挥作用的位置可能与抗抑郁药不太一样:在神经细胞内。

尽管神经递质与其受体的匹配,经常被比喻成钥匙与锁的匹配,但是受体的功能事实上并不只是一把锁这么简单。从1970年代开始,科学家渐渐开始能够阐明细胞受体的结构,勾画出复杂而精致的细节。细胞表面的受体存在一个名为 G 蛋白（G proteins）的结构，G 蛋白贯穿细胞膜（细胞的外表皮），同时与细胞内的一系列蛋白质和酶进行联系，这些复杂的蛋白质和酶能够帮助调节细胞功能（图 5-3）。G 蛋白扮演了传感器的角色，接收来自细胞外的数据（即受体是否结合了神经递质），并进行转码，发出信号，改变细胞内的功能。它们不是直接完成这一工作的，而是经过了一系列复杂的转化流程，其中的环节可能还包括基因表达的调节。

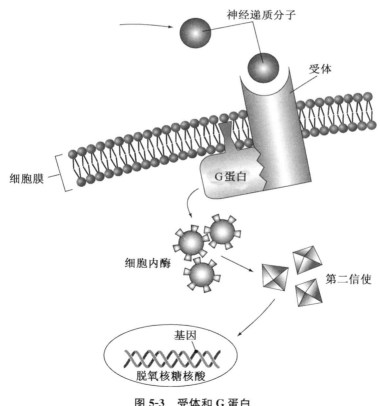

图 5-3　受体和 G 蛋白

有证据表明,锂盐直接作用于 G 蛋白,但是科学家最近开始探究锂盐对细胞内几组分子的影响作用,这些分子称为第二信使(second messengers)。神经递质分子从其他细胞传递信息至这个神经元,称为第一信使(first messengers)。第二信使就是细胞内的被 G 蛋白激活的分子,它在细胞内活动,激活各种细胞膜或细胞核中的开关。细胞核是神经元中的主要控制中心。一些证据支持了这个观点,认为锂盐的作用是抑制了制造某些第二信使分子相关的酶的功能。

有的人可能会把 G 蛋白—第二信使系统看作是一个神经元的通讯和监控激活系统。它不断评估神经递质活动水平,可能通过调节基因表达的开关,来不断调整神经元对神经递质的反应。这一过程能够一定程度上"动态调节"我们因环境引发的情绪反应,使之在基准线上下波动,帮助个体把情绪保持在一定的正常范围内。而心境障碍,可能是去甲肾上腺素或 5-羟色胺的 G 蛋白—第二信使系统损坏的结果:系统的敏感性出现了异常,基准线过高或过低,结果导致了心境的异常改变。(这可能能够解释,为什么双相障碍中的高昂情绪和低落情绪都能够用锂盐有效治疗。也许锂离子恰好能够使这一系统中的某种结构稳定下来,或者通过某种方式帮助这个系统更好运作和有效执行功能,因而稳定了心境。)

这个观点也解释了为什么抗抑郁药需要几周才能产生效果。有一种不错的理论观点是,随着科学的不断发展,越来越多的"选择性"5-羟色胺抑制剂及相关物质的活动被发现。我们发现了,5-羟色胺受体本身与 G 蛋白系统相连,所以可能对神经元产生类似锂盐的效果。抗抑郁药可能提升了突触间隙的神经递质水平,使其上升到一个非常高的浓度。所以,即使是一个"坏掉"的 G 蛋白—第二信使系统，也能够感应到并做出反应，打开基因表达的开关，开始制造受体分子或其他调节神经元的必要的细胞成分，这一过程需要几周时间。

抗抑郁药还有很多其他功能。其中最重要的一个贡献是，它们能够保护大脑免受损害。一些研究认为，抑郁与一个名为"海马体"（hippocampus）的脑区有关。抑郁患者的该区域比正常人的更小。很长一段时间，人们认为大脑中的神经元不像其他神经元一样能够恢复。假设如果一个人中风了，一些神经元因此死亡，那些神经元永远不会被替换。大脑可能最后会建立新的连结来避开这些坏掉的区域，但是这些区域本身永远不可能恢复了。所以可以想象到研究者在发现这个结果时的惊奇，他们发现抑郁患者在使用抗抑郁药治疗后，他们的海马似乎又重新生长了。这一惊人的发现可能是因为，抗抑郁药具有刺激大脑中某一化学物质、推动脑中突触发展的能力，这种化学物质被称为脑源性神经营养因子（brain-derived neurotrophic factor，BDNF）。

我们可能还需要一段时间，才能弄明白整个过程中所有的分子和细胞结构之间的关系，但是破解心境障碍的病因（或多重病因）的工作正在快速进行。青少年患者和他们的家长经常抱怨，他们在选择心境障碍的治疗药物时就好像小白鼠一样，因为他们无从知道哪种药物或哪种药物组合对一个人效果最好。当我们真正了解了这些疾病到底哪里"坏掉了"，对它们的治疗工作也将变得更加简单，而且更加系统化。

第六章
抗抑郁类药物

　　抗抑郁类药物应用于治疗儿童和青少年已经有几十年了，被首先推荐给你的孩子的有很大概率是抗抑郁类药物。这种高效药物比过去已经更加安全了，而且每年都在不断引进更多不同的品种。

　　说到这类药，首先要说明一下，这类药的名称常常没有完整地表达它们真正的效用范围。名为"抗抑郁药"，实际对除抑郁以外的很多种问题都有疗效。事实上，处方中的很多抗抑郁药可能并不是为了治疗抑郁，并不是如这些药物的名称所显示的。三环类抗抑郁药对惊恐发作、强迫症症状、注意缺陷/多动障碍也非常有效。丙咪嗪也可用于治疗遗尿症（尿床）。

三环类抗抑郁药

　　尽管三环类现在的使用频率已经不比其他新型抗抑郁药，但是我们还是从这一类开始谈起，因为它们是第一代抗抑郁药，而且它们至今仍是标杆，当可能有效的治疗成人抑郁的新药出来时，都会与三环类进行药效比较。但是，与大部分精神类药物一样，它们在青少年抑郁治疗中的使用，主要还是基于已证实的对成年人的效用。它们现在越来越少地被用于未成年人，因为很多研究都提出了质疑，怀疑它们对儿童和青少年是否真的有效。现实情况中，只有在青少年患者对其他更常见、更新型的抗抑郁药没反应时，才会考虑开这种药。精神病学家把这类抑郁症叫做顽固性（treatment resistant）抑郁症，或者难治性（treatment refractory）抑郁症。这样的命名不是在指责这类患者的错误——准确来说，这仅仅只是表明，这种类型的患者出于某种原因，不像预想那样对抗抑郁药起反应（当然，前提是个体的诊断和治疗完整而正确）。这些患者换用三环类后有时能起效，这是因为相对于选择性抗抑郁药（选择性 5-羟色胺再摄取抑制剂，SSRIs）来说，三环类抗抑郁药对多种神经递质都有影响。表 6-1 罗列了三环类抗抑郁药。这类药物被称为"三环类"是因为它们的化学结构中有三个环（图 6-1）。

表 6-1 三环类抗抑郁药

通用名	商品名
阿米替林（Amitriptyline）	Elavil
阿莫沙平（Amoxapine）	Asendin
氯米帕明（Clomipramine）	Anafranil
地昔帕明（Desipramine）	Norpramin
多塞平（Doxepin）	Sinequan
丙咪嗪（Imipramine）	Tofranil
马普替林（Maprotiline）	Ludiomil
去甲替林（Nortriptyline）	Pamelor
普罗替林（Protriptyline）	Vivactil

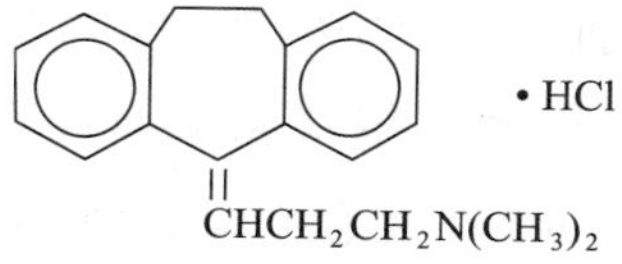

· HCl

CHCH$_2$CH$_2$N(CH$_3$)$_2$

阿米替林

CH$_2$CH$_2$CH$_2$N(CH$_3$)$_2$

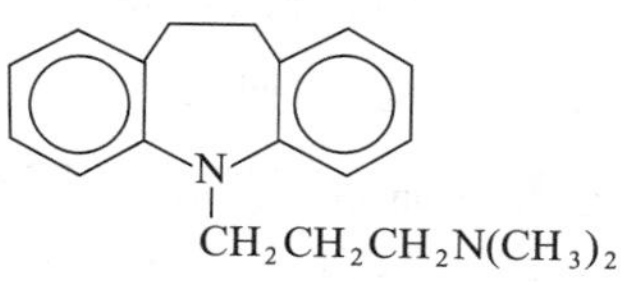

丙咪嗪

图 6-1　两种三环类分子的化学结构，展示它们特有的三环结构

　　尽管其中某些三环类药物对大脑中的 5-羟色胺系统有影响效果，但是三环类抗抑郁药的初衷还是为了抑制神经元对去甲肾上腺素这一神经递质的再摄取。正如我们在第五章所述，在神经递质被释放入突触间隙并完成它们的工作（向下一个细胞发出信号）之后，神经元的再摄取过程意味着突触被"重置"了。去甲肾上腺素通常会被从突触间隙迅速回收，泵回释放它的神经细胞，关闭和重置系统。通过阻止去甲肾上腺素的再摄取，三环类可以延长或加强去甲肾上腺素向突触后神经元传递信息。

　　三环类对神经元中去甲肾上腺素含量有影响，这是实验室中测得的最早的药物对大脑化学物质的影响作用之一。研究发现三环类药物能够提升突触间隙中的去甲肾上腺素含量，而有种降血压的药会降低突触间隙中去甲肾上腺素的含量——同时观察到这种降压药会导致了某些患者产生抑郁。研究者根据这些发现，提出了早期的心境障碍胺假说：这一理论认为抑郁是由于去甲肾上腺素含量过低导致的（躁狂则是因为含量过高）。但是，进一步的实验指出，三环类药物在服用后几个小时就可以提升突触间隙的神经胺含量(如前所述,去甲肾上腺素是神经胺的一种),而抗抑郁药的疗效却要几周之后才能看到。所以,研究者又做了一系列研究来完善胺假说。

根据研究发现,三环类药物引起了突触后神经元的去甲肾上腺素受体的数量和敏感性的变化。研究者认为,三环类对去甲肾上腺素的受体的调节作用,才是药物起效的关键所在。但是,其他一些新型抗抑郁药没有表现出同样的对受体的调节作用。

抗抑郁药真正起效的生物化学原理至今还是个谜,但是我们通过深入研究细胞本身正在不断接近真相。一般认为,抗抑郁药引起了突触间隙神经胺信号的变化,进一步引发了一系列改变,包括第二信使系统的改变,而这才是抑郁症状改善的真正原因,这一过程可能还存在神经元基因表达的改变。不过,到底真相是什么,依然大部分仍是未知。

三环类现在作为抗抑郁药在儿童身上用得越来越少,除了研究显示这类药物在儿童身上效果远低于成人,根本原因还是因为它们副作用太多。与其他药物一样,有些病人服用这些药物不会有副作用,但是很多病人在获得疗效的同时,也伴随了很多副作用问题的困扰。还好,所有的副作用基本是因为剂量的问题,而且大部分是暂时的。

我们在第五章说到的,被发现的第一种三环类药物是丙咪嗪,而罗兰·库恩是从一大堆有抗组胺效果的药物中发现它的。[1]所以毫不意外,这些药物具有与抗组胺剂一样的效果,比如导致轻微的困倦,病人首次服用后一两天可能会出现的"怪异"或"古怪"的感觉。三环类同时还影响了另一种神经递质——乙酰胆碱(acetylcholine),它也是神经系统组成的一部分,主要参与调节很多躯体自动化功能,比如消化。因此,可能会引发抑制副交感神经系统功能的副作用，比如胃肠道功能减退，导致便秘和口干舌燥。这一系统还控制着眼睛晶状体功能和排尿功能，所以三环类药物可能会导致视物模糊和排尿困难，不过这一般只有在过高剂量使用时会出现。三环类还会导致很多病人体重增长。

有发现过几例儿童在服用地昔帕明后突然死亡，地昔帕明是三环类抗抑郁药的一种，最近还有过儿童服用丙咪嗪后突然死亡。[2]这是极端少见的事件：有记载的案例一个手也能数过来。死因通常是心脏骤停，所以医生一般都会询问病人是否有心率异常（心律失常）的家族史，或者亲属中是否有过突发的、原因不明的心因性死亡。此外，很多出版的指南中都提到，在开始使用三环类抗抑郁药之前，儿童和青少年需要先做一个心电图，以确保没有什么未诊出的心脏问题。

三环类超量使用非常危险，很多心境障碍患者曾用超剂量三环类药物自杀。对于成年人，致死剂量大概是正常剂量的 20 倍。但是儿童对这类药物的毒性作用更加敏感，所以只要一把药片就有可能对一个小孩子造成致命的威胁。出于这个原因，家里有小孩子的家庭，这类药物必须要谨慎保管。

准确的血液检查能够测量血液中三环类抗抑郁药的浓度。临床试验已经获得了一些数据，知道了能发挥最大效用的最佳药物水平，以及产生毒副作用的药物水平范围。这些血液检查对于调整药物剂量非常有用，特别是在普通的剂量不能起效的时候。

儿童和青少年比成人排出药物的速度更快，这可能是因为肝脏的大小比例不同所产生的结果。肝脏的作用是分解这些药物，而儿童的肝脏大小比例大于成年人。出于这个原因，青少年的血药浓度监测格外重要，以确保剂量适度。

我们提过好几次，根据已有研究结果，我们对这类药物是否能治疗未成年人抑郁存在质疑。很多关于未成年人三环类药物应用的开放性试验和双盲试验的研究结果存在矛盾。

在一项开放性试验中,要研究一种可能对心境障碍有效的药物,于是将药物用在了一组病患身上,评估方法非常简单,就是观察有多少病人恢复了,而多少病人没有恢复。这项开放性试验显示,60%—80%的儿童对三环类药物的疗效有反应,青少年的恢复速度也显著变快了。[3]

开放性试验存在两大问题,可能会误导研究者,让他们误以为药物有效。最大的一个因素是安慰剂效应(placebo effect)。安慰剂效应是指,当开药的是权威人士,而且权威人士非常相信这个药有效时,可能会因此让病人也相信这个药有效,这样的情况下会产生一种偏好倾向。当一个穿白大褂的人开了这个药,或者一个穿白大褂的人给了你这个药,一种强大的心理暗示会使你感到自己有了明显好转。在前面的章节,我们讨论过在挫败消沉的情况下,权威的鼓励可以带来有利影响。所以显而易见,安慰剂效应在抗抑郁药这件事情上也可能发挥了很大的作用。另一个可能误导开放性试验的研究者的因素是他们的期望效应:不论研究者怎样尽量保持客观,总会有这样的倾向,也许只是无意识的,在检查病人恢复程度时,不自觉地突出积极的地方。这两种因素可能导致,在药物临床试验中发现其有效,而实际疗效并不存在。

双盲试验消除了这些干扰因素,算是药物试验中最有说服力的一种类型——所以现在所有新药几乎都需要这类试验。在一项双盲—安慰剂控制试验中,被试年龄、诊断、疾病严重程度等情况都保持类似,并且都对研究知情同意,所有被试被分为两组。其中一组(实验组)服用要被测试的药,另一组(控制组)服用看起来一样但没有效果的药片,也就是安慰剂。研究被试不知道自己服用的是新药还是安慰剂，检验疗效的医生同样也不知道——因此被称作双盲。只有试验结束之后，才能知道被试是哪一组的，然后将两组的结果进行比较。疗效的检验通过症状表现和严重程度评级进行客观比较。在一些研究中，控制组不使用安慰剂，而是使用已被证实对障碍有效的某种标准参照药物。这使得研究者在对严重疾病患者试验新药时，不至于给一部分患者无效的药，以至于耽误病情，违反伦理。这类研究的重点是双盲，而不是安慰剂控制。

一些对儿童和青少年三环类药物使用的双盲—安慰剂控制试验结果显示，这类药的效果与安慰剂无异。[4]但这些研究本身也被人诟病，主要是针对研究中很多被试只是轻度抑郁，所以可能只是挫败消沉而不是心境障碍，导致药物和安慰剂效果类似。一些研究被试量很小，所以没有差异可能是因为统计的原因。还有一些研究被质疑则是因为，追踪病人的时间不够长，不足以显示出服药后的明显的疗效，导致结果差异不够显著。[5]

在这类情形下，当研究证据相矛盾时，科学家有时会对所有相关的有效研究进行广泛的综述和比较。可以通过两种方法进行。在元分析（meta-analysis）中，研究者收集所有已经发表的（有时还包括未发表的）各种试验结果。然后运用统计方法分析各种研究，两两比较。这使得他们能够找出哪些是积极结果，哪些是消极结果，并深入发现可能导致结果偏差的错误或问题。有时，对这些研究的总结就足够帮助研究者解答他们的疑问，为什么对同一主题的不同研究会出现不同结果。如果他们想要进一步分析，他们可以对这些信息进行一次系统评价（systematic review）。在系统评价中，研究者通过解释和应用元分析的结果，探寻的是更大问题的答案，比如"我们可以用三环类抗抑郁药治疗哪些病患？"评价需要用更严谨的方法审视每一次试验，尝试找出哪些可能是偏差因素，以及这些偏差是如果影响最后结果的。

　　2013 年,科克伦协作组织,公认的现存最专业的研究团体,完成了对儿童和青少年三环类抗抑郁药治疗应用的综述评价工作。通过综合了所有有效的随机对照试验数据,科克伦的研究者发现,青少年服用三环类药物和安慰剂,在缓解他们的抑郁问题上没有差异。儿童服用三环类药物,尽管没有显著效果,但是还是出现了一些抑郁症状的缓解,这个结论主要基于一套自陈量表(大约缓解了 3%,儿童的抑郁严重程度从 90 降到了 87——其实并没有多大差异)。这些儿童还出现了明显更多的副作用(比预想的更多)。研究还特别分析评估了三环类抗抑郁药在使用 SSRI 治疗无效后是否是一个好的备选方案,结果发现儿童对它的反应并不比对安慰剂更大。[6]

　　看起来,我们似乎可以有理有据地得出结论,三环类抗抑郁药不像对成人那样对未成年人有效——要说它们完全无效可能也并不对。我们还是没有好的办法去分析一个人的脑部化学物质,去准确判断她最适合的药物。确实也有例子,一些成年人一生大部分时候都处于抑郁中,只有当他们服用了某一种药物(比如某人只有 SSRI 效果最好)时,他们的抑郁才会缓解。研究只是表明,从人口学角度,三环类药物对儿童和青少年疗效不佳,但是并不是说对某一个青少年来说,三环类肯定不可能有效。基于这个原因,很多精神科医生把三环类从候选列表中降级了,但是没有完全删除它。

　　这种对成年和儿童的疗效差异,至今还是无法解释。也许低龄人群的抑郁的生物基础存在差异;也许在未成熟的脑部,药物影响的化学途径发展不够完全,所以对药物反应更低。但是有一点是清楚的,那就是三环类抗抑郁药在儿童身上使用必须谨慎,而且不应当成为抗抑郁的首选药物,特别是在现在还有很多更安全、疗效更稳定的药物选择的时候。我们下一节将一起来看看这些药物。

选择性 5-羟色胺再摄取抑制剂

　　一种没有三环类的副作用、过量使用也不会有毒性的新药在 1988 年开始应用就引起了轰动。这个药就是氟西汀（百忧解），而"轰动"正体现了它的优越性。百忧解胶囊曾经登上过《新闻周刊》和《纽约》杂志的封面，这一药物出现在很多其他报刊杂志的文章中，一时间，几乎所有人都听说了百忧解，要么正在服用，要么正在阅读诸如《神奇百忧解》（*Listening to Prozac*）这样的书（或《驳斥百忧解》[*Talking Back to Prozac*]或《百忧解的国度》[*Prozac Nation*]）。百忧解被宣传成是改变世界的特效药。很多精神科医生上到重度抑郁，下到普通的悲伤情绪，所有问题都用百忧解来解决，因为它看起来非常安全，所以他们开始抱有一种"反正没坏处"的想法。

　　这种热情冲击过了一年才慢慢消退，而当热度消退，精神科医生没法再让他们的病人服用百忧解了。《今日美国》连续几周用全页的广告谴责这个药，很多人在谈话类电视节目中谴责百忧解毁了他们的生活。2004 年 10 月，FDA 对百忧解在未成年人中的应用进行表态，反对青少年使用选择性 5-羟色胺再摄取抑制剂（SSRI），因为怀疑它可能导致"自杀率上升"，并发出了黑框警告，这是这个机构所能发出的最高级警告。这一警告基于的是一项研究的结果，研究指出 SSRI 类药物（简称 SSRIs）可能把青少年自杀率提升了 1 倍。不过，这项研究的结论不是那么站得住脚。首先，参与研究的人数相当少——总共 2 000 名儿童参与了研究，控制组中有 2 名儿童表达了自杀意愿，而实验组中有 4 人表达了意愿。

更重要的是,这仅仅只是意愿——整个研究过程没有尝试自杀或重大事件发生。最后关键的一点,之后的研究无法复制这些结果。

但是这些存疑的因素都被忽视了,医生和家长还是保留着最初对黑框警告的认识(和担忧)。很多年时间,儿科医生和很多精神科医生根本不会考虑这些药物,因为担心其会"导致"抑郁青少年自杀。事实上,用 SSRIs 治疗并不会带来高自杀风险,不治疗抑郁才是导致自杀的最重要风险,很多患有抑郁的未成年人都处于了危险的境地。

现在,公众(以及专业人士)观念又慢慢回归到了中立。百忧解及同类药物(表 6-2)都非常安全,有记录的副作用远远优于三环类抗抑郁药。最关键的是,这类药物在治疗未成年人抑郁症时,在儿童和青少年双盲—安慰剂控制试验中表现出了明显的疗效。

表 6-2 选择性 5-羟色胺再摄取抑制剂

通用名	商品名
西酞普兰(Citalopram)	Celexa
草酸艾司西酞普兰(Escitalopram)	Lexapro
氟西汀(Fluoxetine)	Prozac
氟伏沙明(Fluvoxamine)	Luvox
帕罗西汀(Paroxetine)	Paxil
舍曲林(Sertraline)	Zoloft

这类新型抗抑郁药与三环类抗抑郁药最大的区别是,它们对脑中的去甲肾上腺素几乎没有直接影响作用;它们抑制的是另一种神经递质的再摄取,这种神经递质叫做 5-羟色胺。鉴于其对 5-羟色胺有针对性的作用,这类药物被命名为:选择性 5-羟色胺再摄取抑制剂。与三环类药物一样,它对突触中 5-羟色胺的影响作用似乎发生在受体上。一些证据表明,5-羟色胺在抑郁治疗中是一

种更重要的神经递质。随着科学家的不断探索，他们发现这类药物对脑部的影响比预期更广泛，比如可以保护神经元免受伤害，以及缓解脑部炎症。这类新药对抑郁的帮助与三环类药物的工作机制不同，进一步对它进行研究，可以提供更多了解心境障碍背后生理机制的线索。

与其他大部分的精神类药物不同，SSRIs 中的大部分拥有 FDA 批准的对儿童和青少年的剂量指南。一般情况下，要批准其用于未成年人，需要在批准给成人使用几年之后，同时证明对未成年人标注说明外用药具有与成人用药相同的效果。

SSRIs 的主要副作用是胃肠道不适。很多病人在第一次服用 SSRIs 后的几天会感觉恶心，有些人会有腹泻或便秘。我们把这个叫做副作用，但是实际上它并不是"副"作用。事实上，我们身体中的大部分 5-羟色胺，大约 90%，是用于我们的消化道信号传递，而不是脑部。科学家也是最近才发现，我们的消化过程也需要复杂的神经结构，肠道的神经网络的复杂程度不亚于我们的脊髓。所以，很容易就可以想到，为什么作用于 5-羟色胺的药物会对胃肠道功能产生影响。肠道的调节适应能力很强，所以一旦适应了这种药物，胃肠道反应就会迅速消失(一般几天之内)。

这类药(尤其是氟西汀)有时候还会对某些病患有精神刺激作用。有的抑郁患者对此感觉正好，也有的患者感到有不舒服的紧张感或"过度兴奋"。在儿童身上，这种精神刺激作用会导致烦躁或易激惹。这看起来似乎有些矛盾。我们说过，抑郁也会导致青少年易激惹的表现，所以我们为什么要给他们开这样可能会使情况恶化的药呢？答案是抑郁的易激惹和 SSRIs 治疗时的易激惹完全是两码事。药物导致的易激惹是暂时的、会很快消退(一到两天之内)而且是轻度的。而且，这种副作用只发生在很小比例的用药人群身上。最重要的是，即使最严重的副作用也不可能超过药物带来的益处，总体的易激惹水平还是下降的。

　　还有一些人的副作用比较罕见，正好与上述相反，比如感觉比平时更困倦，或者有一点没精神。很多病人报告说服用 SSRIs 后食欲略有下降，体重有所减轻，特别是刚刚使用 SSRIs 的时候。当然，这对还在成长中的未成年人来说有点隐忧。如果有副作用的话，一般第一时间就会出现；副作用不会在用药几周或几个月后才慢慢显现。

　　在成人身上，曾有 SSRIs 导致情绪变迟钝的副作用报告：病人抱怨自己变得冷漠、不关心事情，变得难以对任何事兴奋或热情。[7][8]这种问题只有在高剂量服用时出现，按量服用的病人一般不会受此困扰。

　　还有一个有记录的副作用是性功能的改变，主要是对性的兴趣降低（性欲减退），或者很难或无法达到性高潮。这一问题出现的概率起初很难统计，因为这类副作用在临床试验时常常不会问及。但是，1990 年代后，随着越来越多的人开始用 SSRIs 治疗，这个问题开始凸显，它影响了至少 1/3 的病人。在这里，我们并不想深入探讨青少年性问题这个复杂的问题，但是对于一个年幼的、充满不确定性的个体，性方面的副作用可能影响深远。我们遇到过几个年轻病患的案例，一般是男孩，他们擅自停药并拒绝再继续服药，却不透露原因。经过旁敲侧击终于知道，他们突然拒绝治疗是因为性方面的副作用。大部分情况下，困扰他们的不是失去了性功能，而是性欲下降导致他们觉得自己与同龄人不同，加深了这些抑郁孩子的孤立感。如果出现这样的问题，解决办法是很多的。所以关键在于，对每一个刚开始用药的青少年，医生要问清楚他们是否有这些情况，尤其是当病人突然毫无原因地不想继续治疗的时候。如果出现问题，可以暂时停药两天，也可以添加其他药物控制副作用。不过有时候，还是不得不换用其他抗抑郁药（哪怕原来的抗抑郁药挺有效的）。

SSRIs 的一些副作用可能因意外情况而被发现。有些人突然停药后（比如说他们因度假忘记带药片了）会感觉他们好像得了一两天感冒——他们轻微发烧、反应迟钝、有点疼痛。这些症状并不危险，而且会很快消退，就是确实有点不太舒服。

与大部分精神类药物一样，SSRIs 通过肝脏代谢。这类药物的代谢研究较为仔细。很多 SSRIs 会导致细胞局部阻塞，进而影响肝脏代谢其他药物，所以增加躯体排出药物的时间。这意味着，如果服用 SSRIs，身体中的其他药物浓度可能会比平时更高。比如，一个青少年一直在使用茶碱（茶碱缓释片或其他）治疗哮喘，当她开始使用氟伏沙明（Luvox）治疗抑郁，她体内的茶碱浓度水平会上升至毒性水平，因为抗抑郁药减缓了茶碱的代谢。出于这种原因，医生需要知道病人正在同时服用的所有药物，密切关注药物的调整和变动，注意 SSRIs 与其他所有药物之间的相互作用。

其他新型抗抑郁药

从 1990 年代早期开始，一系列既不属于三环类也不属于 SSRIs 的新型抗抑郁药开始进入市场（表 6-3）。这些药物大部分没有什么共同特征，所以不太好归类命名；你有时会看到其中很多药被列为"非典型性"或"第二代"抗抑郁药。它们对去甲肾上腺素、5-羟色胺，及其他神经递质有各种影响作用；有的不止对一种递质起效，所以它们能够通过很多方式来调节大脑中情绪相关的各种化学物质系统。它们的副作用差异很大：有的类似于三环类，有的则更接近于 SSRIs。

表 6-3　新型抗抑郁药

通用名	商品名
5-羟色胺和去甲肾上腺素再摄取抑制剂	（Serotonin-Norepinephrine Reuptake Inhibitor，SNRI）
文拉法辛（Venlafaxine）	Effexor
去甲文拉法辛（Desvenlafaxine）	Prestiq
度洛西汀（Duloxetine）	Cymbalta
多巴胺—去甲肾上腺素再摄取抑制剂	（ Dopamine-Norepinephrine Reuptake Inhibitor，DNRI）
安非他酮（Bupropion）	Wellbutrin

➢ 5-羟色胺和去甲肾上腺素再摄取抑制剂

1990 年代开始，精神病学家渐渐开始注意到，有一部分抑郁患者对 SSRIs 没有反应，但是却对三环类抗抑郁药有反应。在这段时期，三环类已经退居为二线药物，主要是因为副作用过大，超量会造成生命威胁，而且要定期检查药物的血液浓度水平。精神病学家以及制药公司都想要造出一种药品，既有三环类的疗效，又可以将副作用降到 SSRIs 的水平。尽管公认的与抑郁相关的主要脑部化学物质是 5-羟色胺，但这显然不是全部（我们也讨论过）。两类药物最大的一个不同点在于，是否兼有影响去甲肾上腺素的能力。1994 年，惠氏公司推出了新药文拉法辛（Effexor），宣称它是完美的抗抑郁药。这种 5-羟色胺和去甲肾上腺素再摄取抑制剂（serotonin-norepinephrine reuptake inhibitor，SNRI）同时对 5-羟色胺和去甲肾上腺素起效，这一点与三环类一样，但是它的副作用更轻且不会致命，这一点又与 SSRIs 一样。

　　不过事实证明，这个描述并不完全正确。首先，低剂量使用时，文拉法辛对去甲肾上腺素一点效果也没有——只有高剂量使用时疗效才会出现。而且，大部分病人都认为它的副作用明显比SSRIs 更大，有时还挺严重的。即便如此，SNRI 类药物（简称SNRIs）对于那些对 SSRIs 没反应的病人来说确实有很大帮助，因此确实能在精神病的药学辞典中占据一席之位。从一开始，文拉法辛就被定位为缓释剂，所以每天只需服用一次（与过去一天三次形成对比）。此外，其他同类药物（度洛西汀［Cymbalta］和去甲文拉法辛［Prestiq］）的规格也是差不多。

　　在副作用方面，由于增加了对去甲肾上腺素的影响作用，所以带来了一些特殊的副作用。去甲肾上腺素在人体中的功能与肾上腺素类似。如果病人体内这种物质过多，会出现轻微的心率加快或血压升高。同样，如果因药物导致其浓度迅速降低，也会产生不良的主观感受，比如肌肉震颤，虽然不怎么疼，但会感觉不舒服。

　　尽管现有证据表明，SNRIs 对治疗儿童和青少年抑郁有效（尤其是年纪较大的青少年），但是还没有获得 FDA 的批准，因此一般是作为医生在最初使用 SSRIs 无效后的备选方案。[9]有些证据表明，它们对注意缺陷障碍[10]或慢性疼痛[11]的儿童也有疗效，所以一些精神科医生可能会把它们用作这类问题的首选药物。

➤ 多巴胺—去甲肾上腺素再摄取抑制剂

　　讲了这么多，到现在，你可能已经发现了抗抑郁类药物的规律了。我们现在还不能准确知道抗抑郁药的作用机制，不知道它们是如何帮助缓解抑郁的，所以研究者不断尝试所有可能的药物组合来帮助抑郁症病患。我们已经介绍过 5-羟色胺，也介绍了 5-羟色胺和去甲肾上腺素的组合，现在我们来介绍一下去甲肾上腺素和多巴胺的组合。你们可能听说过多巴胺，可能会把它理解为"快乐物质"或"奖励物质"——确实，对于一些人，多巴胺会强化赌博或吸毒行为，让人觉得生活中的其他事都比不上这些快乐。一些抑郁症患者的表现是失去了生活中的乐趣，所以怎么做才能刺激多巴胺的增长，来驱走抑郁呢？我们发现，多巴胺在脑中存留的时间非常短，所以单纯的多巴胺制剂难以奏效。但是当多巴胺与去甲肾上腺素结合时，似乎能正常发挥功效。现在市面上的多巴胺—去甲肾上腺素再摄取抑制剂（dopamine-norepinephrine reuptake inhibitor, DNRI），比较常见的有安非他酮（Wellbutrin）。它的一些特点跟我们之前介绍过的抗抑郁药都不太一样。

安非他酮是一个比较流行的抗抑郁药，既是因为疗效多，也是因为副作用少。它的副作用看起来与三环类、SSRIs 和 SNRIs 有很大不同。它几乎从来不会引发体重增长的问题，反而有时会引起食欲下降，导致体重减轻。它也几乎不会引起性方面的副作用，突然停药也不会引起类似流感的症状。不过，安非他酮确实也有一个挺严重的副作用。在一些人身上，它可能会降低癫痫发作的阈限，导致癫痫发作频率升高。这个副作用挺罕见的，但是对于已经有癫痫倾向的人，以及具有诱发这一情况的其他问题的人，一定要注意这一点（例如，进食障碍会导致个体营养状况失衡，可能诱发癫痫）。

作为抗抑郁药，安非他酮与其他药物一样有效。尤其是对那些抑郁症状主要为疲劳、精神不振、睡眠过多、甚至饮食过多的病人——称为非典型性抑郁，它对这些人的效果特别好。它同样能够帮助季节性情感障碍的患者——季节性情感障碍是发生于冬季的轻度抑郁障碍，被认为与光照减少有关。与 SNRI 类药物一样，

DNRI类药物（简称DNRIs）对去甲肾上腺素系列的神经递质有影响，所以它们会被用于抑郁和注意缺陷障碍双重患者。最后，多巴胺对于成瘾具有双向调节作用，最终趋于中等程度的成瘾。所以DNRIs可以被用来帮助戒烟，如市场上的"载班"（Zyban，安非他酮缓释片）。因为安非他酮的工作原理与SSRIs有些不同，所以对那些没有完全症状缓解的病人，一般会增加安非他酮辅助治疗。

　　尽管很多SNRIs和DNRIs频繁地被用于儿童和青少年，但是它们中绝大部分都没有得到FDA的相关批准。首次对未成年人用药，一般选择的是某种SSRI，如果没有效果，才会考虑使用SNRIs。其他还有很多备选药物，在本书编写时还有更多正在研发，所以家长最好开放、直接、可能稍微啰嗦地与精神科医生交流一下，问一下他们选择用药的原因，他们希望用这个药达到什么目的，可能会有哪些副作用，以及他们预估药物什么时候能够见效。在这一点上，多知道一些信息，常常是有好处的。

单胺氧化酶抑制剂

　　你听说过了异烟酰异丙肼，就是最开始用来治疗肺结核，结果使得用药的患者情绪问题得到好转的那个药。除了对结核杆菌有效，异烟酰异丙肼还让神经系统中的一种分解胺的酶失活。这种酶名为单胺氧化酶（monoamine oxidase），它的作用包括吞噬去甲肾上腺素、5-羟色胺、及其他几种神经递质分子。抑制单胺氧化酶活性，能够让神经系统中的这些物质总量上升，虽然不清楚具体方式，但是这种影响，可能就是这类药物缓解抑郁症状的作用机制。研究者根据这类药物对酶的影响作用，对它进行命名：单胺氧化酶抑制剂（monoamine oxidase inhibitor，MAOI）（表6-4）。

表 6-4 单胺氧化酶抑制剂

通用名	商品名
苯乙肼（Phenelzine）	Nardil
司来吉兰（Selegiline）	Eldepryl，Emsam
反苯环丙胺（Tranylcypromine）	Parnate

单胺氧化酶同样出现于肠道和肝脏，食物中本身有很多与去甲肾上腺素类似的物质，这些物质在吸收进入血液前需要由单胺氧化酶来对其进行分解。如果我们告诉你，去甲肾上腺素的另一个名字叫做"正肾上腺素"（noradrenaline），你就明白这一过程的重要性了。酪胺是一种具有与肾上腺素类似功能的氨基酸，会导致心率和血压升高，它在一些食物中含量非常高，如果没有单胺氧化酶来分解酪胺，可能会引起心率和血压失常等心血管问题，所以服用 MAOI 类药物（简称 MAOIs）的人可能会因此遇到危险（表 6-5）。

表 6-5 服用 MAOIs 期间饮食禁忌

蚕豆
陈年干酪（奶油和松软干酪除外）
牛肝或鸡肝
柳橙果肉
腌制或熏制的鱼、禽类、或其他肉类
德国酸菜
包装好的汤
豆腐乳（豆腐）
酵母和蛋白质膳食补充剂
夏季（干）腊肠（如意大利辣香肠）
酱油
酸奶油
生啤和很多酒类

注：这个表不完整，这个表中有几样食物酪胺含量较低，一些医生会允许每天吃少量。在开始服用 MAOI 之前，患者和家长应当找到一份完整的表格，然后与有经验的医生、药剂师或营养师商讨每天的饮食计划。

很多药物，包括非处方药，同样也具有与肾上腺素类似的作用。所以，服用 MAOIs 的人必须仔细查看饮食禁忌，更重要的是，需要仔细阅读需要服用的所有非处方药的说明书，或者稳妥起见，在买药之前就咨询药剂师。

这类药还会与急诊室里的很多用药产生相互作用，导致各种问题。所以，服用 MAOIs 的人必须提前告知治疗他的医生他在服用这种药物。他也可以考虑戴一个警告手环，万一因意外或突发疾病而昏迷进入急诊室，急诊室医生能够第一时间知道他在使用 MAOIs。

MAOIs 还有其他副作用。这类药会有兴奋刺激性，可能引起精神紧张、失眠、多汗。它还可能引发阵发性眩晕，特别是从躺着突然站起来的时候。这是因为，MAOIs 会抑制血压反射，由于不能及时调节血压，导致站立时血压突然下降(起立性低血压)，引发头晕目眩。除此以外，体重增长、水潴留、性功能障碍也可能发生。

可想而知，MAOIs 在美国很少使用，除非其他抗抑郁药都不起效，才会用到它们。它们在青少年身上的应用更是罕见。确实，一旦吃了这种药，就不能吃意大利辣香肠比萨了，这对一个青少年来说太难了。不过，MAOIs 有时会有意想不到的抑郁治疗效果。我们采访过的几乎所有精神科医生，都曾有过类似经历，在其他药物无效时使用 MAOIs，最后取得了不错的疗效。

为了避免这些不好的副作用，一个公司试图想要绕开整个消化系统，开发了一种新的 MAOI，叫做司来吉兰(透皮贴剂)，通过人的皮肤吸收。使用者需要把一块贴片，类似于尼古丁贴片，贴在自己的身上，一整天都贴着它。少量的药物由此渗入血液之中。通过这种方式，食物中的酪胺能正常被灭活。但是，制药商也承认，你只能在最低药物用量的情况下保持正常饮食。如果保持最低药物剂量，大部分人不太会因此受到影响；但是一旦超过这个剂量，你还是必须保持严格的无酪胺饮食。这对大部分人来说很困难，对于一个青少年来说更是几乎不可能的事。

抗抑郁药治疗：一些总则

2012 年，科克伦协作组织完成了又一项元分析研究，调查了"较新型"的抗抑郁药（SSRIs 及上面所列的各种相关药物）在儿童和青少年抑郁中的治疗应用。他们发现这些药物是有效的，特别是对青少年（12 周岁以上）的效果相对优于儿童。大部分研究用的是氟西汀，因为它是 FDA 唯一批准的对未成年人的抑郁用药，因此从各方面来说，它相比未批准药物研究流程会简单很多。不过，研究发现，"没有证据能够表明，新一代的抗抑郁药中某一种比其他的更有效"。[12]SSRIs 的安全性和有效性可能是研究得最清楚的，但是哪一种 SSRI（或者其他类药物）应该作为首选药物？剂量如何使用？需要多久才能判断药物不起作用？接下来选用什么？

研究者在大量成年病患身上比较了不同抗抑郁药的抑郁治疗效果，发现无法证明某一种药物的效果比其他药物更好或更快。不存在"最好的"抗抑郁药。如果有的话，我们也不会在美国市场上找到几十种不同的抗抑郁药了。也不存在"最强力的"抗抑郁药。某一药物的一般剂量与其他的相比最多就是几毫克的差距，但这与疗效没什么关系。

我们已经说过，有证据表明 SSRIs 比三环类药物在青少年身上疗效更好，但是我们没有证据能证明某一种 SSRI 比其他 SSRI

更好。大量证据表明，一些成年病患用三环类药物疗效更好，而对SSRIs 没有反应，也有的正好相反。在青少年身上也是一样：一小部分青少年用三环类效果优于 SSRIs，但是这种病患的比例极小，与其他只对 SSRIs 起反应的病患相比，比例小到现有研究中的统计分析几乎"看不到"它们。

因为缺乏证据表明某种药品更优，常常会根据副作用的微小差异来选择抗抑郁药。一种有轻微镇静效果的抗抑郁药，可能会是一个以失眠或焦虑为突出症状表现的抑郁患者的好选择。一种有兴奋刺激作用的抗抑郁药，可能适合一个困顿、存在精神不振问题的患者。一种刺激食欲的药物，可能会加重某一个青少年的问题，也可能会适合另一个青少年。精神科医生在为患者开药时，会根据对药物的经验来选择最适合的一种。确实，某位医生如果经常给病人开某一种药，就会对这个药比较有经验，以后可能也会更多选择开这种药——至少对这个医生的病人来说是这样的。

我们已经讨论过了青少年剂量选择的一些问题。还好，现在相关的数据越来越多。大部分 SSRIs 已经在标注中说明了未成年人的使用方法（尽管出于某些原因，一般都是非抑郁用途，比如惊恐障碍或强迫障碍）。还记得我们说过，年龄较大的青少年用药常常与成人无异，甚至可能不需要做大的改动。青少年并不会在 18 岁生日那天突然发生剧烈的生理变化，一夜之间忽然变成成人。所以，16—17 岁的青少年治疗方案可能已经与成年人一样了。

抗抑郁药治疗最大的一个问题是，从开始服药到疗效产生存在一个滞后的时间。大部分研究显示，从抑郁患者首次服药到疗效产生需要两个星期。不过这种滞后常常大于这个时间。这一系列脑部变化过程，一般包括神经元的某些结构功能水平因抗抑郁药而重组，可能是通过细胞中基因表达的开关来实现的。这一过程需要时间。等待 4—6 周时间来判断是否要换用其他药物也是有原因的。即使一个药开始起效了，药效完全发挥也需要一个很长的过程。

对抑郁成人的研究指出，抑郁症状在开始服用抗抑郁药物之后还会继续持续超过 3 个月。不幸的是，这一滞后在副作用和疗效上并不一致。大部分令人讨厌的副作用(镇静、食欲变化、性方面副作用)是通过其他一些比基因操作更加直接的通道产生的，所以常常服药后几天内就开始出现。我们经常听病人和家长抱怨，这个药在疗效产生前"让他们情况更糟了"，这也是可以理解的。如果你在服用某一药物后唯一的感受就是在抑郁期间感到恶心，我们能给出的最好的也是唯一的建议就是，还好这些副作用很快就会消退。用药物治疗抑郁症最需要的是耐心，尽管我们也知道，对于深陷痛苦的病人来说，这是非常困难的一件事。

如果一个药看起来确实没有效果，这时我们该怎么抉择呢？第一个选择往往是增加剂量。第二个选择是换用其他类的药物。有时候，还可以增加另一种药物。有时组合使用抗抑郁药可以起到很好的疗效，也可以将抗抑郁药与其他类药物组合使用，比如心境稳定剂。研究者已经研究过药物最高剂量使用的问题，包括对成人和青少年。青少年抑郁治疗研究(Treatment of Adolescents with Depression Study，TADS)发现，在把抗抑郁药剂量增加到最高后，大约 60% 的病人有显著的疗效。

在过去的几年里，一项研究关注着青少年 SSRI 顽固性抑郁治疗(Treatment of SSRI Resistant Depression in Adolescents，TORDIA)，它研究的是那些对首选抗抑郁药没反应的病人。这一研究的具体结果还在进一步探究中，但是主要结论已经出来了，研究显示换用另一种 SSRI 会让超过 60％ 的这类病患有所好转（也就是说，连同一开始就对首选药物有反应的 60％ 患者，这项研究中总共大约 15％ 的青少年最后没有好转）。这一数字与换用其他类别的抗抑郁药（本研究用的是 SNRI 类的文拉法辛）是一样的。所以，很多精神科医生会先试用一到两种 SSRI 药物，如果没效果的话，再换用其他类抗抑郁药。如果孩子还是没有好转，那么添加其他类型的药物，比如心境稳定剂（我们称为抗抑郁药的补充），这可能会有良好的收效。

我们事先没有办法知道哪个病人会对哪种抗抑郁药起反应。我们也无法知道，某一病人可能会出现哪种副作用。所以很遗憾，一些尝试和错误在寻找疗效最好、副作用最小的药物或药物组合时是必然的。一个人对药物会有何反应，其线索似乎存在于个体的基因密码。我们猜测药物反应时的一个重要线索，来自患者关系亲近的家属。假设，如果病人有一个哥哥，这个哥哥也患有抑郁，氟西汀（百忧解）对他疗效非常好而且没有副作用，那么这个药就会是我们的首选，因为它很可能在这个病人身上会有同样效果。在第十五章，我们会更具体来谈谈个体的基因如何与药物相互作用，这是一个非常前沿的科学领域，称为药物基因组学（pharmacogenomics）。一些市面上的基因测试，目的就在于预测药物对某一个体可能的疗效或副作用，为精神类药物的开药医生提供信息参考。尽管抗抑郁药的开药过程更像是经验艺术，而不像客观科学，但是这正在很快地变化。

第七章
心境稳定剂

真正的心境稳定剂同时兼有抗躁狂和抗抑郁效果。它们一般主要作为双相障碍患者的治疗手段，有时也会用于其他问题。心境稳定剂，特别是锂盐，经常与抗抑郁药配合治疗那些单用抗抑郁药不起效的抑郁患者。在本章末，我们将探讨医生如何决策使用心境稳定剂治疗病患。

锂　　盐

公元2世纪，希腊医生索兰纳斯（Soranus of Ephesus）提出，医生治疗躁狂病患的处方为"天然水，比如碱性泉水"。[1]罗马的医生们则建议他们的病人"喝各种温泉水"来治疗各种生理和精神疾病。比利时东部的一个小镇斯帕，英格兰的巴思，德国的威斯巴登，以及意大利和希腊的几十个其他小镇，这些地方遍布天然温泉，成为了疗养的圣地。随着分析化学的学科发展，充满好奇的化学家和医学家检测了这各种各样的温泉，结果发现很多温泉水中富含锂盐。

19世纪中叶，人们开始将锂盐尝试用于痛风和肾结石的治疗。遗憾的是，这种治疗方法失败，迅速被放弃了。但是不管怎么样，通过这一工作，人们开始提出了锂盐制剂的构想，并获得了锂盐的安全剂量信息。

1940 年代，锂盐又一次进入了医疗界的视野，氯化锂开始被用作食盐（氯化钠）的替代物，用于有诸如心脏病、高血压等疾病的病人，因为这些病人需要低钠饮食。但是当心脏病患者开始把锂盐加入他们的食物，一些悲剧出现了。因为锂盐很低浓度时就会有毒，用氯化锂来代替氯化钠的结果是悲惨的。最后各地报告了很多例锂中毒案例，甚至有一些人因此死亡。用锂盐作为食盐替代品就此终结，还让锂盐在医生心中留下了一个非常恶劣的印象。

所以，1948 年发现锂盐对心境障碍的有利影响是出于一个非常偶然的机会。约翰·凯德（John F.J.Cade），澳大利亚维多利亚精神卫生部门高级医学专员，在他的实验室中研究躁郁症患者的尿液中是否存在某些毒素。凯德对尿素和尿酸尤其感兴趣，它们是蛋白质代谢的产物，存在于尿液中。凯德把它们小剂量地注射到小白鼠体内，以测试其毒性。

他的工作面临了一个技术难题，那就是尿酸不易溶于水，所以很难解决在较高浓度时的注射问题。为了寻找可溶性的尿酸盐来替代尿酸，凯德查阅了过往的研究资料，发现尿酸与锂盐结合为尿酸锂时就易溶于水了。他在小白鼠体内注入了少量尿酸锂，然后发现尿酸在这种形式下毒性大大降低。凯德因此认为，锂盐的存在可能某种程度上能对尿酸盐的毒性起缓解作用。为了探究锂盐的作用可能是什么，他注入了碳酸锂（碳酸盐是无害的，比如，烘焙时用的苏打就是碳酸钠）＊，发现"在经历了两小时的潜伏期之后，

＊　很多化学品，包括药品，由两部分离子组成，一个带有正电荷（比如锂离子或钠离子），另一个带有负电荷（比如氯离子或碳酸根离子）。当两部分合在一起就成为了一个化合物，极性相互抵消，整体保持稳定。

动物尽管意识清醒,但是开始变得非常昏沉,对刺激反应迟钝,并持续一至两个小时,之后又重新恢复正常活动"。[2]

如凯德在他的论文原文中所写:"从昏昏沉沉的小白鼠到精神病患的兴奋过度,还有很长的研究之路要走。"[3]但是当时的医生非常渴望尝试新的治疗可能。于是,凯德决定将锂盐用于几个长期处于焦躁状态的病患,治疗效果非常引人注目:

案例 I——W.B.,男,51 岁,处于长期躁狂兴奋状态 5 年,焦躁不安,肮脏,具有破坏性,恶作剧和妨碍他人,长期被认为是病房内最麻烦的病人。他的治疗效果非常喜人。从 1948 年 3 月 29 日开始用柠檬酸锂治疗后,他基本稳定了下来,3 周后罕见地进入了康复病房。因为他得病的时间非常长,一直留在"长期病房",他一开始对正常环境和活动自由都已经有些陌生了。他的状态保持得非常好,被允许无限期出院,只是要求每天两次服用 5 粒碳酸锂。他很快回到了原来的工作岗位。

案例 VIII——W.M.,男,50 岁,周期性躁狂,从 20 岁开始发病。当前的发作持续至少两个月,并且没有缓解的迹象。在开始服用锂盐之前,他喋喋不休,精神轻快,一刻不停,不修边幅。两天后,他安静了很多。到第 9 天,他终于完全消停了下来,而且再下一天他开始在花园里做园艺。两周后,他基本上恢复了正常——安静,整洁,理智,能够深刻意识到自己之前的状态。[4]

至此,凯德博士用锂盐治疗了 10 名躁狂患者,所有患者都表现出了奇迹般的恢复。大家可能会想当然地认为,凯德的研究发现会不胫而走,迅速传播开来。事实并非如此。事实上,直到几十年后，美国食品和药物管理局才批准锂盐用于治疗双相障碍。这次滞后一部分原因是因为第二次世界大战后全世界所有精神病学家的国家都受到了波及。很多欧洲精神病学家，特别是德国的精神病学家，都受到了影响，精神病学发展可以说是百废待兴。另一方面，在美国和英国，精神分析理论取代了传统的医学评估、诊断和药物治疗手段，开始用谈话治疗应对所有情绪情感问题。准确的精神疾病诊断已经不复存在。罗纳德·菲耶韦（Ronald Fieve），美国精神病学家，1970年代开始倡议在美国使用锂盐，并帮助美国精神科医生用它治疗病患。而在1940年代至1950年代的纽约，他"几乎找不到类似躁郁症的诊断……它几乎消失殆尽。大部分易兴奋、话多、行为热烈的案例，都被诊断为了精神分裂症"。[5]

但是丹麦的一位精神病学家，摩根斯·休（Morgans Schou），发现凯德的研究成果是一个真正的大突破（他在1954年的论文里写道"[凯德的]研究发现没能引起精神病学界的广泛兴趣和关注，实在是一件令人惊讶的事"）。[6]休在用锂盐治疗严重躁狂患者后迅速确信其效用，而且他是第一个发现这种药物另一个治疗作用的临床研究者：它能够预防疾病进一步发作（锂盐的预防性作用）。休花费了很多精力来让他全世界的同行们相信，锂盐能够预防双相障碍的复发，病人在症状平息后还应当继续服用。1967年，休和他的同事保罗·克里斯蒂安·巴尔斯特鲁普（Paul Christian Baalstrup）报告，88名服用锂盐几年的病患，发作频率已经出现非常显著的降低，发作持续时间也明显缩短。一些病人原本每年都有几个星期发病，现在已经超过5年没有发作过了，他们的疾病完全停止了（图7-1）。[7]

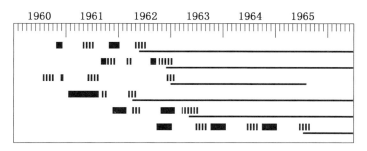

图 7-1　本图表现的是巴尔斯特鲁普和休关于锂盐对双相症状复发保护作用的早期研究中 6 名患者的数据。每条线代表的是一名患者的症状病程。所有病人都是一样，当开始使用锂盐，抑郁和躁狂的发作就完全停止了。

数据来源：Paul Baalstrup and Morgans Schou, "Lithium as a Prophylactic Agent: Its Effect against Recurrent Depressions and Manic-Depressive Psychosis," *Archives of General Psychiatry* 16，no.2(1967)：162—72.

　　休和他的同事用锂盐治疗了越来越多的病人，锂盐能够改变双相障碍病程这一发现已经非常清晰了，他们对于进一步进行安慰剂控制试验有些伦理上的疑虑——安慰剂控制试验需要把双相障碍的病人分入两组，一组使用锂盐，而另一组使用安慰剂。一些英国精神病学家质疑丹麦的这些报告缺乏安慰剂控制试验，于是，巴尔斯特鲁普和休只能做了一个锂盐中止试验。在这个试验中，他们选择了一些已经用锂盐治疗至少一年且病情稳定的患者，将他们大致分为差不多的两组，其中一组用安慰剂替代锂盐使用。结果非常显著：用安慰剂代替锂盐的 39 名患者中，21 人在 5 个月内出现了复发；45 名仍然使用锂盐的患者中，9 人出现了复发。

　　又过了几年才发现，锂盐对抗抑郁同样有效。直到 1980 年代早期，临床研究清楚地表明，锂盐同样可以治疗抑郁症候。[8]同时，清楚地证明，在抗抑郁药中加入锂盐辅助治疗，对于对抗抑郁药反应不明显的病患来说非常有用。这种应用，常常被称为抗抑郁药的补充(augmentation)，可以更好地发挥治疗作用。[9]它的抗抑郁功能被认为与大部分传统抗抑郁药的工作原理完全不同，这可能是它如此有效的一个重要原因。

➤ 治疗简介

锂是一种自然界存在的元素，常常被发现于矿泉、海水和某些矿石中。与它的近亲钠一样，锂从来不以单质形式存在于自然界，它往往与其他离子结合成化合物，作为盐的形式存在。锂一般以工业规模进行开采，用于制造陶瓷和电池。治疗用锂一般是碳酸锂。(锂的治疗简介见表 7-1)

表 7-1　锂的治疗简介

药物分类	心境稳定剂
商品名	Eskalith，Eskalith CR，Lithobid，Lithonate，Lithotabs
通用名	碳酸锂，柠檬酸锂(液体制剂)
半衰期	14—30 小时
药物代谢	无法降解，无代谢产物
避孕需要	可能需要强制避孕(见文本说明)
其他注意事项	血液浓度非常重要

因为是一种自然元素，所以锂不会被代谢，而且因为锂离子与钠离子非常相似，所以人体对锂离子的控制与钠离子类似。锂通过胃肠道被迅速吸收，进入血液，并通过肾脏过滤作用被排出体外。

药品的药物效果说明常常包括一项重要数据，叫做半衰期(half-life)。它测量的是人体内药物含量降低的速度。具体来说，它描述的是一半药物排出体外或代谢为其他物质所需要的时间。

换句话来说,它表达的是人体药物浓度减半所需的时间。锂在儿童或青少年身上的半衰期与成人大致相同:大约 18 小时。[10]另一项有用的数据,源自药物半衰期的统计,代表的是人体内药物浓度达到恒定水平所需要的时间——摄入的总量与排出的总量相等,即平衡点。经过一系列数学上的计算,在这里不用细述,结果显示所有药物达到平衡点所需的时间是一致的:5 个半衰期。这意味着,由于锂的半衰期大约是一天,所以锂需要在首次服用 5 天后才能达到稳定的血液浓度。这也意味着,如果锂的剂量改变,需要 5 天时间才能建立新的血液浓度平衡。

我们之前说过,因为锂具有毒性,甚至能够致死,心脏病患者用锂盐代替钠盐作为食品调味料的事件,使得大众接受锂盐作为治疗药物的时间被明显推迟了。锂盐是非常强力的一种药物,所以必须谨慎对待。它的治疗指数(therapeutic index)非常低,意味着治疗剂量和毒性剂量的差异非常小。*幸运的是,血液中的锂含量能被准确测量,而且相当便宜,能够根据结果调整剂量。

监测血液中锂的浓度非常重要,不仅是为了防止毒性效应的出现,也是因为临床研究清楚地表明,对于大多数人来说,血液中存在的锂需要达到治疗水平才能产生效果。**临床研究指出,疗效最大的治疗浓度水平范围,青少年和成人是一样的。但是到底哪个浓度水平是最合适的,仍然存在争议。

麻省综合医院的一项重要研究发现,大约 0.8—1.0 meq/L(毫

---

* 准确来说,治疗指数是没有毒性症状出现的最高剂量与开始出现疗效的最低剂量之间的比值。

** 我们所说的"治疗水平"是指用于治疗的血液中锂的浓度范围,而不是一个"正常水平"。锂是人体内的一种微量元素,正常情况下存在的浓度难以检测到。

当量/每升,化学测量浓度单位)的浓度水平是效果最大的。在这一双盲试验中,患有双相障碍的成年人被分为两组:一个"标准剂量"组,锂的浓度被保持在 0.8—1.0 meq/L,以及一个"低剂量"组,锂的浓度保持在 0.4—0.6 meq/L。结果低剂量组的复发率比标准剂量组的两倍还高(表 7-2)。

表 7-2　锂较高浓度和较低浓度水平下,双相障碍的复发率比较

治疗组	总复发	抑郁	混合/躁狂	轻躁狂	退出研究
标准剂量范围 (0.8—1.0 meq/L)	6(12%)	3(6%)	3(6%)	0	24(51%)
低剂量范围 (0.4—0.6 meq/L)	21(44%)	1(2%)	17(35%)	3(6%)	11(23%)

但是,眼见不一定为实,还有很多数据是我们刚才没提到的。因为副作用而退出研究的人数,"标准剂量"组的病人远远高于"低剂量"组。表面的信息似乎是说接近 1.0 meq/L 锂浓度对病人更好,但是其实很多人用这样高的浓度是有问题的,因为副作用太大。很多医生采用折中的方式,使他们的病人的锂浓度居于两者之间。休博士,被很多人认为是锂盐疗法之父,他推荐用于治疗双相障碍的成年患者的浓度为 0.5—0.8 meq/L。[11]但是,一些人确实用更低的浓度也可以很好地控制他们的症状,比如年纪比较大的人。每个人需要的锂浓度具有个体差异,正如休博士所指出:"调整锂浓度的水平,幅度微小到上调或者下调 0.1—0.2 meq/L,却可能会大幅度地影响病人用药期间的生活质量。"[12]

血液中的锂浓度在每次用药后上升,峰值出现在大约两小时后,然后又开始下降。如果一个病人每天服药 2—3 次,每天的血液锂浓度就会有很多高峰和低谷。因为血液锂浓度一天会有很多波动,所以检验锂浓度水平时很重要的一点是要注意抽血的时间,

这样结果才能比较准确。按惯例,采用服药 12 小时后的浓度水平,所以抽血时间在早上比较方便。对于大部分人来说,这意味着在睡前服用药物,12 小时后到医院(比如,晚上 11 点吃药,那么就第二天上午 11 点抽血),不吃平时早上的。

锂盐被批准用于 12 岁以上青少年双相障碍的治疗。看过我们所说的青少年的各种生理成熟指标,你可能会有疑问,为什么 FDA 批准锂盐和其他药物的标准不是按照某一身高或体重指标,而是以年龄作为标准呢。对这一问题的答案很简单,只要知道 FDA 到底是做什么的。还记得药物标注说明只是开药的一个指南,而不是强制的规定。

临床研究指出,锂盐在治疗青少年双相障碍上的疗效,与在成年人身上一致。[13] 对将锂盐作为抗抑郁药补充治疗药物应用于青少年的研究,不如应用于成年人的研究充分,但是研究结果还是很积极的。在一项锂盐作为三环类抗抑郁药补充的开放性试验中,大约一半的青少年单独使用三环类抗抑郁药无效,但是加入锂盐后效果良好。这与成年人研究的一般结果一致。[14] 还有案例报告表明,锂盐能够帮助新型抗抑郁药更好地起效。[15] 最令人信服的还有一个原因是,锂盐看起来减少了人口的自杀率。这一结果再三出现,最近的一次是在一项数据范围超过 6 000 名青少年的大型元分析研究中。[16] 没人知道确切原因,但是锂盐某种程度上确实减少了自杀意念和自杀行为本身。这种效果在那些锂盐没能减轻抑郁其他症状的病人身上也能出现。

➤ 副作用

个体对锂盐副作用的敏感性差异很大(对所有锂盐相关药物

都是如此）。有的人没有副作用；有的人会有一些副作用。还好，几乎所有锂盐的副作用都可以被消除或控制（表7-3）。

很多副作用跟用药剂量有关：剂量越高，副作用越严重。所以，对此的一个解决策略就是降低锂盐的用量。浓度高一点的好处显而易见，如上面所述，但是大多数医生还是会让病人的血液锂浓度保持在能够起效的最低水平来控制症状。

因为锂和钠相似，所以摄入过量的锂会带来很多与钠（食盐）摄入过量类似的表现：口渴、尿多、水肿。这类副作用常常是暂时性的，在人体适应药物之后就会消退。如果没有消退的话，及时使用促进排尿、排泄的药物（利尿剂）可以帮助排出人体中多余的水分。**特别警告：千万不要让你的孩子在没有就医的情况下自行服用利尿剂！** 一些利尿剂会提升锂的浓度，并因此导致严重的锂中毒反应。如果病人定期使用利尿剂的话，锂的常规使用剂量必须下降，并且严格监测锂的血药浓度。长期使用锂盐的话，曾有病人出现持续性的、严重的尿量增多现象（尿崩症，与糖尿病的多尿不同，糖尿病的多尿是因为"尿糖"）。还出现过几例肾功能损害的案例。这些问题都非常罕见，而且发展速度比较慢。不管怎么样，除了监测锂浓度，血液检查测试肾功能也是服用锂盐的病人的必要惯例检查。

表 7-3　锂盐的可治疗的副作用

副作用	补救措施
恶心，腹泻	饭后服用；换用控释制剂
体重增长	控制饮食和加强锻炼
手部震颤	禁止含咖啡因的饮品；服用 β 受体阻滞剂
原有皮肤问题爆发	皮肤病相关药物
甲状腺功能减退	甲状腺相关药物

　　锂盐对胃肠道有刺激，可能导致恶心或腹泻；饭后服用能够轻松解决这类问题。手部轻微的颤动（手部震颤）会发生在较高锂浓度的情况下；治疗手部震颤的药物，称为 β 受体阻滞剂，经常被用于处理这类问题，非常有效。体重增长也是个令人讨厌的副作用，而且很遗憾，补救措施也令人讨厌：控制饮食和加强锻炼。

　　大约 5%—35% 的人在用锂盐治疗后，出现了甲状腺功能减退（hypothyroidism）。[17]甲状腺的三项功能测试也是服用锂盐的病人的必要惯例检查。

　　锂盐会导致原有的皮肤问题爆发性出现，但是很少会导致新的皮肤问题。患有痤疮、银屑病或其他皮肤问题的人可能需要他们的皮肤科医生密切随访。

　　因为很多人从青少年期开始服用锂盐治疗心境障碍，常常延续到成年期，所以有必要提醒大家注意，锂盐可能会导致先天畸形。当女性在月经停止，发现自己怀孕时，胎儿很多重要器官的发育已经在进行中了。这时候才停药防止胎儿畸形已经太晚了。育龄女性如果有生育可能的话，一般会被建议在服用锂盐期间进行避孕。一些较新的数据显示，孕期服用锂盐的女性生出孩子畸形的概率只是稍有提升而已。如何处理孕期的锂盐药物使用问题仍然存在争议，精神疾病复发带来的风险可能会比孩子发育的风险更大，所以现在很多医生建议病人在孕期继续保持服用锂盐。[18]换句话说，这其实是个人决策，服用锂盐药物的女性如果要怀孕的话，需要跟她们的精神科医生及妇产科医生有一个探讨，了解继续服药和停药的风险。锂盐会通过母乳传递，所以服用锂盐的女性需要避免母乳喂养。

　　锂盐还有一个困扰了相当多人的问题是，它使得个体的心理功能明显迟钝。病人抱怨他们的记忆和学习能力被影响了，还有一种难以言述的反应迟钝的感觉。具体来说包括查词困难。医生无视这类抱怨很多，认为这是病人不习惯"正常状态"的表现，个体刚刚失去了轻躁狂的那种精神奔逸的感觉。这一观点似乎得到了研究的支持，对用锂盐治疗双相障碍的人进行心理测验，结果并没有什么问题。但是当健康的志愿者同样使用锂盐和进行类似测试时，发现他们的表现确实出现了微小但明显的滑落，[19]说明锂确实导致了一部分人反应迟缓的问题。对于学习表现困难的青少年需要考虑这一副作用，即使他们的情绪问题用锂盐控制较好。这是一个剂量相关的副作用，这也支持了最好按照能够开始起效控制情绪症状的最低剂量来使用锂盐的做法。

丙戊酸盐

　　丙戊酸盐（商品名包括 Depakote 和 Depakene）能够治疗心境障碍也是一个非常偶然的研究发现。丙戊酸盐是一种含碳化合物，与其他一些在动物脂肪和植物油中发现的物质类似，是一种脂肪酸。它于 1882 年首次合成，出于多方面原因，它被作为一种有机溶剂（其他物质能够溶于其中的一种液体）使用了很多年。几十年前，药剂师将其作为铋盐的溶剂，用于治疗胃部和皮肤疾病。

　　1960 年代早期，科学家寻找治疗癫痫的药物时，发现了一组新的可能有效的化合物，但是苦于它难以溶解。他们发现这类化合物可以溶解于丙戊酸，所以开始使用丙戊酸来溶解实验药物，用于动物实验。他们测试了各种新的药物，而出现的结果让他们倍感困惑——直到有人惊觉，实验的结果无关于哪种新药在被测试。当这些新药溶于丙戊酸，这种药物就对阻止癫痫发作起效了。很显然，丙戊酸才是阻止癫痫的关键，而不是溶于它的那些测试药物。1978 年,丙戊酸盐被 FDA 批准用于治疗成人癫痫,[20]现在,它同样被批准在儿科中广泛应用。

在 1960 年代,开始有一些报告称,丙戊酸盐对心境障碍治疗有效,在 1960 年代后期和 1970 年代初期间,一位名叫皮埃尔·兰伯特(Pierre A.Lambert)的法国精神病学家发表了一系列关于用其治疗双相障碍的论文。在发现另一种抗癫痫药物,卡马西平,对治疗躁狂有效后,人们开始对丙戊酸盐用作心境稳定剂的可能性感兴趣。在 1980 年代中期,美国精神病学家发表了一些用丙戊酸盐治疗双相障碍的论文,10 年后,丙戊酸盐正式被确定为对成人有效的抗躁狂药物和心境稳定剂;从此开始,FDA 批准用其治疗双相障碍(此时还只限于成人)。关于青少年的研究要少一些,但是有效的数据指出,丙戊酸盐对青少年双相障碍同样有效。[21]因为丙戊酸盐曾经用于儿童和青少年的癫痫,所以未成年人的使用剂量、安全性、副作用相关信息比较丰富。

丙戊酸盐治疗双相障碍(或癫痫)的机制还是不太清楚。我们已知,它是通过一种叫 γ-氨基丁酸(gamma-aminobutyric acid,GABA)的神经递质来调节和促进神经传输的。GABA 对很多脑回路具有抑制和调节作用,丙戊酸盐的作用可能是调节脑中 GABA 的总量。丙戊酸盐还越来越多地被认为能够改变神经元中的基因表达,保护脑中的神经元,并使总的兴奋度降低(因此,降低癫痫发作的可能性,以及可能降低双相情感障碍中的心境状态的极端性)。

➤ 治疗简介

丙戊酸盐被认为能有效治疗严重躁狂。它同样对预防双相障碍复发、降低其发作的严重性有效。它对双相障碍中的抑郁发作疗效没有那么明显,所以不太会被用作抗抑郁药的补充药物(一般还是会用锂盐),尽管这些药物一对一的配对研究还没有完成。(治疗简介见表 7-4)。

表 7-4 丙戊酸盐的治疗简介

药物分类	心境稳定剂(抗癫痫剂)
商品名	Depakote,Depakene
通用名	双丙戊酸钠,丙戊酸
半衰期	6—16 小时
新陈代谢	受到其他抗癫痫药影响
排出	通过肝脏和肾脏
避孕需要	服药期间可能需要强制避孕
其他注意事项	血药浓度可以帮助调整剂量;需要进行血液的肝脏炎症检查

在读到本药的时候,你可能发现了很多名字:丙戊酸盐、丙戊酸、双丙戊酸钠,更不用说还有商品名,Depakote 和 Depakene。丙戊酸根是一种阴离子。当与氢离子结合,就形成了丙戊酸;当与钠离子结合,就形成了丙戊酸钠。Depakote,一种雅培公司生产的药剂,由丙戊酸钠和丙戊酸稳定结合,称为双丙戊酸钠(Depakene 是雅培公司丙戊酸制剂的商品名)。

丙戊酸盐对于某一亚型的病患比锂盐更有效,更适用于那些快速循环症状(每年发作 4 次或以上)的病患,以及混合躁狂,即躁狂的极度活跃与思维压力及抑郁或不良情绪混合出现的病患。[22]丙戊酸盐的毒性也比锂盐低。丙戊酸盐相较于锂盐最大的劣势就是它对治疗严重的抑郁不那么有效。同时也不怎么能够预防抑郁的复发。[23]因此,丙戊酸盐可能是快速循环型或混合型躁狂的更佳选择,但是传统的躁狂和重性抑郁症状最好还是用锂盐加以控制。[24]但是，跟抗抑郁药一样，我们总结一个药物对一群病患的效果，充其量只是为了预测它对某一个病患的可能效果罢了。你自己或你孩子的治疗往往是一个反复尝试的过程，只有反复尝试才能找到最优的药物或药物组合。

与锂盐一样，丙戊酸盐可以在血液中进行测量；不过，这个测量更加困难，而且更贵。血药浓度约 45 mcg/mL（微克/毫升）时，疗效才能开始出现，而高于 125 mcg/mL 时，副作用开始变得严重。[25]一些研究表明，丙戊酸盐对环性心境障碍、双相Ⅱ型心境障碍和"软"双相障碍有效，而且所需用量比双相Ⅰ型心境障碍的用量更低，起效所需的血药浓度也更低。[26]与锂盐一样，丙戊酸盐的血药浓度测量在最后一次服药 12 小时后进行。

丙戊酸盐还被用来治疗儿童和青少年中一些更常见的行为问题，特别是冲动问题、攻击性、严重的乱发脾气，尽管这种应用的相关证据还存在争议，并且还没有被 FDA 批准上述应用。[27]丙戊酸盐有显著的抗焦虑效果，有时也用于此，尤其是在欧洲。

➤ 副作用

丙戊酸盐的副作用比锂盐轻微，超量使用也几乎没有毒性。个体开始用药后的常见副作用包括胃肠不适和轻微嗜睡。这些问题一般很快消退。食欲和体重增长也可能发生。轻度的手部震颤可能发生，可以用 β 受体阻滞剂治疗。还有一些病人报告出现脱发，一般是暂时的，用含锌和硒的维生素制剂能很快解决。[28]大部分去屑洗发水里含有硒，这些也能帮助控制头发减少的问题。

有案例报告，病人在使用丙戊酸盐后出现严重的肝脏问题。这种情况只会出现在很小的儿童身上（低于 2 岁），用药是为了治疗癫痫，他们中大部分还有其他生理问题，同时还在使用一些其他药物。一篇 1989 年的综述文章指出，从来没有过 10 岁以上只用丙戊酸盐的个体曾因为丙戊酸盐导致肝脏问题而死亡。[29] 但是为了以防万一，血液检查可以监测肝脏炎症，首次使用丙戊酸盐时需要进行该项检查，同时在用药期间定期检查，也是为了确保安全。丙戊酸盐还可能导致血细胞数下降，尽管非常罕见，但是一个全血细胞数检查也是同样需要的。这些都是非常罕见的问题。即便就算发生了，它们的发展速度也非常慢，一般在刚开始治疗的 6个月间发生，所以日常的血液检查就可以发现了。无论如何，个体在使用丙戊酸盐时需要注意肝脏或血细胞数的问题信号：不正常的出血或瘀伤、黄疸（眼睛和皮肤发黄）、发烧和水肿。

　　丙戊酸盐可能导致畸形，所以育龄期女性应当在用药期间实行避孕措施，以防怀孕的可能。还有争议认为，女性长期使用丙戊酸盐的话，可能会导致多发性卵巢囊肿（多囊卵巢）。有研究表明，使用丙戊酸盐的年轻女性中，超过 1/10 出现了这种情况。[30] 这在给青春期女孩开药时是一个重要的参考因素。

卡 马 西 平

　　1960 年代引入卡马西平（商品名包括 Tegretol 和 Epitol）控制癫痫之后，一些报告开始指出，一些既有癫痫又有心境障碍的人，在使用这种药物后，不仅癫痫得到了有效控制，他们的精神症状也同样有了很好改善。然后，人们开始慢慢尝试将卡马西平用于那些没有癫痫的心境障碍患者。卡马西平用于双相障碍治疗的早期工作很多是由日本医生完成的，他们想要寻找一种锂盐的替代品，后者在美国先得到批准使用之后很多年，才在日本被批准使用。1980 年，一篇名为《卡马西平用于躁郁症：一种新的疗法》的论文发表于《美国精神病学杂志》。[31]尽管卡马西平已经用于儿童和青少年癫痫治疗很多年，但是目前还没有被 FDA 批准用于治疗儿童或青少年（或成人）精神类障碍。尽管卡马西平似乎对儿童和青少年双相情感障碍有效，[32]但是作用比锂盐或丙戊酸盐要小，而且从未被研究过用于治疗抑郁。

➤ 治疗简介

卡马西平这种药物在大部分研究中没有显示出什么过人之处，但对于一些人来说起效良好——事实上，在很多药物无效的情况下，它还是能很好起效。在一项设计良好的双盲试验中，使用卡马西平的躁狂患者表现得不如使用锂盐的患者。[33]但是，大部分精神科医生都碰到过像"B 女士"这样的病人，她的病例报告于美国精神卫生研究所 1983 年的论文中：

> 案例 2：B 女士，53 岁，女性，长期治疗顽固性、快速循环躁狂—抑郁障碍，从 1956 年开始需要住院治疗，1978 年被允许进入美国精神卫生研究所进行治疗。安定类药物、三环类抗抑郁药和锂盐都对她无效……在尝试卡马西平后，躁狂和抑郁两个阶段都有明显好转，她能够顺利出院了……在之后的入院治疗中，她的严重躁狂还是对安定类药物没有反应，直到再次用卡马西平治疗才能好转出院。[34]

作者在研究中写道："疗效只有在安定类药物和卡马西平结合使用，或者锂盐和卡马西平结合使用时出现。"这就成了卡马西平的定位：一种二线心境稳定剂，用于对其他药物没有反应的病患，并常常与其他药物结合使用。（治疗简介见表 7-5）

表7-5　卡马西平的治疗简介

药物分类	心境稳定剂(抗癫痫剂)
商品名	Epitol，Tegretol
通用名	卡马西平
半衰期	18—55 小时(随使用次数增多而缩短)
新陈代谢	复杂:与其他药物相互影响
排出	通过肝脏和肾脏
避孕需要	服药期间可能需要强制避孕
其他注意事项	血药浓度帮助调整剂量;需要进行血液的肝脏炎症检查;需要进行畸形检查

1999 年发表的一系列案例报告,支持了卡马西平在治疗青少年双相障碍中的作用。案例包括一个 17 岁的女孩和一个 14 岁的男孩,他们都是典型的双相症状,包括严重的抑郁和躁狂。都对锂盐治疗反应一般,而且副作用很大。因为这些问题,这些孩子几次停止用药并出现复发。而在使用卡马西平后,他们的症状得到了极好的缓解,因为他们没有出现副作用问题,所以愿意长期使用,因此保持良好。[35]

与其他心境稳定剂一样,卡马西平能在血液中监测,且在血液中的浓度可以帮助调整剂量。可惜的是,这种药物在治疗双相障碍时的血药浓度研究不足,所以精神科医生往往参考治疗癫痫时的用量范围来给病人开药。

卡马西平与其他一些药物一样,在肝脏中代谢,它会使代谢它的肝酶的浓度水平上升。这意味着使用它的时间加长,肝脏排出它的速度也会变快。所以几周之后,这一药物的血液浓度会下降,需要的剂量会提升。这种肝酶的水平提升,同样会影响病人可能同时服用的其他药物,包括某些镇静剂,某些抗抑郁药,其他癫痫药,以及一些激素,包括避孕药。所以有必要在看病时告诉所有相关医生,她正在使用卡马西平,以便于调整剂量。

➤ 副作用

卡马西平会引发如很多作用于脑部的药物一样的副作用:瞌睡、头晕目眩,刚开始还有点恶心。这些问题持续时间不长,而且与剂量相关。

跟丙戊酸盐一样,使用卡马西平极少情况下会出现肝脏问题,所以肝部炎症的血液检查需要定期进行。还有极少情况会出现危险的血细胞数变化,所以血细胞检查也要进行,尤其是刚开始治疗的几周时间。一些案例曾出现罕见但是危险的皮肤反应,称为史蒂文斯-约翰逊综合征。尽管这些问题都不常见,但是病人还是应当注意这些问题可能出现的信号,如疹子、黄疸、水肿、出血或淤青,或者感染的征兆。

拉 莫 三 嗪

拉莫三嗪(商品名为 Lamictal)是又一种同时对心境障碍患者有疗效的抗癫痫药剂。从 1980 年代开始出现的研究显示,它是一种很好的辅助治疗药物,在癫痫患者已经用了其他抗癫痫药后,可以再用其辅助治疗。在研究其应用时,研究者发现,用拉莫三嗪控制癫痫的病人,他们的情绪状态和幸福感提升了——即使它没有对癫痫很好起效时,这种效果同样存在。拉莫三嗪对脑有多重作用,这可能可以解释它对双相障碍的疗效。它能够抑制一种叫谷氨酸(glutamate)的神经递质的释放,这种氨基酸会引起很多神经回路的刺激。拉莫三嗪同样被认为会影响一种第二信使系统——

三磷酸肌醇系统（inositol triphosphate system），效果与锂盐相同。[36]它被批准作为心境稳定剂治疗成人双相情感障碍，但是儿童治疗还没被批准。

➢ 治疗简介

拉莫三嗪的疗效最让人兴奋的方面就是它对抑郁的疗效，包括双相的抑郁和单相的抑郁（表7-6）。[37]最早对其应用于双相障碍治疗的报告之一，记录的是一名从14岁就开始遭受快速循环的双相Ⅰ型障碍折磨的病患。[38]在使用拉莫三嗪之前，他不断在抑郁和躁狂状态间切换，没有心境正常的时候。当研究团队第一次见到他，他正处于严重抑郁，并且对锂盐、卡马西平、抗抑郁药都没有反应。在使用拉莫三嗪之后，他的抑郁症状逐渐好转，11个月之后，他不再出现抑郁或躁狂症状的复发。也有其他报告显示，拉莫三嗪对成人难治性重性抑郁障碍有很好的效果。[39]

表7-6　拉莫三嗪的治疗简介

药物分类	心境稳定剂（抗癫痫剂）
商品名	Lamictal
通用名	拉莫三嗪
半衰期	15—24 小时
新陈代谢	复杂：与其他药物相互影响
排出	通过肝脏和肾脏
避孕需要	服药期间建议避孕
其他注意事项	罕见情况下会严重皮疹，但是总体副作用比较轻微

其他研究指出，拉莫三嗪与其他心境稳定剂配合治疗难治性病患效果良好，而且有时能让原本部分起效的药物完全发挥作用。[40]拉莫三嗪作为现有其他心境稳定剂的补充广受欢迎——

特别是因为它的抗抑郁效果。

　　拉莫三嗪的半衰期大约为 24 小时，人体代谢它的能力受到卡马西平和丙戊酸盐的影响。拉莫三嗪的血药浓度水平不需要定期监测，因为它的毒性很小，也因为它的疗效与具体的血药浓度范围无关。

➤ 副作用

　　除了刚开始的一些恶心或胃肠不适，以及很多作用于脑的药物都会引起的一系列副作用（瞌睡，头晕目眩或眩晕，以及头痛），拉莫三嗪的副作用比较轻微。已有报告中最严重的副作用是严重的皮疹，史蒂文斯-约翰逊综合征，和中毒性表皮坏死（toxic epidermal necrosis，TEN）。最严重的皮疹作用于全身，导致三度灼伤，某些情况下可能致命。这种问题出现的可能性已经被大大降低了，只要刚开始用的剂量很小，然后再逐步提升剂量，基本上就不会有问题。尽管这意味着需要花费更长的时间（几周）才能达到治疗剂量，但是这种方式大大降低了严重皮疹的出现率。而且，皮疹问题更多地出现在对药物有其他皮肤反应的个体身上。不过，报告的 TEN 在未成年人身上更多见，所以药物制造商不推荐将拉莫三嗪用于 16 岁以下的孩子。病人需要非常注意检查他们的皮肤，特别是刚开始治疗的几周时间，如果有皮疹的任何征兆，需要马上停药并就医。如果无视这个尽管不常见但是有点吓人的副作用，拉莫三嗪对那些对其他药没反应的青少年来说是一个极好的选择。

其他心境稳定剂

　　还有一些其他药物可能有助于治疗双相障碍。这些药物还处于早期研发阶段，很可惜，这些药的研究证据不如上面提到的那些药物那么稳固。很大程度上，这些药的疗效介绍只有零星的一些成人治疗的报告；在一些情况下，它们被归为一类，即已知可能有效的其他药物。

加巴喷丁（商品名 Neurontin）也是一种抗癫痫药，同时似乎具有心境稳定剂的效果。与其他类似药物一样，它也是先用于癫痫治疗，然后发现其对心境障碍症状有效，接着一些人指出它对双相障碍也有效。大量对加巴喷丁的研究发现，它对双相情感障碍患者的作用与安慰剂无异。[41]也就是说，通常情况下，这药基本上是没用的，只有极小部分人会对它有反应，这种反应实际上有很大偶然性。有一个案例，主人公是一个双相障碍患者，他拒绝使用锂盐，同时患有肝脏疾病和酗酒导致的血细胞数低下。[42]因为他不愿意用锂盐，而他的身体条件又使得用丙戊酸盐和卡马西平的风险很大，所以只能尝试用加巴喷丁。他的躁狂症状有了"显著的"好转，他的睡眠节律恢复正常，最妙的是他没有报告任何副作用。加巴喷丁不在肝脏代谢，所以它的剂量不会影响血液中其他药物的浓度；它不需要血液浓度监测，副作用也比较轻微。

奥卡西平（商品名 Trileptal）是一种与卡马西平类似的抗癫痫药。1980 年代德国发表了许多支持它的研究，认为它可以治疗成人双相障碍，但是这种药物直到 2000 年 1 月才被美国批准使用。一个患有严重双相障碍的 6 岁女孩用奥卡西平成功治愈的案例，于 2001 年发表于《美国儿童与青少年精神病学会杂志》。这个小女孩具有情绪症状，以及严重攻击性和暴力行为，包括破坏窗户和把门敲坏。她用锂盐治疗无效，而在用奥卡西平治疗 6 周后，"情绪完全稳定"。3 个月后，她妈妈说她"好得不可思议"，她的老师说她是个"小天使"。[43]与这一个案例报告相对的，还有大量的研究显示，这一药物对大部分儿童或青少年无效。奥卡西平比卡马西平副作用更少，而且不会引发危险的皮疹和血细胞数的问题。

其他抗癫痫药也引起了双相障碍临床研究者的兴趣，如托吡酯（商品名 Topamax）和噻加宾（商品名 Gabatril）。不过，这些都没有显示出对躁狂或抑郁的疗效。

心境稳定剂的治疗作用是什么？

研究清楚地表明，锂盐、丙戊酸盐、卡马西平和拉莫三嗪对成人双相障碍治疗有效。而对未成年人的相关研究相对较少，但是结果一般都比较积极。在难治性抑郁的成人病患的用药中，除抗抑郁药外再添加入心境稳定剂，比如锂盐，结果发现可以更充分地发挥治疗效果。同样，对未成年的相关研究相对较少，不过足以支持其效果。因此，心境稳定剂在双相障碍和抑郁障碍中都有应用。

这类药物同样用于治疗与心境障碍的症状有些交叠的行为问题。我们需要知道精神病学的"诊断"到底意味着什么，以便清楚地知道这些药物治疗的是什么，以及它们应该有哪些作用。DSM和精神病学诊断中一些疾病是由先天原因导致的，个体无法控制。这些疾病由病因和诱因共同导致问题的出现。重性抑郁障碍就是这类疾病类型，双相情感障碍也是。

其他还有一些疾病诊断仅仅只是描述行为分类，不涉及问题是从哪里来的或者是由什么导致的；它们只是不同症状和特征的列表，一般是行为，然后把它们组合起来。对于儿童，这类诊断比较常见的有对立违抗性障碍和品行障碍。从"障碍"二字深究，会让人感觉被诊断为这种情况的可怜的患者没有挣脱的希望了。事实上，品行障碍只是对那些好斗、有破坏性、不服管教、违反规则和法律（如偷窃）的儿童和青少年做出的诊断。并没有叙述他们这么做的原因，以及潜在的神经方面的原因；相反，只是一种个体故意为之的行为模式，这类行为聚集在一起就构成了这个名词。

因此，当用药物"治疗"这类障碍时，与治疗抑郁时用抗抑郁药来修正化学物质平衡完全不同。事实上，用于这类情形的药物一般是通过一种更加迂回的方式来改变病人的行为。我们说过，锂盐最初在动物试验中，表现出了安静、镇定的作用。对双相情感障碍的患者，锂盐可以抑制冲动（有时是创造性），让人有点困倦、懒洋洋的感觉。对于一个易激惹、愤怒、不服管教的青少年，这类改变可能正好"治好"了她的"病情"，尽管事实上这更像是降低了她爆发坏行为的精力和能量。

现在，没有必要仔细区分一名青少年到底是生理上的心境障碍，还是行为上的品行障碍。很多情况下，其实两者并存。一名青少年情绪低落、易激惹、愤怒、社会回避，因为这些感受而行为失控、不计后果。他可能会因为心境障碍而开始发展为行为障碍，或者两者也可能相对独立地发展。

考虑到这一点，值得一提的是，心境稳定剂对这类行为问题的疗效，研究者还在探究之中；它们在一些研究中表现出了良好的疗效，但是在另一些研究中没有发现。锂盐在一些研究中被证明对儿童和青少年攻击性有帮助，丙戊酸盐也是同样。

基于这类心境稳定剂对行为问题疗效的研究，一些儿童精神科医生会给情绪症候伴随攻击性、易激惹、冲动行为的孩子开出心境稳定剂，即使并不存在典型的双相症状。我们没必要反对这种实践，只要这确实对孩子有效。但是我们需要提醒病人和家长的是，这类药物并不是用来治愈行为障碍的。它们的作用只是控制症状表现，而对病人使用的其他疗法，通常是心理治疗，才是改变行为模式使情况好转的关键。

用心境稳定剂治疗抑郁的原因和方式

用药物组合的方式治疗严重的心境障碍渐渐成为趋势。基本上，早发性的心境障碍都是严重的心境障碍，而如果青少年存在双相障碍的家族史，也可能是加入心境稳定剂治疗的一个考虑因素。精神科医生是如何从不同的心境稳定剂中选择合适的用于某一病人的呢？我们发现，年纪较小的儿童对锂盐的耐受力比年纪较大的青少年更强，因为他们不会因体重增长、皮肤问题（还记得锂盐会让痤疮问题加重）而困扰。不过，儿童一般对随之而来的血液检查难以忍受，家长必须要注意小心孩子脱水，因为脱水会提升血液中的锂离子浓度。对于年纪较大的青少年，锂盐的副作用会有困扰，丙戊酸盐可能更加合适。特别是如果这些青少年容易出现攻击性这类问题，丙戊酸盐会更加有效。[44]

心境稳定剂的效果有时甚至比抗抑郁药更好，但是做出在青少年病患的药物中加入心境稳定剂的决定，以及选择合适的心境稳定剂，更多还是凭借经验。已发表的关于在儿童和青少年身上用这类药物的临床研究，最后结尾的时候，总是叹息相关的疗效研究实在太少了。

这一切都使家长的作用显得尤为重要，家长需要明白某一心境稳定剂用来控制的目标症状是什么，以便能够帮助判断他们孩子的症状是否有好转，药物是否有效。

第八章
其他药物和疗法

　　尽管抗抑郁药和心境稳定剂是抑郁和双相障碍的主要治疗手段，但是还有很多其他药物常常用作辅助治疗手段。有时这些药物暂时性地被用来减轻严重的易激惹或焦虑症状，有时它们被全程用于病人的治疗期间。以下药物只有一部分被 FDA 批准用于治疗未成年人心境障碍，所以它们的应用还存在一些争议。先不管这些，其中一类（非典型抗精神病药物）是针对这个年龄阶段病患最常使用的精神类药物，所以需要探讨一下。

　　在本书编写时，很多政府监管部门正在评估如何使用这些药物。如果你回顾一下我们第六章关于 SSRI 的内容，回顾一下它们如何像糖果一样被用于所有出现悲伤问题的情况，你就会明白几年前的情形。当时一部分这类药物，被认为短期内相当安全，于是所有出现愤怒或攻击性的情况都会用到它们。而在深入理解它们对发育中的身体的化学物质的长期影响之后，人们开始控制其应用。

抗精神病药物

　　要介绍抗精神病药物，面临的第一个困难就在于它的名字。

抗精神病药物，一听就可能会让人有不好的联想。"精神病"（psychotic）是一个模糊的词汇，而这类药物的作用不只是治疗精神病性症状。这类药物还有个别称叫做强镇静剂（major tranquilizer），这个名字可能更准确地表达了这类药物在治疗心境障碍中的作用。它们能够快速有效地缓解抑郁导致的焦躁不安和精神痛苦，以及躁狂导致的躁动状态。我们前一章讨论过了心境稳定剂。在大量研究中，抗精神病药物在治疗青少年严重躁狂时，比任何一种心境稳定剂都更效果惊人，[1] 尽管我们也说过，一些医生可能会误诊"躁狂"。一些人可能会混淆躁动（agitation）的症状和躁狂（mania）的症候，事实上，躁动可能由很多其他原因引起。

在我们具体谈论抗精神病药物之前，先简单解释一下"精神病"（psychosis）这个词。精神病是一种精神状态或障碍，处于精神病中的人恰当地感知环境和做出反应的能力被严重损害。外行对精神病的定义可能是"脱离了与现实的联系"。一个人听到现实中不存在的声音（幻觉），或者存在奇怪的不切实际的信念（妄想），都属于精神病。严重的思维或行为混乱也属于精神病，一般同时还伴随有焦躁不安和躁动状态。躁狂的症候就是精神病症状的很好例子，在第四章，我们也介绍过抑郁的"精神病性症状"。

在 1930 年代，欧洲合成了一组名为"吩噻嗪类"（phenothiazines）的化合物，发现它们具有抗组胺和镇定的功效。特别是其中一种叫"氯丙嗪"（chlorpromazine）的，被发现能用于外科麻醉，因为它比其他麻醉镇静药物更加安全。在 1950 年代早期，两位法国精神病学家实施了很多临床试验，用氯丙嗪治疗因精神分裂症和躁狂导致的强烈躁动的病人。他们发现，除了镇静和睡眠促进效果，氯丙嗪使得很多精神分裂症患者的幻觉和妄想信念基本上消失了。它还降低了严重躁狂患者的思维混乱和行为不安的严重程度。

氯丙嗪，换句话说，对这类我们称为"精神病性"的症状具有特殊作用，因此对这类药物的称呼就变成了：抗精神病药物。偶尔，它们仍会被称作镇静剂（tranquilizer）或神经松弛剂（neurolepics），这个名字来自希腊词根的法语词汇"neuroleptique"，意思是"作用于神经系统"。而"强镇静剂"（major tranquilizer）这一词是为了区别于"弱镇静剂"（minor tranquilizers）。弱镇静剂主要用于睡眠和焦虑问题。但是因为这类药物的作用远不止"镇静"那么简单，所以这个名称很快就被弃之不用了。这类药应用广泛，作用也不止是"抗精神病"，但是在更合适的命名出现之前，我们还是使用"抗精神病药物"来指代它们。

所有这类药物的主要作用是封锁脑内的多巴胺受体。精神分裂症患者以多巴胺为神经递质的神经回路某种程度上可能出现了功能障碍，这可能导致了奇怪的幻觉和思维障碍的产生。抗精神病药可能通过某种未知的方式影响了这些系统。这些药物对双相障碍伴发的精神病性症状起效，是否是通过同样的方式还是未知数。

随着第一代抗精神病药物（表8-1）吩噻嗪类的完善发展，1960年代至1970年代，其他一些多巴胺受体阻断剂被发明出来了。这些新药的副作用稍微优于吩噻嗪类，但是疗效上没有展现出很大优势。

最近，一些新型抗精神病药开始投入使用，不仅副作用总体上更少，而且对某些病人疗效更好（表8-2）。这类药被称为非典型或第二代抗精神病药物，因为它们不仅阻断了多巴胺受体（虽然不如上一代），而且与典型抗精神病药相比，它们还影响了5-羟色胺受体。正如你所猜想的，这种影响作用被认为可以解释，为什么这类药物对心境障碍更加有效。在这些药中，阿立哌唑（aripiprazole，

商品名 Abilify)、喹硫平(quetiapine,商品名 Seroquel)、奥氮平
(olanzapine,商品名 Zyprexa)和利培酮(risperidone,商品名
Risperdal)被批准用于治疗双相Ⅰ型障碍中的躁狂。

表 8-1　传统抗精神病药物

通用名	商品名
氯丙嗪(Chlorpromazine)	Thorazine
氟哌啶嗪(Fluphenazine)	Prolixin
氟哌啶醇(Haloperidol)	Haldol
洛沙平(Loxapine)	Loxitane
吗茚酮(Molindone)	Moban
奋乃静(Perphenazine)	Trilafon
硫利达嗪(Thioridazine)	Mellaril
替沃噻吨(Thiothixene)	Navane
三氟拉嗪(Trifluoperazine)	Stelazine

表 8-2　新型抗精神病药物

通用名	商品名
氯氮平(Clozapine)	Clozaril
奥氮平(Olanzapine)	Zyprexa
喹硫平(Quetiapine)	Seroquel
利培酮(Risperidone)	Risperdal
齐拉西酮(Ziprasidone)	Geodon
阿立哌唑(Aripiprazole)	Abilify
阿塞那平(Asenapine)	Saphris
鲁拉西酮(Lurasidone)	Latuda

➤ 治疗简介

　　抗精神病药物对减少精神病发作时的妄想或幻觉症状非常有
效。作为强镇静剂时,它们有强力的镇静作用,能快速使躁动的病

人冷静下来，与苯二氮䓬类药物不一样，它们没有致瘾性。抗精神病药主要的用途还是用于镇静，出现于如急诊室等环境，它们能安全、快速起效。还有很好的证据表明，在成人中，它们能长期使用，提升抗抑郁药的药效（特别是第二代抗精神病药，对5-羟色胺系统有影响作用），还能缓解出现于青少年抑郁中的躁动和易激惹。使用这类药物后，躁狂病人能很快从兴奋、易激惹状态中恢复，而且这些药物能有效增强心境稳定剂的效果，帮助患者长期保持稳定情绪。同样，对于有严重易激惹或攻击性症状的未成年人，抗精神病药可以暂时地用于减轻这些症状，直到其他药物开始起效。

➤ 副作用

最初的抗精神病药对肌肉张力和运动有显著副作用，副作用是因为药物阻滞了相关多巴胺通道所致。比较新型的药物不会像过去那样经常导致这类副作用，所以它们现在更常用。在教科书的相关部分，你会看到这类问题被称为"锥体外系症状"（extrapyramidal symptoms），或简称EPS。多巴胺是一个称为"椎体外系统"的复杂脑区内的主要神经递质，与运动控制相关。"椎体外"是相对于另一脑系统"椎体系统"来说的，后者主要的神经纤维通过一个三角形的束进入脊髓（脊髓椎体或锥体束）。椎体系统控制的是快速、准确地执行肌肉运动，椎体外系统控制的是身体的其余相关部分顺利、协调地执行运动。抗精神病药，由于阻滞了这些椎体外中心内的多巴胺受体，会导致运动变得呆板而迟缓。急性肌张力障碍反应是指包括舌头、面部、脖子肌肉在内的肌肉痉挛；这类痉挛在年轻男性病患身上更为常见。服用抗精神病药的人还可能出现一种坐立不安的不适症状，称为静坐不能（akathisia），主要是出现在腿上。静坐不能的患者常常感觉想要走路或迈步，稍微有点不舒服就可能出现焦躁不安。

好在这些副作用都是能够治疗的，可以通过降低药物剂量来缓解，也可以通过使用一些治疗帕金森综合征的药物。虽然副作用感受不好，但是都不危险，一般治疗后就会很快消失。

连续几年服用第一代抗精神病药，有时会导致一种名为“迟发性运动障碍”(tardive dyskinesia，TD)的副作用。它包括重复性的不随意运动，一般发生在面部肌肉：咀嚼、眨眼、噘嘴。对 TD 除了停药以外没有什么好的治疗方法。因为 TD 在一些人停药之后还持续出现，所以研究者曾经认为这类问题是永久性的。现在发现，一些 TD 症状会随时间慢慢好转。

新型抗精神病药物的巨大优势就在于，大部分使用它们的病人不会出现这类椎体外系运动问题。很多年来，许多人相信这类药物对儿童也很安全(有时候，这些证据是由制药公司提供的，我们下面会讨论)。但是，需要考虑到还有一些其他不同的副作用会出现在儿童身上。而且专家不断提出质疑，认为这些副作用对发育中的儿童来说更加不利。

虽然非典型抗精神病药物导致运动障碍的可能性显著降低，但是它们基本上不可避免地会导致躯体代谢问题和摄食问题。这一系列现象，被总称为“代谢综合征”(metabolic syndrome)。当出现代谢综合征，人体细胞对胰岛素的敏感性降低。胰岛素的功能是促使血液中的游离葡萄糖转化为能量。人体对脂肪的利用同样出现了变化。人体体重开始增加，有时增量惊人，而且很快。这种现象一方面是因为食欲增加，另一方面也是因为人体多余能量储备的变化。人体内胆固醇、甘油三酯和脂肪水平都会升高。儿童的胆固醇水平可能会达到 50 岁的状态。大部分情况下，停药后病人可以恢复原状，但并不是所有病人都可以恢复。严格的饮食控制和锻炼可以有所帮助，但是这对未成年人来说太难了。

非典型抗精神病药还会改变人体某些激素的分泌。我们脑中分泌的催乳素的总量是一定的。这种激素有很多作用，其中之一（与它的名字相关）是促使女性在合适的时间分泌乳汁。抗精神病药，特别是第二代抗精神病药，增加了这种激素。在一些情况下，这会导致乳腺组织发育（乳房发育症）和分泌乳汁（乳溢症），甚至发生于男性。2013 年，很多评估第二代抗精神病药的研究结果指出，这种作用是暂时的，很快就会恢复正常，所以没有什么临床价值。[2]但是事实上，研究（由制药商投资赞助）存在偶然性的统计误差；男孩出现乳溢症的概率实际上是最初报告的统计结果的两倍。对大部分男性来说，停药后这种情况可以恢复，但是恢复正常需要一定时间，在这期间，对于一个寻求自己社会存在和价值的年轻男性来说，这是非常痛苦的经历。

还好，第二代抗精神病药几乎没有什么致命的副作用，只有一个问题值得深入探讨一下。第一种非典型抗精神病药，氯氮平，于 1960 年代在实验室被合成，但是直到 1990 年才在美国销售。氯氮平花了这么久才走向市场的其中一个原因是，它导致大约 1％ 的病人白细胞数出现危险的下降（粒性白血球缺乏症）。[3]如果不是氯氮平确实在治疗精神分裂症时药效强力，传统抗精神病药在这方面比不上它，可能这个问题就会成为它的终点。很多长期难治性的精神分裂症患者在使用氯氮平后基本从积年累月的精神病症状中被"唤醒"，正因为这些案例的疗效引人注目，所以医生和药物研究者还维持着对它的兴趣。随着研究的推进，粒性白血球缺乏症的风险性被大幅度降低，只要每周监测白细胞数量就没什么问题。于是，氯氮平治疗开始应用于越来越多的病患。

其他非典型抗精神病药物并不会导致这种问题，所以不需要对所有这类药物都做每周的血液检查。一般氯氮平只用于对其他抗精神病药无效的病患，所以很少用于未成年人；但是也不排除在试用两至三种药物均无效后，在未成年人身上使用氯氮平的可能性。

争　议

许多临床研究报告称，非典型抗精神病药在治疗未成年人精神分裂症时具有安全性和有效性。这可能是因为精神分裂症的症状常常从青春期开始，而这类药物是这类疾病药物治疗的基本方式。但是时至今日，用这些药物治疗青少年心境障碍的临床研究还是比较缺乏——更不用说与抗抑郁药和心境稳定剂相比。1999年《美国儿童与青少年精神病学会杂志》里一篇题为《抗精神病药在儿童与青少年上的应用》的论文甚至没有提及这类药物用于治疗未成年人心境障碍。[4]

在2000年代早期，抗精神病药物的使用频率出现了一个快速的上涨。我们之前介绍过，在那段时间，未成年双相情感障碍的诊断爆发式增长（见第三章）。伴随诊断数量增长的是非典型抗精神病药用量的激增，以试图快速有力地降低这些孩子的症状。那时候，我们还不太了解这些药物的副作用，所以当把利培酮（每天服用一次，不需要特别预防或监测措施）这样的药物和锂盐（需要血液监测，并注意当心过量）这样的药物进行比较，选择显而易见。从1993年到2002年，开给未成年人的非典型抗精神病药的数量增长了6倍。[5]就医的儿童或青少年中，大约1/10最后被开了抗精神病类药物，而住院治疗的儿童和青少年中，超过一半被使用了这类药物，不论诊断结果如何。[6]

　　一个有些严峻的形势是，住院治疗的儿童抗精神病药的开药率远高于非住院治疗的儿童。大约 10％ 的非住院治疗儿童被开了这类药物，而超过 40％ 的住院治疗儿童在服用这些药物。我们还发现，这些儿童中有很大比例曾同时服用两种或以上这类药物（复合用药，可能会增加副作用的风险），还有一些儿童的用药剂量明显高于 FDA 的规定，甚至超过了成人剂量。最后，这些儿童中几乎没有人定期检查上面提到的代谢问题。住院治疗和非住院治疗用药方面的差异，可能预示着药物已经被过度使用。这些都是美国政府问责局的会议报告中披露出来的问题。[7] 尽管没有明确论断，但是舆论认为这类药物使用出现了爆发性的增长，可能被过度使用于不必要的人群，用以控制他们的行为。

　　儿童精神病学会认为，药物长期使用会带来很多有害的副作用，而且经常被过度用于不必要的人群，综合来看，绝对不是一件好事。几乎所有的主要学术中心都对如何遏制这种趋势进行了积极探讨。一些州发布了行动呼吁——比如马里兰州，他们倡导了一个行业互查计划，医生需要提交有效的证据，证明使用抗精神病药的儿童进行了所需的血液检查和体格检查。本书写作时这些改变正在进行中，我们相信，精神病学会找到一条恰当的道路，既能将这些关键药物用于最需要帮助的人群，同时也能保持清醒，对所有病人做好监管。

苯二氮䓬类药物

　　苯二氮䓬类药物（表 8-3）被广泛用于成人的严重焦虑和失眠，以及缓解未成年人在住院治疗时的焦虑和担忧。比如，它们能帮助放松手术前的儿童,或者缓解因某一疾病带来的肌肉痉挛。不过这类药物使用有时间限制,所以小孩子只能用苯二氮䓬类药物几周时间。对于医院之外长期的焦虑控制,最好还是不要选择这类药物。苯二氮䓬类药物可能致瘾,既可能心理依赖,也可能生理成瘾。(高剂量使用后的戒断症状可能包括严重问题,比如引发癫痫。)同样,它们的镇静作用随时间减少,用药几周后,它们作为镇静剂的作用大幅减小。出于这些因素,苯二氮䓬类药物最好时作为临时性的治疗措施。

表 8-3 苯二氮䓬类药物

通用名	商品名
阿普唑仑(Alprazolam)	Xanax
氯氮卓(Chlordiazepoxide)	Librium
氯硝西泮(Clonazepam)	Klonopin
二钾氯氮卓(Clorazepate)	Tranxene
地西泮(Diazepam)	Valium
劳拉西泮(Lorazepam)	Ativan

圣约翰草

贯叶金丝桃(hypericum perforatum),还有个通俗的名字叫圣约翰草,它是金丝桃属约 300 种物种之一,多年生灌木,花朵亮黄色,世界上大多数温带地区均有生长。圣约翰草(常简称为金丝桃,hypericum)的叶子和其他提取物,几个世纪以来一直被药剂师用于治疗失眠,以及一种称为带状疱疹的皮肤病毒性感染。1980年代末,金丝桃被作为备选的 HIV 治疗药物进行研究,研究者发现它能够对抗逆转录酶病毒——可惜,它最后没能转化为有效的抗 HIV 临床治疗药物。至今,大部分关于金丝桃的科研工作都是德国人完成的,他们对草药学非常感兴趣,金丝桃草药制剂应用广泛,而且可能会作为一些重大疾病的有效治疗选择来严肃对待。一些研究比较了金丝桃、安慰剂和标准抗抑郁药。早期研究的结果普遍不错,认为金丝桃提取物对一些人具有显著的临床抗抑郁作用。1996 年《英国医学杂志》的一篇论文,系统地综述了 23 项不同研究,包括 1 757 名病患,发现金丝桃提取液"对轻度至中重度的抑郁障碍的治疗效果明显高于安慰剂"。[8]综述还指出,使用贯叶连翘的病人总体上报告的副作用比标准抗抑郁药更少、严重程度更轻。金丝桃在德国被批准使用,它在抑郁青少年的治疗药物中占 6%。[9]

但是还需要做很多工作来让我们更好地知道,哪些病人会从金丝桃中受益,而哪些应当用更明确的药物进行治疗。早期比较金丝桃与抗抑郁药疗效的研究(顺便一提,都是只做了成年人)设计中存在的一些问题,这也使得很难下定结论。比如,在两项研究中,分别将金丝桃与三环类抗抑郁药丙咪嗪[10]和阿米替林[11]的抑郁疗效进行比较,研究中使用的抗抑郁药剂量都非常低——事实上,低到让大部分精神科医生觉得不会有效的程度。*还有一个问题是,这些研究经常把轻度抑郁和更严重的抑郁患者混在一起,使我们很难分辨金丝桃对哪种抑郁更有效:轻度抑郁、重度抑郁,还是两者都有效。

一项规避了以上所有问题的研究,在 200 名经过严格评估、诊

---

　　* 这两项研究与金丝桃制剂进行比较的丙咪嗪剂量为 75 mg,精神病学家认为这个剂量几乎达不到起效的范围;阿米替林的剂量为 30 mg,显然没有达到大部分病患的治疗剂量。

断为重性抑郁的患者身上测试了圣约翰草和安慰剂的疗效。这项研究的结论是"与安慰剂相比较,结果无法支持圣约翰草对临床抑郁病人具有明显的抗抑郁或抗焦虑效果",以及"重性抑郁患者不应该用圣约翰草进行治疗,考虑到重性抑郁患者不治疗或进行无效治疗的发病率和死亡率"。[12]因此,当前我们很难推荐金丝桃制剂用于严重抑郁的治疗。

圣约翰草的一些支持者强调,它是一种"天然"的药物,所以本身就比"合成的"药物更好更安全。这个论调存在多层次的缺陷。我们要知道草药制剂并不是一定就比化学合成的化合物更安全或更高级。植物中也存在有毒物质,比如烟碱和番木鳖碱,甚至还有一些致命的毒素,比如我们所知道的鹅膏毒素,就来自自然界的毒蘑菇,鹅膏蕈(Amanita phalloides)中。[13]还有一个重要的点在于:草药制剂的副作用发生率低,可能常常是因为这类制剂中的有效成分含量低,合成的药物浓度很低的时候副作用发生率也很低。自然界的物质副作用不一定低。我们已经谈过锂盐用于双相情感障碍的治疗。虽然它完全是自然物质(还是自然界最基本的一种物质,一种基本的盐类),但是它可能会导致严重的副作用,过量时甚至还有毒性。

不管怎么说,对植物中有效药理成分的研究,常常构成了很多新药研究的基础,并带来其他令人振奋的成果。从罂粟中分离出来的鸦片带来了几十种更安全、强效的镇痛药的发明,我们还发现了脑内也有类似化合物(内啡肽)——这构成了整个新的神经化学的学科基础。随着我们对金丝桃的研究不断深入,可能会由圣约翰草内的活性成分,衍生出一个全新的更加安全、高效的抗抑郁药分类。

Ω-3 脂肪酸和鱼油

有一些营养物质我们必须从我们的饮食中获得，虽然只需要很微量，但是维持着我们的健康。这类化合物我们的人体无法制造，但是对正常细胞功能却是必要的。这其中我们最熟悉的就是维生素了，它们能从一些植物或动物中获得，但是人体无法自己制造。它们的名字源自拉丁文"vita"，意思是"生命"，表明了它们对健康有多么重要。假如我们不吃含有所需维生素的食物，就可能会发生严重的疾病。坏血病、脚气病、糙皮病就是其中三种，好在现在已经基本上不常见了，这几个疾病分别是因为缺乏维生素 C、维生素 B1、维生素 B3 导致的。这些疾病都具有明显的中枢神经系统症状，尤其是维生素 B1 缺乏，会导致严重的中枢神经系统退化。

还有一类必需的营养物质是必需脂肪酸（essential fatty acids），这是一组分子结构复杂的物质，可在一些蔬菜和其他植物中被发现，但是含量比较高的还是大多数鱼类。营养学家一直宣传健康饮食中要富含海味，日本人还把他们乳腺癌和心脏疾病的发病率低归功于饮食中有很多海鲜。

越来越多的证据表明，必需脂肪酸，尤其是一类叫做"Ω-3 脂肪酸"的脂肪酸（表 8-4），可能对治疗心境障碍有效。其中具体有保健作用的化合物有着拗口的名字：二十碳五烯酸（eicosapentaenoic acid，EPA）和二十二碳六烯酸（docosahexaenoic acid，DHA），属于典型的有机化合物。

表 8-4 鱼类中的 Ω-3 脂肪酸

Ω-3 脂肪酸含量高(每份食物含量超过 1 000 mg)

鲑鱼

金枪鱼

鳟鱼

鲭鱼

凤尾鱼

沙丁鱼

鲱鱼

Ω-3 脂肪酸含量中等(每份食物含量 500～900 mg)

大比目鱼

岩鱼

剑鱼

黄鳍金枪鱼

白鲑鱼

胡瓜鱼

海鲈鱼

Ω-3 脂肪酸含量低(每份食物含量低于 500 mg)

鲶鱼

甲壳类:虾、蟹、龙虾

鳕鱼

比目鱼

鲯鳅鱼

海鳟鱼

鲈鱼

　　一些初步的研究指出,鱼油胶囊中的 Ω-3 脂肪酸对心境障碍患者有好处。一项研究追踪了四个月的结果显示,双相障碍的病人在接受常规治疗的同时服用鱼油胶囊,会比同时服用安慰剂橄榄油胶囊的对照组复发率更低。[14]本项研究中的所有被试都是双相Ⅰ型或双相Ⅱ型障碍患者,所有人在研究期间都有服用其他药物。不论如何,这些研究结果非常振奋人心,因为它们证明了这类新的保健品是一种全新的心境障碍治疗方式。鱼油胶囊没有什么明显副作用,除了轻微的胃肠道不适和一点鱼腥味。

　　与双相障碍不同,关于青少年抑郁的研究结果比较多样。一项研究显示，添加 Ω-3 脂肪酸与安慰剂没有差异，[15]而其他一些研究却显示出了惊人的疗效，[16]有些案例中的疗效甚至可以比肩 SSRI 类药物。[17]

Ω-3 脂肪酸的可能作用机制在研究中也有涉及，研究显示这类化合物会进入细胞膜，细胞膜中含有细胞信号传递相关的分子。它们可能与锂盐和丙戊酸盐一样，作用于一些细胞信号机制相关的地方。毕竟丙戊酸也是一种人工合成的脂肪酸，要说天然的脂肪酸可能对心境障碍有帮助，并不算是一个出人意料的想法。

还有一些间接证据支持了 Ω-3 脂肪酸对精神健康的重要性。考古学和流行病学研究认为，现代人摄入的富含脂肪酸的食物比古代人更少，所以，相较于我们的祖先，我们可能会缺乏这些重要的化合物。这一现象，结合现在抑郁发病率的升高，以及心境障碍发病年龄的减少，可以间接地证明，这类重要物质与精神健康之间存在联系。[18]

在大部分上述研究中，使用的鱼油的摄入量大大超过了营养学家推荐的日常量。而且营养学家建议的是多吃鱼类，而不是吃鱼油胶囊。这样高剂量的 Ω-3 脂肪酸摄取是否是产生效果的必要因素，现在还不清楚。一项研究调查了多吃富含 Ω-3 脂肪酸的鱼类的好处，发现它能预防中风：被试日常饮食中吃的鱼越多，中风的风险就越低。[19]

Ω-3 脂肪酸疗法现在还未被证实对心境障碍有效，所以它不能取代现有久经考验的疗法。这类物质现在最佳的用途就是增强抗抑郁药的疗效。在一项比较 Ω-3 脂肪酸和 SSRI 的研究中，两者结合使用的效果比单独任意一种效果更好。[20]还有一项研究发现，病人单用 SSRI 控制时会有抑郁复发，但当加入 Ω-3 脂肪酸 3 周后，症状有了很大改善，复发也更少。[21]考虑到这种物质风险显然很低，所以在医生的指导下，在心境障碍标准治疗的同时添加鱼油胶囊辅助治疗，可能对想要尝试的患者来说是个不错的选择。

锻　　炼

在推荐某一疗法治疗抑郁时，医生总是在可能的风险和可能的收益之间不断权衡利弊。我们在这部分一直努力让你能感受到这种思维过程，所以清晰地标注了某一疗法可能能够治疗哪些症状或障碍（比如，一种非典型抗精神病药可以对躁狂病人的躁动起镇静作用），以及它可能会造成哪些伤害（比如某种抗精神病药可能会对身体的代谢功能产生某种负面影响）。权衡利弊是最终确定一个治疗方案的唯一途径。但是有一种疗法，海量的证据都表明它没有明显的风险——锻炼。

抑郁会耗尽一个人的精力和乐趣。可以想象，锻炼似乎正是抑郁患者不愿意去做的事情。几乎每个在精神病医院的病人都对锻炼持有同样的观点。当陷入抑郁时，甚至早上起床都是一种挣扎，更不用说做剧烈活动。然而，回归正常的日常活动是除抑郁治疗外最有力、最有帮助的活动。在心理治疗中，"行为激活"（behavioral activation）的概念正是如此——为抑郁患者制定一个计划，帮助她回归日常活动，比如去上班或者只是完成刷牙洗脸一系列的事。

从心理的角度很容易能够理解这为什么会起效，但是否还存在其他因素呢？我们知道锻炼对身体有很多积极的生理影响。对脑部和情绪是否也同样存在积极影响呢？一些证据表明，锻炼对脑组织具有神经保护作用，类似于锂盐或 SSRIs 的作用，因此，能够帮助抑郁好转。锻炼还会引起所有已知能改善情绪的化学物质的释放（在极端情况下，一些运动员可能会达到"跑步者愉悦"）。

分析锻炼对抑郁的影响，特别是针对儿童，是一个相当新近的研究方向，但是研究的数量正在蓬勃发展。在 2001 年，超过 2 000名英国学生持续接受访谈两年，探究抑郁的症状与严重水平和体育锻炼之间的关系。[22]结果发现，每周多锻炼 1 小时，患抑郁的风险就会降低 8%。所以，锻炼可能具有一定的预防抑郁的功能。但是，对已经患有抑郁的儿童来说呢？一项更新近的前瞻性研究试图解答这个问题。30 名不用药物治疗的抑郁青少年被分入两组，一组进行有氧运动，另一组做被动拉伸（控制组），持续 3 个月。[23]很多人认为很难鼓励青少年参加这种活动，但是两组各80% 的人完成了研究。最后，不仅两组都改善了他们的抑郁（锻炼组比拉伸组快一倍），而且这种改善持续保持了一年，即使青少年没有继续参加项目。体育锻炼对生活其他方面也产生了积极的影响，包括学业表现和同伴交往。

总之，所有青少年抑郁的治疗都应该考虑多锻炼（对那些无法坚持锻炼的青少年来说，即便最简单的轻微活动，比如拉伸、散步都会有帮助）。这并不是说锻炼能够取代药物或专业心理治疗的地位，特别是对那些重度抑郁的人，而是说，在讨论如何控制一位抑郁青少年的病情时，需要考虑加入锻炼作为辅助手段。

"医 用" 大 麻

一些读者看到这里会觉得，这一节内容放在这一章放错地方了吧。确实，在后面关于药物成瘾的章节，我们会更详细地来谈论大麻。有一些州的读者朋友可能听说过大麻被用于很多精神障碍的治疗，包括焦虑和注意缺陷/多动障碍（ADHD）。在写这部分内容时，我们一位编者从马里兰州搬到了加利福尼亚州，他非常惊奇地发现，这类物质竟然被用于这种用途，还用在了未成年病患的身上。这种疗法存在很大争议。就我们所知，没有证据能表明大麻可以治疗 ADHD（事实上，它可以模仿出很多 ADHD 的症状）。尽管一些病人觉得它可以帮助放松，但是长期使用大麻会导致认知学习和发展的不良后果，所以很少会把它作用抗焦虑药用于未成年人。而把它作为心境稳定剂用于一些易受伤害的个体，特别是心境障碍患者，或是给青少年使用大麻，长期来看不太会有帮助，而且可能实际上存在伤害。

电 休 克 疗 法

总结对严重抑郁的有效治疗手段的时候，电休克疗法（electroconvulsive therapy，ECT）是不可或缺的一部分。ECT 是一种高效强力的抑郁症治疗手段，也可用于双相障碍的两个阶段，在其他治疗手段无效时，ECT 经常能强烈而快速地缓解症状。可惜，很多病人和他们的家人因为对这种治疗手段的偏见和误解而抵触它。一篇名为《半个世纪来，ECT 在未成年人中的应用》的综述论文中，证实了它对儿童和青少年的疗效，而且作者的结论为"严重并发症非常罕见"。[24]

大众媒体非常频繁地将 ECT 称作为"休克疗法"，在这个名字的背后，包含着很多不愉快的感受：休克是一种让人不愉快的震动或冲击，或者会让人联想起电击的疼痛，比如在冬天进入一个铺地毯的干燥房间时被门把手静电电到时的疼痛。把 ECT 称为"休克疗法"有点像是把现代外科手术称为"刀切疗法"——这实在是有点粗糙，对这样一种现在安全、有效的疗法不太公平，实际上这种疗法可以拯救生命。

虽然 ECT 对心境障碍有效并不完全是一个偶然的发现，但是最初试图解释其原理的理论并不正确，所以现代 ECT 的发展某种意义上来说是一个美丽的巧合。在 1930 年代初期，匈牙利医生约瑟夫·拉迪斯拉斯·冯·迈杜瑙（Joseph Ladislas von Meduna）提出，癫痫和精神分裂症之间存在相互的拮抗作用：患有癫痫的病人不会患精神分裂症，反之亦然。现代研究证明事实并非如此，但是迈杜瑙坚信这一点，基于的证据是在显微镜下观察两种病人的大脑结构，之后他开始进行动物试验，试图找到人工诱导癫痫的方式。1935 年，他发表了一篇论文，说在一些精神分裂症患者身上诱导产生惊厥后，发现症状有了极大的改善。迈杜瑙使用注射的方式来引起惊厥，但是几年之后，两位印度精神病学家报告称，可以通过在头皮接电极、短暂经颅低压电流刺激的方式诱发惊厥。乌戈·切莱蒂（Ugo Cerletti）和卢西奥·比尼（Lucio Bini）将他们的技术用于动物试验，然后用于一些精神分裂症患者，他们报告说取得了巨大的成功。

一些类型的精神分裂症患者在这些治疗后常常显示出很大的症状改善，而人们很快发现，用这种方式治疗重度抑郁，症状的改善简直可以用奇迹形容。用"电休克"治疗后，几天时间这些病人的症状就完全消失了。

一篇早期的 ECT 专业研究论文，是由两位法国精神科医生于1942 年发表的，他们研究了用 ECT 治疗两名青少年的效果。下一年，这两位医生又发表了一系列用这种疗法在各种情况下治疗30 名未成年人的研究结果。他们得出结论，认为 ECT 对于这个年龄阶段的患者来说是安全的，而且对"忧郁症"特别有效。对ECT 的兴趣很快传播到了世界各地。

跟很多看起来疗效显著的疗法一样,ECT 最开始出现了滥用的情况,可能用在了很多不适用的人群。但是要知道,这个时期是不顾一切尝试各种精神病疗法的时期。在抗精神病药发明大约 10 年前,即抗抑郁药发明大约 20 年前,"小概率"有效,不管怎么样总比一点机会都没有好。因为 ECT 对躁狂非常有效,一些机构倾向于把它用于所有躁动症状严重的病人,有时还会用于那些仅仅只是不配合治疗的人。另一个不太好的消息是,在它发明后 10 年左右,ECT 被发现有严重的并发症。激烈的惊厥:全身所有的肌肉同时收缩一段时间,有时这种力量还会伤及骨头。同时,呼吸骤停和心脏节律失常也经常会发生,这如果没有恰当监护的话甚至会致命。

这种具有潜在严重副作用的疗法被滥用,引起了 ECT 的抵制热潮。在 1960 年代后期至 1970 年代,尽管现代麻醉技术已经使 ECT 变得更加安全,而且更加细化的研究已经完成,使我们能够知道 ECT 对哪些精神障碍可能起效,而哪些不能,但是对 ECT 的声誉的伤害已经造成了。(影片《飞越疯人院》,1975 年奥斯卡最佳影片,对 ECT 的使用方式的描述停留在几十年前,这确实无助于 ECT 的名声。)州立医院起草了规章制度,极大地削减了它的使用,加利福尼亚州很快就对它进行了立法。对未成年人的 ECT 处方更是被大力阻止,在一些州甚至完全禁止将 ECT 用于各种儿童和青少年。

还好有些病人从 ECT 中收效非常好,事情开始从极端回归中点。现代 ECT 比大部分外科手术更加安全,副作用极小,而且适应证已经被研究清楚了。一项 1999 年的调查考察了 26 名在 19 岁之前接受过 ECT 治疗的个体,报告"绝大部分人把 ECT 当作是一种正当的治疗手段,而且如果治疗需要,愿意再次接受 ECT 治疗，也愿意推荐给其他人。"[25]美国儿童和青少年精神病学会推荐将 ECT 用于某些青少年，并注明："尽管受到媒体、病人和家属、甚至医生的误解，但是 ECT 是一种安全、有效的治疗手段，而且起效的可能性非常高。"[26]

➢ 现代 ECT

电休克疗法随着麻醉技术的发展已经有了很大改进。ECT 一般在医院的手术间的恢复室完成，这个区域一般是用于观察刚刚做完手术的病人的。设在这个地方是因为 ECT 治疗在大约 60 秒内完成，而大部分"治疗"时间实际上是用于等待病人从麻醉中苏醒，大约 10 分钟左右。一些大型精神病医院拥有独立的治疗间，配备得就跟恢复室差不多。

病人在 ECT 疗程期间一般会住院。不过现在 ECT 用于门诊治疗也越来越多了，就像是门诊手术一样。有时候，病人刚开始进行 ECT 疗程时需要住院，之后慢慢转为门诊治疗。

电休克疗法现在一般在全麻情况下进行，跟手术一样安全。因为每次治疗只持续几分钟时间，一般使用静脉注射巴比妥类药物，而不像大部分手术一样吸入麻醉药。适合 ECT 的主要麻醉药是 1950 年代发明的，称为肌肉松弛剂（muscle relaxants），或者更确切来说是神经肌肉阻断剂（neuromuscular blocking agents）。这类药物，同样通过静脉注射，通过阻断神经中枢和肌肉间的传递来暂时麻痹病人。它阻止了癫痫发作时肌肉的强烈收缩，而这正是早期 ECT 的特点。

在治疗之前，病人一般会注射一支药物，防止异常心率的出现，然后开始打点滴，用巴比妥类药物催眠，接着再使用肌肉松弛剂。病人不到 5 分钟就会陷入昏睡和完全放松。头皮的电极的吸盘类似于那些做心电图时用的。现代 ECT 设备是专门设计的,发射电刺激的时间和大小都非常精确:一般持续半秒到几秒。在双侧治疗中,电极安放于两侧太阳穴;而在单侧治疗中,只需刺激半边大脑,所以将一个电极放置于前额正中,另一个放在太阳穴。(单侧治疗导致的 ECT 后意识混乱和记忆问题比较少,这些副作用后面会提到,现在基本上只用单侧治疗。有时候单侧治疗会不起效,所以一些病人必需接受双侧治疗。)

现代 ECT 的"惊厥"基本上就只跟电有关,极少甚至根本没有抽搐的表现,而癫痫则是以其为特征的。现在用的大部分 ECT 机器还能通过实施电刺激的同一电极来记录脑电波图(测量脑电活动),所以医生可以知道诱发的"惊厥"会持续多久——一般 25—45 秒。在此期间,可能能观察到一些短暂的肌肉收缩,但是由于使用了肌肉松弛剂,所以病患基本保持静止不动。短暂的心跳加速和血压升高情况时有发生,这也是"惊厥"出现的信号。麻醉师会用呼吸面罩输送氧气给病人,直到他 5—10 分钟后醒来,治疗至此结束。

完全不适用 ECT 治疗的人,只有那些有严重生理问题,连 10—15 分钟的全身麻醉都会导致危险的人,比如,患有严重心脏病或肺部疾病的人。

一般来说,当决定进行 ECT 治疗时,大部分甚至所有的精神类药物都要停用。(镇静剂常常让 ECT 的"惊厥"时间变短或产生其他影响作用,心境稳定剂也是同样。锂盐似乎会增加病人治疗后发生意识混乱的可能性。)

病人在麻醉后苏醒当然会有点头晕无力,经常还会有轻度的意识不清和感觉"呆滞",持续一小时左右。这可能不仅是因为麻醉的影响，而与治疗本身有关。有时候癫痫病人也会出现类似情况，这有点类似于轻度的癫痫后意识混乱。偶然的情况下，特别是在双侧治疗后，而且是在疗程快要结束的时候，会出现谵妄（delirium）的现象，这是一种更严重的意识混乱情况。镇静剂可以很快治疗这一问题。但是不论如何，一旦问题发生，就需要考虑停止治疗，或者降低治疗的频率。

ECT 最令人苦恼的一个可能副作用与它对记忆的影响有关；大约 2/3 的病人报告说 ECT 在某种程度上影响了他们的记忆。最常见的丢失的记忆是 ECT 治疗的几周内发生的事情。治疗一般每周 3 次，一个病人通常需要 6—12 次治疗才能完全康复，所以一个 ECT 疗程需要持续 2—4 周。病人一般忘记的就是这几周里发生的事情。一些人还会发生逆行性遗忘（retrograde amnesia）：忘记部分他们在 ECT 治疗之前发生的事。这种情况的发生，可能是因为 ECT 通过某种方式破坏了短时记忆转入长时记忆的加工过程。（如果你曾有过遗失电脑未保存信息的经验，你应该能理解这个想法。当你写了一小时的电脑文档，然后没有保存，结果电脑忽然故障了，未保存信息就可能丢失。短时记忆就像是还在脑中记忆的"缓冲区"，所以会因为 ECT 而丢失。）病人成功完成了 ECT 的疗程，却可能会忘记自己入院的事情，或者可能会忘记治疗期间与家人之间的见面或旅行。刚刚结束 ECT 治疗的时候，可能是记忆问题最严重的时候，之后会慢慢恢复。一项研究调查了 43 名患者，关于他们完成 ECT 治疗后几周时间的记忆情况，一些人报告说很难回忆起治疗前两年发生的一些事情。但是当这些被试治疗后几个月后再一次接受调查时，甚至更遥远的记忆都几乎完全恢复了。[27]对这一发现的一个解释是，这与严重抑郁对记忆的影响有关。一些研究指出，ECT 后出现记忆问题的概率和严重程度与病人抑郁的严重程度有密切的相关关系,而与他们在记忆力测试中的表现相关程度较低。[28]单侧 ECT 对记忆的影响相对较小。[29]

ECT 对记忆的影响我们现在已经比较清楚了。虽然 ECT 会导致治疗前或治疗中的短时记忆部分缺失,但是很多研究表明,ECT 对长时记忆具有保护作用。当接受 ECT 治疗的病人年纪比较大时,它能够阻止痴呆的发展,以及其他一些长时记忆丢失的情况。这可能是归功于 ECT 本身对抑郁的缓解作用——确切原因还是未知。现在可以清楚确信的是,ECT 对长时记忆没有任何消极影响。

ECT 对未成年人的记忆影响的研究数据远少于成年人,但是一项针对 ECT 治疗青少年双相障碍的研究发现,只有 2% 的人抱怨发生了记忆问题。[30]一项更加严格的研究探究了 ECT 对青少年思维和记忆的长期影响(被试为 10 名在 19 岁之前接受 ECT 治疗的患者),内容包括测试他们的学习能力和短时记忆力,以及询问他们对自己记忆力的主观感受。测试平均在疗程结束后两年完成。接受过 ECT 治疗的被试和对照组(同样患过抑郁但没接受过 ECT 治疗)的被试,在学习、短时记忆、自陈记忆能力方面均无差异。[31]

ECT 工作的机制仍然还是个巨大的谜团。在惊厥发作期间,脑部神经同时有节奏地放电,而且很多神经递质被大量释放。我们以前把 ECT 和心脏电除颤相比较:就好像给心脏一个电流能够"重置"异常的心肌节律,可能 ECT 也能通过某种方式"重置"脑部的放电节律。但是最新的研究工作可能指出,与其他双相障碍治疗方式一样,这种影响发生于个体神经元的层面。动物实验指出,ECT 与锂盐一样作用于神经元中的 G 蛋白。ECT 的工作原理可能与锂盐一样，作用于神经元基因表达的"开关"机制：在第五章提到的 G 蛋白—第二信使系统。

➤ 青少年的 ECT 处方

电休克疗法可能是对严重抑郁和严重躁狂最有效的一种治疗方式，而且常常比药物更快起效。自然，使用过其他抗抑郁药后仍然处于严重抑郁的病人，应当考虑这种疗法。它起效很快：很多病人在 3—4 次治疗，即 5—7 天后就有了极大的好转。一些有自杀倾向，或者不吃不喝处于营养不良和脱水危险的病人（即所有很快会危及生命的严重抑郁患者）可以考虑做 ECT 治疗。对于这些人，ECT 的治疗效果看起来真的不可思议，比如下面这个案例所示：

> 1977 年 2 月 10 日，一名 16 岁的少女首次接受电休克治疗，在 4 个月前，她不能在没有帮助的情况下吃饭、说话、行走……第 1 次治疗开始打开了缺口……第 2 次治疗看到了一些曙光……第 5 次治疗之后她可以正常饮食和说话……第 7 次治疗的 2 天后她被允许回家。在过去的 3 个月，她很好地慢慢恢复了，行事与生病前一样，结果令人满意。[32]

电休克疗法同样对治疗躁狂卓有成效。《美国精神病学杂志》综述了 ECT 治疗躁狂 50 年来的经验，发现所有研究中 80％的躁狂病人的症状都完全恢复或有了极大的好转。这些研究中的很多病人都对其他药物没有反应——使得这个疗法的成功率更显难能可贵。[33]ECT 对躁狂的起效速度似乎比对抑郁更快。一项研究发现躁狂患者平均在 6 次治疗后恢复，大约是抑郁通常所需治疗次数的一半。[34]存在强烈躁动状态、可能导致生理危险的严重躁狂患者，显然可以考虑用 ECT 治疗。

尽管 ECT 能够很快地打断抑郁或躁狂的发作,但是疗效一般很难持续超过几个月。因此在治疗结束后,需要继续用药物治疗巩固 ECT 的疗效,稳定病患的心境状态。现在一些专家建议,在 ECT 治疗结束后需要开始用药物治疗。有双相障碍问题的抑郁患者在接受 ECT 后可能会出现轻微的躁狂表现。显然,如果发生这种情况应当停止治疗。但是与抗抑郁药不同,ECT 不会加快抑郁—躁狂之间的切换。[35]

一项对接受 ECT 的青少年及他们的家长的调查,揭示了家长同意让孩子做 ECT 时,是多么挣扎和担忧。大部分家长在研究者还没提问时就主动说出,做这个决定非常艰难,当被要求同意孩子做这个治疗时,他们对这个治疗的前景表示非常担忧。用电治疗和诱发惊厥是最吓到他们的部分。但是当治疗结束,对这些的态度就都转为正面了。所有家长(包括青少年也是一样)都说,他们认为 ECT 是一种有用的疗法,应当可以用来治疗未成年人的抑郁症。[36]

你孩子的精神科医生应该与时俱进,知道最近 ECT 被推荐可以用于儿童和青少年。美国儿童和青少年精神病学会推荐这种疗法用于如下情形:“当用两类或以上药物均无效,或者当症状非常严重,导致来不及等药物治疗起效时。”这么说吧,我们每个医生都有过治疗这样的病人的经验,ECT 对这些病人来说不仅是有效,而且是关键时刻能救命的方法。

其他新型疗法

➤ 经颅刺激

反复经颅磁刺激(Repetitive transcranial magnetic stimulation,

TMS,有时亦称 rTMS)是一种新型治疗技术,与 ECT 类似,已经显示出对治疗心境障碍有效,其中几种设备已经获得了 FDA 的批准,用于治疗成人抑郁。TMS 治疗青少年还处于研究的初始阶段,但是初步的研究结果喜人,特别是对那些抗抑郁药起效但效果不佳的病人,TMS 可以用于辅助治疗。[37]TMS 比 ECT 优势的地方在于它的实施更加简便:它不会引发惊厥现象,所以不需要麻醉。

　　这一项技术运用的是一种电磁学原理,称为电磁感应(磁场会在附近导体中产生电流),这样就可以在脑中直接产生电流刺激,而不用通过头皮传递电流(ECT 那样)。在 TMS 治疗期间,一个电磁线圈被放置在头皮外,线圈产生的磁场引起电流,电流流经颅内附近的神经元(图 8-1),不像 ECT 一样有电流经过颅骨,而只有电磁波通过。因为电流是在脑组织内产生的,而且 TMS 引起的电流非常微弱,所以不会发生惊厥——这就是不需要麻醉的原因。磁能发出的脉冲,从病人坐到椅子上开始算起,持续约 20 分钟。整个刺激过程中,病人是清醒的。除了一些肌肉刺激带来的疼痛感,基本没有其他副作用。[38]

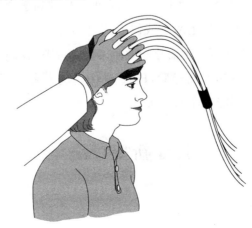

图 8-1　经颅磁刺激

经颅磁刺激在很多年时间里曾被用于做脑电定位。比如映射定位脑部运动区，主要的方式是刺激某一脑区，然后测量脑区所控制肌肉的肌电活动。而刺激脑部感觉区会引起人体某一部位的刺痛感，感觉刺痛的部位就是脑部相应的感觉信号接收点。精细的TMS 技术还用于研究语言功能，以及复杂运动的相关组织。

TMS 疗法也需要排除安慰剂效应的可能，排除安慰剂效应导致的各种研究中报告的对抑郁的疗效。当 TMS 线圈置于头皮时角度稍微偏离临床使用时的常规角度，就无法在脑组织中形成电流，因此不会具有 TMS 通常的疗效。而因为肌肉仍然被刺激到，因治疗产生的轻微疼痛感仍然存在，研究被试也没有办法分辨他们到底接受的是虚假治疗还是真的治疗。这使得我们很容易就可以设计出双盲—安慰剂控制试验。

一些研究指出，抑郁患者左侧前额叶皮层的活动少于正常人。这一研究使研究者开始尝试用 TMS 刺激抑郁患者的左侧前额叶皮层来起到治疗作用。早期的研究结果显示非常有希望。在一项TMS 治疗抑郁的早期研究中，12 名患者接受了每周 20 分钟的TMS 刺激，其中每 2 秒接受 20 次刺激，持续了两周。[39] 在两周的真实治疗前后，被试各接受了两周虚假治疗（安慰剂），虚假治疗时TMS 线圈被故意放歪，所以不能产生脑组织的刺激作用。研究者用标准问卷调查病人的抑郁症状情况。做调查的主试和被试都不知道病人接受的是真实的还是虚假的 TMS 治疗（双盲控制）。研究发现，TMS 治疗后的情绪状态有了显著提升，而虚假治疗后没有。一些病人在完成研究后还继续使用 TMS 治疗，感觉到抑郁症状更加好转了。另一项研究针对的是双相障碍，也发现了类似结果。[40] 还有一些研究中，产生耐药性的抑郁患者在 TMS 治疗后也展现出了好转。[41]

经颅磁刺激还在发展初始阶段。所有的证据都表明它应该是安全的，但是它对未成年人的作用还未经研究。最有效的磁刺激强度、线圈的准确放置位置、治疗次数、持续时间，这些都在世界各地的研究中心中被研究着。TMS 会和 ECT 一样，不仅对双相抑郁有效，同时对单相抑郁有效吗？对躁狂的效果又怎么样呢？诸如此类的问题尚待解答。最大的一个未解之谜可能是，TMS 的工作原理是什么？惊厥被认为是 ECT 治疗中的必要因素。TMS 的工作原理是通过其他方式吗？还是说它是某种"温和版"的 ECT，工作原理与 ECT 一样，只是不引起惊厥？（如果 TMS 线圈形成的磁场足够强，也可以诱发惊厥，这可能能够支持后一种观点。）和精神病学很多问题一样，这个问题还是未解之谜。现在已知的是，它是安全、有效的治疗手段，应用越来越广，在对药物效果不佳的难治性青少年抑郁的治疗中，它能够占据一席之地。

➢ 迷走神经刺激

迷走神经刺激（Vagal nerve stimulation，VNS）是另一种针对严重难治性抑郁的治疗方法，现在同样还处于研究阶段。因为它有时会在媒体中被讨论，所以需要在这里简单介绍一下。迷走神经是一根很长的神经，从人脑开始，经过脖子，进入胸部和腹部；它控制着一些重要的人体功能，比如消化和心跳。它与脑部的联系经过了几个重要的中心，包括情绪情感调节，特别是心境调节。VNS 的工作原理就好像一个起搏器，需要手术植入，然后不断发出微电信号，刺激迷走神经。

早在 1930 年代的动物试验中就说明了，迷走神经予以电刺激会产生脑电活动。1980 年代，发现 VNS 可以控制狗的癫痫发作。

1990 年代，VNS 开始用于人类难治性癫痫的治疗，最初是在欧洲，之后发展到美国。到 2000 年底，全世界大约 6 000 名病患接受了 VNS 治疗，其中几乎全部用于治疗癫痫。随后，很多抗癫痫药被发现是有效的心境稳定剂，VNS 也被发现对一些癫痫患者的情绪状态有良好作用。一些癫痫患者使用 VNS 后获得了非常好的抗抑郁效果，甚至当这种疗法对抗癫痫无效时也是同样。

　　在一篇用 VNS 治疗抑郁的早期研究中，30 名成人接受了 VNS 治疗，用于治疗严重的难治性抑郁；其中一些病人已经吃过 5 种不同药物并接受过 ECT，但是收效甚微。结果显示，大约一半的病人从 VNS 中获益。[42]这个疗法尚在试验阶段，在本书编写之时，还没有报告称将其用于治疗未成年人抑郁，不过它已经被广泛用于各年龄阶段的癫痫控制，并且相当安全。考虑到这个装置需要植入，VNS 可能无法用于年龄过小的病人。

第九章
心理咨询与心理治疗

医学治疗手段，比如说药物，一般是严重心境障碍的主要治疗手段，而对这类疾病来说，心理咨询与心理治疗也是重要的、可能不可或缺的辅助治疗方式。对于用心理咨询和心理治疗手段来治疗抑郁，家长常常会想知道两个非常不同的问题的答案：第一，这类治疗有必要吗；第二，只用这类治疗足够吗。换句话来说，这两个问题就是"如果药物会让抑郁好转，为什么还要再用心理疗法呢？"和"只用心理疗法，能够成功治疗抑郁吗，药物治疗是否没有必要？"我们希望告诉你的是，"药物与心理治疗相抵触"的观念不是一个很好的看待抑郁治疗的方式。

精神病的"生物学—心理学"分歧

20 世纪早期，人们发现了部分精神疾病的生物学基础，比如麻痹性痴呆（中枢神经系统病毒感染）和呆小症（因甲状腺激素缺乏导致智力缺陷），之后，精神疾病被划分为了两大类：器质性的（organic）和功能性的（functional）。器质性的精神疾病是"真的"疾病，因病菌、异常激素水平或其他能够在显微镜下观察到或在血液中检测到的问题导致；功能性疾病的定义则是脑部机能没有问题，生理检查没有异常。而抑郁症、躁郁症、甚至精神分裂症，被认为都是对生活事件存在某种程度的异常反应。

　　于是问题变成了，为什么一些人会有这类异常反应，而别人没有呢？这种思路改变了理解这些疾病的方式，并且在治疗疾病时倾向于用心理疗法，而不像过去那样使用药物。西格蒙德·弗洛伊德（Sigmund Freud）终其一生都在治疗和试图理解病人，这些病人可能对自己的人际关系感到不愉快，可能对自己所做的选择感到失望，可能对所面临生活的选择感到困惑而焦虑。弗洛伊德和他的追随者发展出了一套庞大而复杂的系统，来理解人类行为，认为这些都是基于儿童时期的发展。他们发明了"谈话疗法"来治疗精神问题：心理疗法。这基本上是为了帮助病人更好理解自己：驱走怨念、仇恨，以及因创伤事件引起的恐惧，学习更好更成熟的应对机制。这种方式被称为心理动力学或精神动力学，它基于的理念是，精神世界应当被理解为情感和理智、当前情况和过去经验的潜意识记忆，以及很多其他心理因素之间的相互动力影响。

　　虽然这种方式在帮助很多问题和症状上极其成功，但是心理动力学的从业人士很快发现，它对于重大精神疾病的症状没有什么影响，比如精神分裂症或双相障碍。相关人士对此的解释是，这些病人可能是受到的干扰影响太大了，或是心理发展太不成熟了，或是他们的家庭太失衡了，所以无法从疗法中获益。不久之后，正值变革发生：丙咪嗪、锂盐、氯丙嗪、及其他治疗"功能性"疾病的特效药被发明了。患有抑郁障碍、双相障碍、精神分裂症的病人及其家庭，开始离开他们的心理治疗师，转投向新的一类医生：生物方向的精神科医生，药物治疗师。因为心理治疗师总是将他们的疾病归咎于他们自己，而精神科医生会把问题作为"真正的"疾病。

有一段时间，美国精神病学界曾有一些分歧，一部分人相信心理动力学是解释精神疾病的最佳方式，而另一部分人则相信生物学才是解开精神障碍之谜的钥匙。

在 1970 年代中期，这种生物精神病学—精神动力学的分歧愈演愈烈。很多医科大学的精神病学院都开始表态，把自己归入"生物学"或是"心理动力学"阵营。通常两个阵营相互鄙视：精神动力学方向的精神病学是"情感化的"人文科学，基于的是 19 世纪的文学理论而不是药物；生物学方向的精神科医生则是"药品发送者"，他们甚至不和病人对话，不会关注人的经历和体验。

但还有一些精神病学院保持着融合的心态，告诉他们的学生和附属医院的医生，心理体验不仅仅是一系列化学物质的反应，也不仅仅是思维和情感的相互动力影响的集合，而是两者兼而有之。患有心境障碍的病人仍然是人，仍然遭受着失望、失去、人际问题或低自尊。把他们的心境仅仅看作是很多化学物质的表达，并需要用更多化学物质去调整，这会对他们带来伤害。现在，这种分裂很大程度上已经复合，甚至最激进的生物学精神科医生也知道，用精神动力学的方式来理解病人一直是一件重要的事。

在现代精神治疗中，心理动力学肯定要占有一席之地——包括传统的弗洛伊德精神分析理论和新精神分析理论。除此以外，各种其他心理疗法也蓬勃发展，尤其是在过去的 25 年里。针对具体的各类问题，心理治疗技术发展不断细化。有的是与治疗师单独咨询，有的是团体咨询。有的关注于某一具体问题，比如家庭问题；有的关注于症状，比如抑郁或惊恐发作；有的是传统的咨询形式，有的则形式更加开放；有的从传统意义上来说不算是治疗，而是个体间的群体支持，提供了指导和相互支持，甚至连"治疗师"都没有。为了探究何种心理疗法更适合何种问题，研究者做了很多相关调查。针对心理咨询或心理疗法治疗某类障碍的效果，背后所需的研究支持，常常并不逊于药物研究。

仅用心理疗法足够吗？

很多设计精巧的临床研究显示，单独使用心理疗法，就可以对很多青少年抑郁的病例起效。不过，很难从这些研究中分辨出，哪些青少年抑郁的病例可以单独用心理疗法成功治疗。研究还清楚地表明，对重度抑郁，单用心理疗法是不够的。

在一些证明心理疗法能成功治疗青少年抑郁的研究中，选择研究被试时的方法是，用问卷调查学校里的学生，辨认他们的抑郁症状。一般分为两组进行比较，一组青少年接受心理治疗，另一组采用等待观察的方式，即不接受任何治疗。如果确诊一个人存在严重生理问题，而不立即治疗，这是有违伦理的，基于这个考虑，可以假定这些研究中绝大部分青少年，并没有严重的抑郁。

实际上，一些研究事先就排除了重度抑郁的青少年。一篇发表于 1996 年的题为《抑郁障碍青少年患者的简单认知行为干预的控制实验》（认知行为疗法是心理疗法的一个类别，本章后面会提到）的论文提到，心理疗法对抑郁青少年有"明显的好处"。[1] 在这项研究中，被试选自一家青少年抑郁专科门诊医院的患者。看起来，所研究的似乎是抑郁比较严重的未成年人，但是仔细阅读这篇论文就会发现，它把所有"正在服药或可能需要抗抑郁药治疗"的青少年都排除在研究对象之外。对儿童和青少年的研究基本上总是会排除有严重症状（精神病性、自杀倾向）的病患，但是这些症状往往是重度抑郁发作的特征。

一些对青少年抑郁心理治疗的研究关注的是心理疗法能帮助

哪些人，还有一些研究则更倾向于尝试指出，为什么这种疗法对另一些病人无效。一项研究试图对12—18岁重性抑郁患者接受不同疗法的疗效进行比较。[2]结果发现，研究中21％的青少年，心理疗法对他们没有很大效果。这些被试的抑郁症状长期存在，研究期间超过80％的时间都表现出了抑郁症状——研究时间超过两年。（这项研究已经剔除了很多更加难治和严重的患者，比如并发了双相障碍、药物成瘾及其他问题的青少年。）研究者报告称，那些在研究之初就被评定为抑郁比较严重的病患，心理治疗对他们收效甚微。

　　一篇名为《认知行为疗法对哪些抑郁患者有效？》的研究论文也发现，心理疗法不起效的被试，在研究最初的评价中抑郁程度往往比较严重。[3]这项研究也测量了治疗之初被试的"受损"情况，发现在学校和家庭出现更多功能损害的青少年，用心理疗法起效的可能性更低。最有意思的一个发现可能是，没有特殊的症状模式能够预测哪些被试能够获益——也就是说，不存在能用来预测心理疗法不会起效的"危险信号"，比如自杀意念或明显的体重减轻等症状。症状较多、社会功能较差的被试用心理疗法效果较差，而那些症状较少、社会功能基本完好的被则效果较好。（这项研究已经排除了正在服用抗抑郁药的青少年。）

　　这些研究可能表明了，单独使用心理疗法能够治疗轻度抑郁的青少年——但是轻度到底是什么程度还没有很好的定义。如何选择合适的抑郁疗法，药物或是心理治疗，仍然需要临床判断和经验。

　　最后特别要强调一点，单独使用心理疗法绝不足以治疗双相障碍。双相障碍的青少年都被排除在了这些研究之外，大量研究成人双相障碍的临床文献指出，药物必须作为这类患者的主要治疗手段。

心理疗法一直有必要吗？

　　青少年抑郁治疗是否一直需要心理治疗，这类相关问题也是需要回答的重要问题。如果药物对治疗严重抑郁更加有效，那么为什么还要增加耗时又费钱的心理治疗呢？我们在讨论 SSRI 治疗时提到过的青少年抑郁治疗研究（TADS）实验，曾关注过这个问题。[4]这项研究的一个重要发现是，不管抑郁的机制（生物性的重性抑郁障碍，或者是生活环境引起的中轻度的情绪低落），心理疗法都是有效的。不论服用药物的组或者是服用安慰剂的组，结果都是如此。药物和心理治疗结合使用是研究中最有效的干预方式，这可能证明，抑郁治疗最好总是可以考虑加入心理治疗的手段。

　　做这类研究以及进行具体的推荐时，存在一个问题，那就是"心理疗法"这个词背后代表了很大的范畴。现在可能需要先暂停一下，准确地思考一下心理疗法到底是什么意思。杰尔姆·弗兰克（Jerome Frank）博士，终其一生都在研究心理治疗的技术和效用，他将心理疗法定义为是试图"用说服的方式治愈患者"的技术，这个过程是"想方设法帮助病人重建自信，发现处理问题的更多有效方式"的过程。弗兰克强调心理治疗工作的范围是"澄清……症状和问题，激发希望，提供给病人成功的感觉或掌控自我的经验，从情绪情感上搅动他。"[5]

　　因此，心理治疗不仅仅是建议或鼓励（虽然这些是这一过程的必要组成部分）；它还帮助人们了解负面情绪，明白情绪的来源，并做出必要的改变来缓解它们。心理治疗一部分是教育，一部分是启迪，它尝试帮助病人一步步走出自己的困境，客观看待自己的处境，以便改变思维和行为，使事情朝着好的方向发展。弗兰克的研究指出，关键因素在于治疗师说服病人相信事情会变好。

为病人匹配恰当的心理疗法

不同心理治疗师使用不同的理论帮助他们的病人明白自己的处境。弗洛伊德和他的追随者强调一个人的早期童年经验是最重要的问题，而弗洛伊德之后其他的理论关注于沟通，改变思维模式或家庭动力。心理疗法的治愈的力量依赖于病人能够用新的方式思考自己的处境。这意味着疗法的种类需要匹配病人的问题，以及他看待问题的方式。这非常重要，因为每一类心理疗法都对如何改善现状存在不同角度的看法，对病人、治疗师、及两者周围的系统的需求也有所不同。接下来，我们将简单介绍一下心理疗法的几个大类，以便你和你的家人能够对哪种疗法能帮助你的处境有点概念，并且明白当开始一次心理治疗时，可以有哪些期待。

➤ 认知行为疗法

1960 年代，亚伦·贝克（Aaron Beck）博士与他的同事提出了一种关于抑郁的理论以及一种心理疗法，称为认知疗法（cognitive therapy）。[6]这种心理疗法的研究相对比较彻底，并且有可靠的记录能证明确实对抑郁症状有效；在一些研究中，它对一些病人的作用被发现与抗抑郁药相当，甚至更好。[7]

认知疗法的理论基本包括，长期或经常处于抑郁的人会对自己和世界有偏见，采用某种思维和反应模式，导致问题一直存在。

这种疗法强调思维，或认知，所以这种理论和疗法被如此命名。研究显示，抑郁的青少年倾向于(1)对自己有负面思维；(2)用一种消极的方式看待自己的经历；(3)对未来有悲观的视角。认知理论将其称为认知三联征(cognitive triad)。[8]

这个理论进一步提出，所有这些负性思维会导致个体出现一种心理习惯，称为图式(schemas)，或负性自动化思维(negative automatic thoughts)，它突然活跃起来，进一步加强了负性思维。

▼约翰是一名17岁的高三学生，他想要参加当地大学的一个暑期创意写作研讨班，但是他的申请刚刚被拒绝了。他前来接受心理治疗，他带来了他的申请书，上面写了一个小故事，附着长长的评论，评论是研讨班的主管手写的，他也是当地一位知名的作家。

"你看到了，我本来早应该想到申请这个研讨班的结果。菲利普·普雷斯顿，基本上是他给我带来了这个噩耗。现在我永远不可能成为一名作家了。"

"你为什么这么说？"我问道。

"如果像普雷斯顿这样的人物都觉得我没有写作的天赋，我可能还是放弃的好。我上一次放弃我不适合的事情就是这样的情况。"

"他直接告诉你，他觉得你没有写作的天赋？"

"呃，不，当然不是。"

"好吧，那么这位著名作家总是不直接把自己的想法告诉学生？"

"呃，也不是。不是这样的。事实上，他以直截了当对学生表达想法而闻名。他是一个强硬而坦诚的人。"

"他对待你的方式与对待其他人不同？"

约翰开始有点恼怒："唔，我不这么认为，但是我怎么知道？我从来没见过这个家伙。"

"那你怎么理解普雷斯顿教授亲自给你写了这些评论？"

"唔，我也觉得这有点不寻常。我的朋友安收到的拒绝信上是套用的格式。"

"这是不是说明，他对你写作的某些方面印象深刻，所以想要鼓励你？"

"他说这个故事是，所谓的，'有进步空间'，"约翰苦笑着说，"但是我觉得他只是在哄一个笨小孩。"

"所以，普雷斯顿教授表达的不是他所说的意思？"

"但是他的评论真的很差，"约翰开始变得忧郁，"他看完了整个故事，情节，人物，所有一切，然后把它们一个个批得体无完肤。"

我继续重新解读约翰的负性思维："如果他要给你这样一个认真详细的评论反馈，他必须要花费几个小时在你的故事上。你觉得呢？"

"是的，如果他觉得完全没价值的话，我猜他不会花费那么多时间和精力。他告诉我明年再继续申请，可是……"

"可是他只是客套而已？"

约翰沉默了，看起来正在认真思考。

我继续说道："你不是告诉过我，这个研讨班高三学生一般是无法加入的吗？"

"是的，"约翰说，"鲁滨逊夫人曾经告诉我，别抱太大希望，她教过的学生中，从来没有过高三时候能加入的。"

"所以，这对你来说并不算是很大的意外。"

"嗯，事实上她比较意外。'我以为你可能会成为我所教过的第一个申请成功的高三学生。'她在我告诉她结果时这么说。"

"但是,她心里不这么想? 只是在客套?"

约翰眉头皱了起来。

"你给鲁滨逊夫人看普雷斯顿的评论时,她说了什么?"

"呃,我没给她看。她告诉我去她办公室,一起讨论一些我写的其他故事,明年再申请,但是我还没去。"

"原因是?"

约翰不说话了,嘴角慢慢出现了一个极小的微笑的迹象。我继续:"因为鲁滨逊夫人鼓励你,也是因为客套?"

约翰不好意思地点点头。然后他问道:"你是不是说我有个这样的惯性思维?"

"你觉得呢?"我问道。

"你们这些人,"他说道,现在明显带着微笑了,"你总是用问题来回答另一个问题。你们心理治疗师培训时就是这么教的吗?"

我忍不住道:"你觉得呢?"▲

约翰对自己的天赋很失望,并且默认其他人也是这样看待自己。某一情形可以用很多不同的方式进行解读,可以是积极的,也可以是消极的,他倾向于都用消极的方式,而不是寻求积极的可能解释。如果有积极的事件发生在他身上,或者有人对他说了积极的话,他就会忽视,或者用其他方式进行解读(称为负性归因)。这反过来又使他加强了他的负性思维(比如他的老师明显想让他去办公室给予他支持和鼓励,但他故意不去),恶性循环不断发生。

认知行为疗法(cognitive-behavioral therapy, CBT)是一种需要积极操作的疗法。病人被要求监控和记录自己思维和行为中的固有模式。它强调日常保持，常常会布置"家庭作业"。治疗师帮助病人挑战扭曲的认知，识别负性自动化思维，重新用更积极的方式解读生活事件。它强调当下，而不是过去，教导病人修正对自己或所经历事件的行为或思维方式（这一过程称为"认知重建"）。很多病人和家属喜欢这种疗法，因为它相较于其他疗法起效更快，而且它的工作很透明，能够清楚解释。同时，它建立起了稳固、结构化的应对方式，可以用于帮助各种情形，包括紧急事件。

认知行为疗法是治疗未成年人抑郁的心理疗法中，被研究得最透彻的一种疗法，它被证明对程度较轻的抑郁具有显著疗效。

➤ 人际心理疗法

人际心理疗法（Interpersonal psychotherapy，IPT）基于的前提是，抑郁最好在人际交流的背景下进行理解，而且忽略其内在深层原因，抑郁总是无可避免与青少年人际关系存在纠葛。暂时先忽略个体心理和生理因素对抑郁的影响，IPT 的假设并不是人际问题导致了抑郁，而是处理好人际问题能够缓解抑郁症状。这种疗法最初用于治疗成人抑郁，然后被调整用于青少年，有针对性地关注这一年龄群体常见的人际关系问题。IPT 帮助青少年处理有问题或让人不满意的人际关系，尝试重建人际关系，使其更加令人满意。

与认知行为疗法一样，IPT 是一种需要积极操作的心理疗法，它关注的是当下，主要是要加强青少年重要人际关系中的沟通交流：与父母、同伴和恋人。IPT 尝试帮助青少年学习更多开放的交流方式，更好地倾听他人。心理治疗师尝试帮助青少年明白自己的需要，发展出对自己的成人期望，不断加深对父母观点角度的理解程度。IPT 的工作在于澄清角色期望，处理角色冲突和转变。通过增强人际关系和问题解决技巧，IPT 帮助加强青少年与同伴和家人的人际关系，提供更加稳固的社会支持系统，在负性事件发生时，他可以寻求获得支持和帮助。这被认为可以帮助青少年提升心理弹性，降低在未来发生抑郁的可能性。根据一些文献记载，对于家庭和社会联系比较强的文化系统中的青少年，这种疗法可能特别适合。[9]

　　一项研究，用 IPT 治疗 12—18 岁的抑郁患者 12 周，病人报告抑郁症状显著减轻，他们总体的社会功能明显提高，与朋友和恋爱对象的关系也有提升。他们还报告，自己寻求其他问题解决方式、尝试新的替代方式，然后用它们处理困难的能力，也有明显提高。[10]

➤ 家庭治疗

　　家庭治疗有很多定义，但是所有家庭治疗的定义都包括与家庭成员间的当面交流，聚焦于家庭关系中的互动和动力关系。这与人际心理疗法在很多方面存在不同。首先，青少年不再被看作是一个独立的病人。整个家庭被看作是一个"病患"单元，目标是帮助整个家庭，具体工作是一视同仁地与每一个家庭成员进行交流。因此，家庭所有相关成员都需要加入治疗活动，同样需要努力改变并维持积极的改变。在有效的家庭治疗中，产生的变化可能会非常巨大，因为很多人都在一起努力改善人际关系，而不是仅仅一个人。这可能是一种适合青少年的方式，青少年会因为担心自己被视作需要"修理"和"坏掉"的人，而拒绝单独被治疗。家庭治疗同样能够在其他某些压力源（来自父母或兄弟姐妹）影响青少年时有很好的效果。此外，父母如果曾经有过抑郁的病史，他们可能会发现这种疗法特别具有吸引力，因为它可以允许一个更加开放的讨论，用一种更加安全的方式与他们的子女交流共同的经验。

抑郁青少年家庭治疗的目标是，通过识别和改变家庭互动中的问题，减少抑郁症状，提高青少年的功能水平。因为家庭互动中的问题可能与抑郁的发生或恶化有关。与人际心理疗法相比，家庭治疗不太关注抑郁的成因，而关注当下家庭成员间的消极关系。

一名抑郁的青少年总是会把自己孤立于家庭成员之外，而且易激惹和破坏性行为也常常是青少年抑郁的表现的一部分，这会破坏家庭生活。处境的压力会导致抑郁青少年脱离家庭生活，回避父母因她的抑郁行为产生的担忧。父母尝试安慰和帮助她，但她的回避反过来又让父母感到挫败，他们因此变得愤怒而开始指责。这使青少年更加愤怒、内疚、抑郁。这种责备和敌对的恶性循环就此开始，很难被打破。

家庭治疗尝试通过减少青少年的自我孤立、父母的指责，增强家庭凝聚力，来帮助家庭恢复建设性的关系。心理治疗师会通过增强青少年对父母爱和支持的信任和渴望，帮助父母重建自己情感支持者的角色，来刺激家庭联系的重建。

一般来说，治疗师会倾向于把抑郁相关的行为问题看作是家庭关系出现问题的症候，而不只是抑郁的青少年个人的问题。这可能需要把抑郁行为理解为实质上是为了满足整个家庭的积极功能。（当妈妈和爸爸之间的关系出现了问题，约翰尼开始变得调皮，因为他觉得危机会让整个家庭更加团结。）这常常能够有消除指责的效果，并将家庭的关注点从"这是谁的错？"转移到"我们如何一起努力让事情变得更好？"上来。

家庭治疗鼓励所有家庭成员用一种建设性的方式开放地表达

出自己的感受，以改善相互沟通。治疗师帮助家庭进行家庭问题的谈判，比如宵禁、家务、约会，平衡父母的权威和青少年日益增长的自主的需要。

因为家庭治疗的范围非常广泛，而且因每个家庭情况不同而充满个别化因素，所以很难对其有效性进行研究。不过，很多研究指出，家庭的压力和紧张的家庭局势会导致青少年抑郁症的复发。这表明，当这类紧张的家庭局势出现在青少年的家庭中时，家庭治疗非常重要。最新的研究证据可以表明，这种方法能减少抑郁症状，甚至减少自杀意念，在抑郁青少年身上的有效性，与本章提到的其他疗法差不多。

➤ 领悟性心理治疗

领悟性心理治疗（Insight-oriented psychotherapy），或称为动力性心理治疗（dynamic psychotherapy），主要的形式是与治疗师的单独面谈，一般要持续一段时间（几个月甚至几年），在治疗中，来访者讨论自己过去和现在的经验和感受，目标是更好的自我理解、自我接纳和自我成长。失望和成就、爱和敌意、恐惧和灵感、激情和担忧——所有这些，如心理治疗师常说的，在治疗中就像是"磨坊中的谷物，等待被碾碎"。病人和治疗师，当然也会谈论如难过、焦虑这样的症状，但是领悟性心理治疗尝试把这些症状理解为一种信号，折射出了背后潜在的冲突，而不是关注治疗它们本身。这种心理疗法更加传统，强调探究症状背后隐含的意思，以及自我意识的发展和成熟。

这种疗法有别于上述大多数的疗法，因为它旨在"无导向性"。也就是说，心理动力流派的心理治疗师从来不会要求病人去做任何事——没有家庭作业,没有指派任务。很多时候,治疗师甚至不会解释具体的影响,因为目标是帮助病人取得他们自己对处境的理解,而不需要治疗师用自己的观点把事情弄得混乱。治疗本身背后的思考,病人对某些方面的深入理解,会自然而然地带来行为和态度上的改变,这也是这种治疗需要耗费那么长时间的原因,但是这种治疗形式被病人描述为具有不可思议的力量和帮助,因为病人达到的大部分的领悟都依靠的是他们自己(尽管治疗师细致巧妙的指导正是这种疗法难以掌握的原因)。那些成熟、拥有好的沟通技巧,具备这种治疗所需的自我审视和反省,同时有较高的寻求自我理解的动机的青少年,更有可能从顿悟取向心理治疗中获益。另外,能够维持人际关系、能够开放地讨论情绪、没有持续的危机的病人,也会获得更好的治疗效果。

　　处理那些导致悲伤、愤怒或焦虑等情绪感受的心理创伤和挫折(过去的和现在的),正是领悟性心理治疗关注的一个焦点,其他关注的焦点还包括思维模式,自我态度,可能破坏良好关系的人际交往风格,工作学习的效能感,玩耍时的放松程度,对未来做决定时的自信心。这类疗法复杂而精细,所以心理治疗师常常需要接受与医生一样的几年的专业培训和学习,而且也解释了为什么病人有时需要一次性治疗几个月,甚至几年时间。这也解释了为什么这类心理治疗是这样强烈、有力的经历,为什么病人与治疗师之间的治疗关系是那么特殊。

　　领悟性心理治疗常常被认为是"开放式结局",只要病人觉得已经从中获益就可以结束。治疗的目标是个性化的,差异范围非常大。出于这些原因,这种疗法的疗效研究几乎不可能完成。即便如此,最近的研究还是在试图把领悟性心理治疗与其他更多的现代治疗技术,比如认知行为疗法,进行比较。研究结果形形色色,什么都有。有的研究显示领悟性心理治疗效果更佳,有的显示它效果更差,而大部分研究显示,在治疗抑郁方面,它与 CBT 效果相当。在选择治疗方式的问题上,你和你的孩子确实需要与孩子的心理治疗师好好探讨一下,使选择的疗法匹配孩子具体的优势和兴趣。

➤ 团体心理治疗

团体心理治疗对青少年特别有效,因为他们常常更加愿意把自己的感受和困难告诉自己的同龄人而不是成年人。来自同龄人的反馈和评价比来自作为成人的治疗师的反馈对青少年的影响作用更大。在一个团体中,年轻人可以模拟和练习社会技能,从其他同龄人的友谊和相互支持中获益。

治疗师一般会鼓励团体成员相互解决问题并给予反馈和支持。帮助团体成员更好地识别自己和他人的感受,指导他们解决社交问题,教会他们如何谈判解决冲突。

团体心理治疗一般是作为其他心理疗法的辅助,而不是单独使用的,常常用来处理某一具体问题,比如社交技巧比较差。物质滥用的治疗经常在团体设置下完成,在团体中,行为模型和角色扮演练习都能够帮助青少年学习无药物依赖的应对方式和生活方式。团体治疗帮助青少年发现,其他同龄人都会有类似问题(有时候问题更糟),帮助他们直接体验,同龄人是如何成功或失败地处理这些困难和挫折的。一些最有力的证据来自那些社交焦虑的青少年——那些最不愿意加入团体的人!与其他年轻人在一个没有威胁的情境中练习相处,会使这些人感觉更舒服。因此,这种疗法可能也会对那些社交存在问题的抑郁青少年有帮助。

➤ 辩证行为疗法

在 1987 年,玛莎·莱恩汉(Marsha Linehan),华盛顿大学的一位教授和资深心理学家,发表了一篇论文,在其中她概述了针对个体具体问题的改编版认知行为疗法。[11]有一类病患,症状特征很难收集,其中很多被诊断为心境障碍。他们看起来易激惹的表现多于悲伤,尽管两种确实都存在;他们经常性地寻找帮助和权威,然后又拒绝和回避;他们有时候有自杀意念,其中一部分人因为这些意念而有危险性行为;他们可能与社会隔绝;他们经常性地不愿意接受心理或药物治疗,在开始心理治疗后也很难保持下去,因为他们不愿意接受自己出现了"问题"。有心的读者可能已经注意到了,这看起来非常像我们之前形容的抑郁的青少年的表现。因此,尽管这种疗法最初是用于治疗一种相关但完全不同的疾病(称为边缘性人格障碍),但是我们在此讨论它,因为它经常能够帮助到未成年的重性抑郁患者。

莱恩汉博士相信,认知行为疗法有很多长处。它具体而容易操作,聚焦于积极的改变,而且起效快速。不过,她不太喜欢的一点是,一些病人可能会觉得它带有惩罚性而不想继续。对于一些抑郁患者来说,他们更容易敏感地觉察到环境中的消极因素,当他们每周去见心理治疗师,治疗师(温和、但是实事求是地)细数他做错的所有事,并告诉他们需要改变,这可能会带给他们想要放弃的感觉。莱恩汉博士在她的研究中注意到,CBT 开始后过早结束治疗的人数比例相当高,她认为她可能知道原因。她打算让 CBT 变得既有疗效,同时保证患者能够继续治疗,保持两者之间的平衡。一边理解和安抚抑郁患者在改变自己时的强烈挣扎,一边提供承担挑战时所需的技能,治疗师能够帮助病人感觉到被理解,同时有动力去承担认知行为治疗的挑战。这种辩证的两难境地正是辩证行为疗法（dialectical behavioral therapy，DBT）的核心和基本原则。（在辩证法中，两个相对立的观点被归结为两种描述——例如，"我已经尽力做到最好了"和"我要改变使自己做到最好"。）

与 CBT 一样，DBT 聚焦于挑战认知和帮助个体学习改善自己和处境的技能。它还比 CBT 的组成额外多了几个方面，包括正念和容忍痛苦，这些都是为了帮助个体接纳自己当前的处境，消除情绪化的反应。我们可能都曾经在争吵的时候，说过下一刻就让我们后悔的话。一个因为抑郁而处于易激惹状态的人，更是有可能做出这种事，使他进一步被他所爱的人拒绝和远离，加深他的悲伤感和孤独感。DBT 会教授具体实用的技巧用于这样的情形，把情绪状态（如，"我刚才真的快疯了，他没有权利对我说那些话"）和理性认知（如，"结合前后的事情来看，我知道他是关心我的，我也不想伤害这段关系"）联系起来。将对现状的感性和理性认知结合起来，就是莱恩汉所说的"慧心"（wise mind），或者明智的理解，在此基础上，被治疗者可能就会随之做出正确的行为。

如我们所说过的，DBT 最初是用来治疗另一种完全不同的问题。但是，对青少年的研究已经显示，DBT 同样可以帮助具有某些抑郁核心症状（包括情绪低落、易激惹、易冲动、人际交往困难）的患者。虽然 DBT 并不适合于所有病人，但是它对抑郁的青少年，特别是那些易激惹症状突出的抑郁青少年，还是有帮助的。

➤ 接纳与承诺疗法

接纳与承诺疗法（acceptance and commitment therapy，ACT）是行为主义心理学领域相当新近的一种治疗方法。虽然它表面上看起来与认知行为疗法或其他行为疗法非常相似，但是它让病人做的练习类型非常不同。上面提到的几乎所有的疗法一定程度上都是想要减轻伴随抑郁出现的不适感和不良体验。在 CBT 中，这通过挑战背后隐藏的思维和行为来实现，并尝试控制它们；DBT 更进了一步，通过缓和治疗本身，在理解问题和接纳自我中寻求平衡。人际心理疗法、家庭治疗和团体心理治疗，都关注于青少年人际关系的改善，不管怎么样，都是为了改善那些导致抑郁恶化的不良关系。领悟性心理治疗寻求解决的是个体没有觉察到的不适之处，即所谓的潜意识冲突，以此引导个体发生改变。ACT 的不同之处在于，它的目标不是为了解决这些不适之处，而是允许病人学会无视这些问题。

　　ACT 基于的原则是减少经验性的逃避。很多人每天都会不断体验到令自己不舒服的事件。有时候，我们不得不拨打一个我们根本不想打的电话，或者因为要进行一次公开演讲或参加聚会而感到焦虑。我们的自然反应一般是试图回避这些事情。不适感越强，回避得越厉害。虽然从长远来看，逃避事实上解决不了问题，只会让我们变得更加不舒服，而不是缓解。上面所有的疗法，用各种各样的方式，旨在减轻这些不适感，使我们能减少这些逃避。举个极端的例子，在使用 CBT 时，病人有时会被要求做一些令他不安的突破。比如，如果一个人害怕坐飞机，治疗师就会使用一系列阶梯式的练习，来降低这种恐惧。首先，她被要求看飞机的图片。然后，治疗师可能会带她去机场吃午餐。接下来，她可能会被带入一架停在地面上的飞机（至少在还不会飞的时候），然后被要求坐在座位上——整个过程都配合放松练习，直到她感觉更加舒服，并通过直面她的灾难性思维（"我们要坠毁了！"），学习控制它们。最后，她可能会进行一次短距离的飞行。ACT 则不同。尽管最终的目标(乘坐一架飞机)可能是一样的,但是治疗的目标会变成让病人接受"飞行是吓人的,会感觉不舒服,但是不论如何还是必须要乘坐飞机"。这会减少她对很多事情的回避(坐飞机,她自己的恐惧),使她感觉没那么可怕,长远来看,这能够增强忍耐力,提高未来旅行的可能性。

　　ACT 治疗师并不想要挑战负性或灾难化思维。相反,他们鼓励病人注意它们,意识到它们只是想法罢了,然后回到当下,直面问题。这种方法教会病人与他们的核心自我相联系,客观观察自己的思维过程,意识到他们的自我与他们的想法是相对独立的事情。它还强调,想法只是想法,不是事实。相较于在面对恐惧时分散注意力或放松,用 ACT 的人更倾向于注意到这些想法和恐惧,却不逃避它们,而把它们看作是当下的事情来处理它们。ACT 比其他疗法更关注沉思和关注当下,所以一些青少年会觉得这些品质更加具有吸引力。ACT 的方法不是想要试图"修理"抑郁或负性体验,而是鼓励人们接受它,并继续前进,对于讨厌将自己视为已经"坏掉"的人来说,这是另一个吸引人的因素。

　　在成人中,ACT 在降低抑郁程度和提高社会功能方面显示出了较好的效果,尤其是当抑郁伴随其他消极体验,比如长期的疼痛出现时。[12]越来越多的证据表明,它能够用于治疗青少年抑郁。[13]虽然 ACT 在这个领域的应用才开始不久,但是它代表了一种与先前的方法截然不同的方式,可以作为一个考虑选项,尽管很少有从业者专门将其用于儿童和青少年。

选择疗法和治疗师

　　一些治疗师很明确地就是使用某一种治疗方法的。你浏览网页的时候就能够知道他们是一名"CBT 治疗师"或者一名"家庭治疗师"。但是，更多时候，还是需要打一次电话或进行一次初始会面来决定选择哪一流派的心理治疗师。很多心理治疗师有使用多种疗法的经验，能够根据病人情况判断选择使用最适合的疗法。一位真正优秀的心理治疗师能够在治疗过程中不断切换适合的方法，在青少年非常抑郁消极的时候给予更多鼓励和指引，而在他们好转的时候给他们更多要求。

有时候，不难决定哪一种心理疗法对抑郁青少年起效的机会更大。如果抑郁患者倾向于自责和苛求自我，抑郁症状不太复杂，没有破坏性行为和药物成瘾，这类患者可能适合于认知行为疗法。假使再加上青少年与成人关系良好，能够完成治疗相关的家庭作业，那么就更适合了。而如果抑郁青少年的易激惹和破坏性行为是恶劣的家庭氛围导致的，家庭成员之间不争吵就没法好好说话，那么家庭治疗可能是不错的首选。有时候在治疗过程中发现了复杂的深层次问题，需要更深入的方法，可以选择领悟性心理治疗。举个例子，一名青少年被发现有性心理创伤史，就可能需要长期的心理治疗，来处理整个创伤史过程中的各种复杂问题，甚至在抑郁症状缓解之后仍需继续治疗。

与其寻找某一特定理论流派或训练类型的心理治疗师，不如找到一个擅长青少年治疗的有经验的治疗师。一般来说，精神科医生会比较熟悉附近好的心理治疗师，儿科医生、学校咨询师、神职人员也会知道。

除了治疗抑郁症状，抑郁的青少年一般还需要处理因抑郁导致的一些后果。如果需要住院治疗，那么之后重新回归学校也是一件麻烦事。这个孩子需要处理来自同学和熟人的好奇和可能带来的伤害，所以需要帮助和支持他事先准备好应对这些人问题的答案,准备好应对他们的戏弄和调侃。研究显示,同龄的孩子经常会感觉到抑郁的青少年比其他孩子更加害羞和不受欢迎,也更容易受到同龄人的捉弄。抑郁的青少年在治疗前可能暂时会被孤立和感觉孤独,一般需要受到帮助才能重新融入他们的社会环境,这种处境可能会让人长时间觉得难受。

有时候,青少年抑郁患者会融入非正常的同伴群体,需要脱离这类群体。他们可能会因为社交技巧比较弱,而与年纪更小、更不成熟的孩子交往,或者跟那些吸毒酗酒、行为不良的人在一起。从抑郁状态中恢复的青少年需要相当多的心理治疗支持,才能脱离这些非正常却让他们感觉舒服的人际关系,同时建立起更加健康和正常的同伴关系。

青少年同样还需要平和地看待精神疾病和服用药物这件事,他们需要帮助来把这些经历纳入自己的自我认同,应对精神病治疗的污名化。出于所有这些原因,心理治疗常常是抑郁治疗的重要组成部分。即使某一青少年对药物的反应再好,她也需要心理治疗的帮助来处理这些问题。所有这些目标可以用上述的各种心理疗法达成,虽然每一种疗法的方式途径不尽相同。

精神科医生兼心理治疗师已经消失了吗?

你可能已经注意到了,贯穿这整一章,我们一直把精神科医生和心理治疗师视为是两个不同的群体。这或多或少是一种约定俗成,不只是美国的精神病学界如此。虽然从各方面因素来讲,开药治疗的人和做心理治疗的人最好是同一个人。但是,出于各种复杂的原因,大部分患有心境障碍的青少年,只能先找一个精神科医生做药物治疗,再找一个没有医生执照的心理治疗师(常常是社会工作者或心理学专业人士）做心理治疗。（我们将在第十六章详细探讨各种各样的心理健康专业人员和他们独有的专业技术。）其中一部分原因是因为心境障碍药物的改变，新型药物的发展不断出现：现在那么多不同的药物被用于精神病治疗，要掌握使用它们的技能耗时长久。还有更加重要的一点，由于越来越多的药物能有效治疗越来越多的精神问题，所以越来越多的人想要（以及需要）去找精神科医生进行治疗。于是，精神科医生的数量不足以既做药物治疗又做心理治疗，特别是在一些比较繁忙的医院。因为医学院和精神病学培训的时间和花费高于心理治疗师所需的培训，所以精神科医生一般比其他专业人士更贵。尤其是那些额外培训并被认证为儿童和青少年精神科医生的人，这些人才现在全国都处于短缺中。当一个医院或健康维护组织的管理者想要开设精神疾病治疗服务，分离治疗（精神病治疗分离为两部分，一部分是由精神科医生进行药物治疗，还有一部分由没有医生执照的心理治疗师进行心理治疗或心理咨询）对病人来说是最划算的。

分离治疗在性价比上非常具有优势，可以使更多病人接受精神病治疗，而且更加便宜，难以想象现在的精神科医生再像过去一样同时做心理和药物治疗会是什么景象。幸运的是，现在临床社会工作者、心理学专业人士、专业心理咨询师的培训已经比较完善了，能够培养出优秀的心理治疗师。如我们在本章所见到的，心理治疗也在变得越来越专业化。行业出现了分化，现在要同时成为一名优秀的心理治疗师和一名优秀的精神科医生几乎是不可能的一件事。出于所有这些原因，一般需要两个专业人员分别治疗患有心境障碍的青少年，一个做药物治疗，一个做心理治疗。

第三部分
变种、成因 & 相互关系

在这一部分的章节里，我们将讨论一些相关的情形和问题，这些问题常常会使青少年抑郁的情况变得更加复杂。第十章介绍了心境障碍与注意缺陷/多动障碍之间的复杂联系。我们经常会看到，有的孩子童年时诊断为 ADHD，在青少年时期又被诊断为心境障碍。两种问题之间的联系确实存在，但是联系非常复杂而存在争议。我们将详细探讨什么是（以及什么不是）ADHD，介绍一些关于它的诊断和治疗上的争议。

第十一章探讨的是自闭症的诊断，以及它如何与心境障碍产生联系。从本书第一版开始，被诊断为自闭症或其相关疾病（包括阿斯伯格综合征）的儿童和青少年数量有了极大增长。很多患儿有时表现出的症状与心境障碍类似，有的也可能同时患有自闭症和潜在的心境障碍。要帮助同时患有这两种障碍的人，对于医生和家长来说非常困难，在这里我们会讨论一些可行的方法。

在第十二章，我们会综述一下酒精成瘾和药物滥用，重点来看一下，对于大部分出现这类问题的人来说，这些问题为何总是不可避免地与心境障碍纠葛在一起。这个话题很可能是本书这一部分最重要的"相互关系"，因为药物滥用问题非常常见，而且极度危险。许多研究显示，心境障碍与药物滥用结合出现是非常危险的。同时存在这两种情况的人，出现自杀行为，伤害自己的风险非常大。

接下来是对进食障碍的症状、分类、治疗的一个综述。这类令人费解的疾病主要出现在年轻女性身上，当然也不完全是这样。大部分患者同时患有心境障碍。神经性厌食症是最致命的精神问题之一，要想成功控制这个疾病，需要长期有效地同时治疗有问题的进食行为和心境障碍问题，心境障碍会为神经性厌食症的发生发展提供土壤和支持。

在第十四章,我们讨论的是"自残",一种发生率越来越高的抑郁并发问题。自残在很多方面与药物滥用和进食障碍的症状有惊人的相似之处。它也是心境障碍的常见相关问题,与药物滥用和进食障碍一样,它也需要专门的治疗。这一章还提及了青少年中自杀行为的相关问题。

这一部分的最后一章不再谈论临床上的事情,而转向了一个更加科学性的话题,这个话题常常引起心境障碍青少年和他们的家长的强烈兴趣:心境障碍的基因问题。

第十章
注意缺陷/多动障碍

与青少年精神类问题相关的书籍,都跳不过注意缺陷/多动障碍(ADHD)的话题。根据不同的评判标准,有的人认为 ADHD 存在大量漏诊,成千上万的未成年人没有得到有效治疗,也有的人认为 ADHD 的诊断已经被滥用,导致很多不必要的药物被用于大量儿童和青少年,而这些药物可能会致瘾。就像很多行为相关问题一样,事情的真相非常复杂,这两种极端的观点都不太妥当。在这一章,我们会介绍和探讨 ADHD 的诊断和治疗,告诉你一些这类争议的由来。我们也会讨论 ADHD 与心境障碍之间的联系。

什么是 ADHD?

要理解注意缺陷/多动障碍,最好先了解一下"注意"到底意味着什么。心理学家对注意的定义包括以下过程:

1. 注意到周围环境中的新信息(刺激);
2. 开始加工所发现的信息,过滤掉其他竞争刺激;
3. 随着手头的任务转移注意,抑制注意转移到无关刺激上;
4. 对该新信息做出反应。

其中非常重要的一点是，正常的注意过程需要把注意力集中到环境中某些信息上，积极地屏蔽其他信息。如果你正在一位客户的办公室向她陈述，这时听到外面传来警车的警报声，你可能会注意一下这个警报声，但是之后你又会把注意力转移回到商务会谈上。如果这时又有一辆警车也带着警报声经过，你很有可能不会再注意到这一点。从某种程度上来说，这种屏蔽其他刺激的能力是注意力的一个重要方面。

还有一个非常重要的概念——执行功能，可以帮助我们理解ADHD。大脑的执行功能可能是人类独有的，包括自我控制、行为管理、冲动抑制，以及计划和行为排序。大脑的执行控制中心可以让我们能够思考自己的处境，预测未来可能发生的事情，计划我们能够如何影响它们，使我们过得更好。执行功能随着孩子长大成人而逐渐成熟。这些功能似乎是由大脑前额叶皮层负责的，这是人脑最高级的区域。我们知道大脑的这一脑区在青春期仍在不断发育，这似乎也表明了，这一脑区与这些高级脑功能的执行有关。除了注意问题，ADHD患者还存在执行功能的问题。这解释了他们的冲动性，计划或延迟满足能力的欠缺，以及他们在面对压力为何容易情绪爆发、大发雷霆。

当儿童、青少年或成人出现注意力或执行功能上的问题，表现出的能力与他的年龄或预期成熟程度不匹配时，就可以考虑ADHD的诊断。做出正确诊断的关键之处在于，要能够准确判断某一年龄阶段的正常表现应该是什么样的。

第一篇对我们现在所说的 ADHD 患儿进行症状描述的论文发表于 1902 年，作者是英国精神病学家乔治·斯蒂尔（George Still），题目为《儿童期的一些异常心理状态》。[1]斯蒂尔描述了 43 名儿童的严重行为问题：攻击性、情绪容易爆发、反抗性、以及严重的注意力问题。很多儿童存在癫痫、智力障碍(以前被归入"智力发育迟滞"的分类下)，或存在脑部的其他某种损伤。他认为这些儿童存在"品行控制缺陷"，意思是他们不能正常控制自己的行为。从1930年代到1950年代，精神病学家强调这类问题与脑部各种损伤存在联系，可能是因为事故导致的脑外伤，也可能是因为儿童期脑部感染带来的伤害，比如有时候是麻疹造成的结果。同时，精神病学家意识到，这些儿童的行为和注意力问题，很像那些前额叶皮层受到损伤的个体的表现。人们开始用"轻微脑损伤"(minimal brain damage)这一术语来定义这些病例。到1960年代，人们意识到很多出现这类症状的儿童和青少年，并没有脑损伤史，所以这一命名变成了"轻微脑功能障碍"(minimal brain dysfunction, MBD)。最近，ADHD这一名称开始被广为使用。这一问题到底是否因"脑功能障碍"引起，ADHD的症状到底是什么导致的，至今仍是未知之谜。

　　近几十年，被诊断为ADHD的儿童和青少年(以及成人)的数量显著增长。过去被诊断为ADHD的人往往是智力障碍和脑损伤的儿童，而现在，很多已经获得大学学位的成人也会因为工作时注意力不够集中，而服用治疗ADHD的兴奋性药物。1990至1993年间，兴奋性药物哌醋甲酯(利他林)在美国的制造量几乎翻了三倍，从过去每年1800公斤到现在每年超过5000公斤。[2]这是因为儿科医生和精神科医生越来越善于识别轻微的ADHD病例了吗？还是说这些药物被滥用了？至今尚无定论。

　　诊断的难点在于，这种疾病要在一个连续体上来评估行为是否异常：某种程度的注意和执行功能的水平对一个成人来说可能是异常的，但放在另一个孩子身上却可能是完全正常的。比如上面那个商务会谈的例子，如果每当窗外警车鸣笛经过，你都会中断

自己的陈述,那么这显然不是一个正常的行为。但是如果是一个
4 岁的孩子做出这样的事情,那么没人会觉得惊讶,或认为这个孩
子的行为有什么异常。儿童比成年人更容易感到厌烦,也更容易
因环境中让他们感兴趣的事物或新异的刺激而分心。随着年龄的
增长,他们的注意力会变得更加容易集中。

年龄并不是影响注意力和执行功能的唯一变量。就像正常的
身高和体重都存在浮动范围,个体的脑功能水平同样存在一个正
常的区间范围。不同的年龄阶段,人们集中注意力的能力有很大
差异。执行功能的某些要素,通俗来讲就是耐心或成熟,你会发
现,人们在这些品质上同样存在差异,存在一个范围很广的"正常"
区间。

所以,我们怎么分辨什么是正常冲动,什么是过于冲动? 或者
什么是活泼,什么是多动呢? 什么程度的"坐立不安"对一个 7 岁
的孩子来说是正常的? 以及我们如何来客观地测量评估? 在考虑
ADHD 的诊断时,精神科医生需要回答这一系列的问题。

简单地给一个人试用兴奋性药物来观察是否有帮助,这并不
能用于帮助诊断,因为兴奋性药物对正常儿童的行为也会有改善
作用。兴奋性药物总是能够帮助提高注意和帮助专注。这也是它
们那么容易被滥用的原因。

虽然对一些孩子做出 ADHD 的诊断难度很大,但是对另一些
孩子来说,他们的注意力和执行功能问题非常严重,明显地超出了
正常功能范围。毫无疑问这些孩子存在 ADHD 的问题,并且需要
帮助。这些儿童的临床表现有哪些呢?

ADHD 的表现包括两个方面,一个是注意力无法集中(注意
缺陷),另一个是多动。患有这种疾病的人往往难以调节他们的注
意力。很多人以为,ADHD 所说的是缺乏将注意力长时间集中于

某一事物上的能力。事实上不是这样的。如我们上面所述，ADHD缺乏的是将注意力指向某一任务而屏蔽外界刺激因素的能力。我们碰到过前来就诊的家长，认为他们的孩子不可能是ADHD。"他能连续玩几个小时的电子游戏！他就是懒，不想做作业。"坦白讲，没有什么能比这个更能说明ADHD孩子的表现了。电子游戏的设计就是为了不断吸引人们的注意力，它们通过鲜艳的色彩、巨大的声响、以及持续的活动来达成这一点。患有ADHD的儿童几乎完全被拉进了游戏中，所以能够停止在外界环境中发现其他刺激。父母一遍遍地呼喊孩子的名字却没有任何反应，这并不是孩子故意的，而是因为孩子全部的注意力已经被吸入了光彩炫目的屏幕之中。试图将注意力集中在不那么有趣的任务，比如家庭作业上，对那些明显存在ADHD的孩子来说，几乎是不可能的任务，其他随便什么刺激（家里的宠物经过，电话铃响）都会打断他们当前的思路，导致他们只能重新开始。

　　ADHD的另外一个方面就是多动，孩子看起来就像是装了一个马达。这些孩子完全没有办法多坐一会儿。他们看起来比其他人的能量更多。他们做事冲动，不加多想。在精神病学的用语中，这两种ADHD的类型被分别称为注意缺陷型和多动/冲动型。大多数患有ADHD的孩子两方面问题兼而有之，但是还有一些孩子主要只是注意缺陷的问题。因为这些孩子往往更加安静而容易走神，他们常常会被老师所忽视。毕竟，他们没有造成任何问题，而是顺从地坐在自己的椅子上，想着别的东西。这种亚型的患者往往女孩多于男孩，而且一般被诊断出来的时间较晚，通常要到三至四年级，当"学习阅读"转为"阅读学习"的时候。这时，孩子需要用一至二年级学会的技巧，来理解越来越复杂的文本材料。患有ADHD导致注意力无法集中的孩子没能学会这些技巧，所以成绩开始受到显著影响。

　　ADHD 会造成哪些后果？对于年龄比较小的孩子,这些问题可能会导致学习成绩不佳、影响课堂纪律从而被安排进入特殊班级上课,时常停课或甚至被学校开除。同龄人会觉得 ADHD 的患儿容易生气和不成熟(毕竟,执行功能的另一个说法是我们常说的成熟)。其他的孩子可能会把患有 ADHD 的孩子孤立在他们的活动之外,所以 ADHD 的孩子的社交技巧也会受到影响。同龄人很快就会知道,戏弄患有 ADHD 的孩子是很容易的,因此可能会设计让他们卷入与成人之间的麻烦。ADHD 从各方面来说都不是一个良性的障碍,需要积极地治疗来防止孩子随时间推移会遇到的这类问题。

　　被诊断为注意缺陷/多动障碍的孩子中,大约 3/4 会持续到青春期。因为这些青少年中很多没能习得基本的学习能力,所以它会影响到学业成绩、自尊、家庭关系,还会使青少年更有可能出现行为风险。患有 ADHD 的青少年驾驶习惯相对较差,出现事故和收到交通罚单的概率更高。相较于没有 ADHD 的同龄人,他们首次与异性交往的年龄更早,性伴侣更多,采用避孕措施的概率更低,患上性传播疾病的概率更高,青少年期怀孕的可能性也更大(所有这些可能都与冲动性高、做事不计后果、心理不成熟有关)。[3]

治 疗 问 题

　　ADHD 的治疗主要有两种方式(与大部分精神类问题一样):心理治疗和药物治疗。ADHD 的"心理治疗"主要针对周围的人和环境,而不是针对孩子本身。它包括父母管理训练(一种针对父母的认知行为训练,关于如何有效管理 ADHD 儿童),也包括学校设施，比如减少环境中的"无关刺激"，提高师生比，以及聘请家庭教师。儿童和青少年最好还可以参加关于学习技巧的培训。在药物方面，主要的治疗药物都是兴奋性药物，其中主要包括两类，安非他命（表 10-1）和哌醋甲酯（表 10-2）。兴奋性药物在治疗 ADHD 儿童和青少年时的安全性和有效性，是精神病学研究最多的领域之一。其他大部分用于儿童的精神病药物的研究数量很少，而 ADHD 的药物研究则不同，已经有超过 150 项随机对照研究，分析兴奋性药物在儿童和青少年中的使用情况。

表 10-1　兴奋性药物（安非他命类）

通　用　名	商品名
安非他命/右旋安非他命（Amphetamine/dextroamphetamine）	Adderall
右旋安非他命（Dextroamphetamine）	Dexedrine
赖氨酸安非他命（Lisdexamphetamine）	Vyvanse

表 10-2　兴奋性药物（哌醋甲酯类）

通　用　名	商品名
哌醋甲酯（Methylphenidate）	利他林，甲灵（Ritalin, Methylin）
哌醋甲酯（Methylphenidate）	Daytrana（topical patch）
哌醋甲酯缓释剂（Methylphenidate-Extended Release）	专注达（Concerta）

这些研究表明，兴奋性药物能够提高注意力和专注力，减少冲动行为（如在教室里坐立不安和影响纪律），并且这类影响能随时间持续。兴奋性药物与我们提到过的其他大部分药物不同，它们几乎是可以立竿见影地起效的。抑郁患者往往需要服用抗抑郁药 2—4 周后才能起效，而兴奋性药物对 ADHD 起效的时间只需几个小时。

但是，对于 ADHD 导致的衍生影响，兴奋性药物能起到的作用有限。研究数据显示，药物对学业成绩、同伴关系、社交技能这类问题几乎没有什么改变。出于这些原因，必须要意识到，ADHD 的药物只是整个治疗计划的一部分，还需要包括学校的干预（比如小班制教学，增强监督管理，有时候增加专门的社交技巧课程）。心理咨询和心理治疗以及定期的家庭教育和治疗，同样对解决 ADHD 儿童的这些问题非常重要。

所以应该为你的孩子选择什么治疗方法呢？最具有里程碑意义的一项关于 ADHD 治疗的研究，是儿童 ADHD 的多模式治疗研究（the Multimodal Treatment Study of Children with ADHD, MTA）。[4]研究者追踪了约 600 名 ADHD 的儿童，他们接受了药物治疗、行为治疗、两者结合使用，或不进行干预（安慰剂控制）。这些儿童被追踪了 14 个月，以观察他们的反应。最后，药物和心理治疗结合使用效果最佳，这些儿童比单用药物治疗的小组总体用药量更少。只用药物治疗能够起效，但是效果不如结合心理治疗那么好（即使在最高剂量下）。从统计数据来看，只用行为治疗比安慰剂的效果好不了多少。这似乎说明，大部分 ADHD 的儿童应该同时用心理治疗和药物控制，虽然在紧要关头，单用药物治疗也能够帮助那些没有伴发心境障碍的单纯 ADHD 患者。

心境障碍与 ADHD

精神病学家使用"共病"来形容两种独立的状况或疾病常常同时出现于同一个人身上的情况。ADHD 和心境障碍之间存在高度的共病——在一些研究中，共病率高达 75％。[5]

对未成年人的 ADHD 和心境障碍诊断都比较困难，而且两种疾病之间的相互关系到现在为止仍然是个谜团。两种障碍之间很多症状是相似的(无法集中注意力、易冲动、易激惹、破坏性行为)。很多青少年身上 ADHD 和心境障碍的症状存在分化,但是一些青少年似乎同时存在两种疾病。在一项对已经被诊断为 ADHD 的儿童的研究中,21%的人在 15 岁时达到了双相障碍的诊断标准。也就是说,他们似乎同时具有两种障碍。ADHD 的儿童最后发展出的双相障碍症状严重程度较高,并存在较多失常行为。不过,ADHD 的儿童最后符合重性抑郁诊断标准的比例更高:29%的患儿在 11 岁时被诊断为重性抑郁障碍,到 15 岁时,45%被诊断为重性抑郁障碍。[6]

ADHD 的儿童发展成为了心境障碍,我们应该如何来理解这一种现象? 他们最开始的症状真的是 ADHD 的症状吗,还是早发性心境障碍的早期症状,表现得比较像 ADHD 呢? ADHD 和早发性心境障碍是两种症状类似而病程不同的独立的疾病吗? 为什么? 以及我们怎么来理解 ADHD 和心境障碍之间极高的共病率? 这些问题的答案现在还不知道,ADHD 和儿童期心境障碍之间的内在联系也还不清楚。

有人认为这种联系可能是遗传的。一些研究关注于 ADHD 儿童的家属,发现家属中心境障碍的患病率比较高。父母患有心境障碍的,孩子患有 ADHD 的可能性也比较高。上述研究中,研究者还调查了同时患有 ADHD 和双相障碍的孩子的家属中心境障碍的发病率。他们发现,患有 ADHD 和双相障碍的孩子,和只患有 ADHD 的孩子,他们的亲属中,前者患双相障碍的概率是后者的 5 倍。他们还发现,患有 ADHD 和双相障碍的孩子,他们的亲属中重性抑郁的发病率也很高。研究者推测,ADHD 伴发双相障碍是 ADHD 的一种特殊类型。[7]或者,这是两种独立的疾病,经常同时发生是因为，导致它们的基因在染色体上彼此相近，因此经常同时遗传（更多关于染色体的内容在第十五章）。对于这种神秘的联系，唯一可以确定的是，这个领域还有大量的研究工作有待完成。

由共病引起的实际问题需要治疗。具体来说，如果一名青少年存在 ADHD 和一种心境障碍的共病的话，两者都需要治疗。这使得治疗变得特别困难，因为兴奋性药物会恶化双相障碍的症状和总体病程（至少对成人来说是这样的）。

ADHD 和双相障碍的共病似乎特别难以治疗，常常需要药物组合使用。在一项研究中，使用锂盐来控制青少年的躁狂发作，一部分青少年曾在儿童期有过 ADHD 病史，而一部分没有，研究者对比了两者的治疗效果。曾有过 ADHD 病史的青少年使用锂盐治疗所需恢复时间，显著长于没有患过 ADHD 的青少年。这似乎进一步证明了，ADHD 和双相障碍的共病可能是一种亚型疾病，治疗尤其具有挑战性。[8]

我们知道兴奋性药物可以诱发双相障碍患者的躁狂。我们也知道早发性抑郁经常预示着会在青春期出现双相障碍和躁狂。因此，在抑郁儿童的身上使用兴奋性药物时必须格外小心。很多医生建议，禁止对未成年双相障碍患者使用兴奋性药物。

其 他 药 物

虽然三环类抗抑郁药在治疗未成年人抑郁上的作用尚未被证明，但是它们对 ADHD 的疗效已经清楚被证实。新型抗抑郁药安非他酮（bupropion，商品名 Wellbutrin）也被证明有效。但安非他酮可能会引起和兴奋性药物一样的问题：它们可能会诱发有躁狂倾向的青少年爆发躁狂的问题。

可乐宁（Clonidine，商品名 Catapres、Kapvay）和胍法辛（guanfacine，商品名 Tenex、Intuniv），都是用于治疗成人高血压的药物，被证明对 ADHD 有效。不过，兴奋性药物对注意力缺陷和冲动/多动都有效，而可乐宁、胍法辛似乎只对减少冲动/多动有效，对治疗注意力问题效果不佳。这些药物主要是通过降低整个神经系统的兴奋性水平起效的。人类的神经系统有两种影响身体的途径。交感神经系统倾向于提高意识和兴奋性水平。它是众多对"战或逃"反应负责的系统之一。副交感神经系统主要负责保持身体在休息时的平静状态。它能够降低脉搏、血压、呼吸频率，引起一种放松的状态。这两个系统不断变化，保持身体处于适合环境的状态。可乐宁、胍法辛似乎通过降低交感神经系统影响身体的功能，来有效地帮助一个多动、冲动的个体感觉更加平静。因为它们没有任何刺激作用，所以它们可以用于 ADHD 和心境障碍共病的病人。但是，因为它们对单纯的注意力问题效果不佳，所以它们很少被单独使用，常常是结合其他药物一起使用。

回想一下，最常用的抗抑郁药的工作原理是作用于 5-羟色胺、去甲肾上腺素和/或多巴胺，这三种脑中的主要神经递质。主要的分类是选择性 5-羟色胺再摄取抑制剂（SSRIs，比如帕罗西汀、氟西汀），5-羟色胺和去甲肾上腺素再摄取抑制剂（SNRIs，比如文拉法辛、度洛西汀），多巴胺—去甲肾上腺素再摄取抑制剂（DNRIs，比如安非他酮）。2002 年，一家制药公司开始测试一种单纯的去甲肾上腺素再摄取抑制剂（NRI）用于治疗抑郁。虽然它似乎对治疗抑郁没有效果，但是研究者发现，它对维持注意力有很好的帮助。进一步的调查研究使得 FDA 批准了这种药物——阿托西汀（atamoxetine，商品名 Strattera），用于治疗 ADHD。它比其他治疗这一疾病的药物多了一些优势。阿托西汀不具有兴奋性，所以使心境障碍恶化的风险比较低。根据 FDA 的规定，兴奋性药物受到管制，而阿托西汀不是一种管制药物，所以某些职业（如军人）的成人可以使用它。阿托西汀也有一些缺点。虽然它对注意力问题非常有帮助，但是它对多动问题几乎没有影响。它更像是一种抗抑郁药而不是一种兴奋性药物，它需要几周才能起效。不过，对于因为某些原因不能使用兴奋性药物的人来说，用阿托西汀治疗 ADHD 是一个不错的选择。

如何为你的孩子选择治疗方法

鉴于上面所述的各种并发症问题，家长到底应该如何理解患有心境障碍和 ADHD 的儿童或青少年的复杂的治疗呢？这些疾病到底应该如何分别进行治疗？与所有精神类疾病一样，第一步是要找到一位有资质的精神科医生（最好是一名儿童和青少年专业方向的精神科医生），他在治疗这类共病的问题上比较有经验。这位医生能够帮助确定哪些症状属于哪一疾病，针对孩子的情况制定专门的治疗计划。如我们所说过的，很多孩子需要同时接受心理治疗和药物治疗。对于中轻度的抑郁和 ADHD 症状，一些药物（SNRI 或 DNRI）可能能够同时治疗两者。不过，大多数同时患有 ADHD 和心境障碍的人，需要不止一种药物来帮助他们最大程度地恢复快乐、稳定，保持功能良好。找到合适的药物组合可能是一个漫长的过程，而且并不是真正的终点，而需要持续的探讨。随着人的成长和改变，心境障碍和 ADHD 的表现都会随之改变。尽管如此，很多同时患有 ADHD 和心境障碍的人最后的治疗结果相当成功，而他们的成功都是从有效的治疗开始，并需要不断坚持。

第十一章
自闭症、阿斯伯格综合征及相关障碍

　　我们已经花了一些时间来探讨心境障碍和 ADHD 之间的联系。我们展示了两种疾病是如何共享症状并可能混在一起的。有时 ADHD 和心境障碍可能共病：即两种疾病同时存在于一个病人身上，给治疗带来新的挑战。还有一类可能增加青少年心境障碍复杂性的疾病是自闭症谱系障碍（autism spectrum disorders，ASD）。

　　自闭症谱系障碍变得越来越常见。导致患病率升高的原因是一个有争议的话题，即便是对专家来说也无定论。一些人认为是环境因素导致儿童中这种疾病越来越常见。也有人认为可能是因为人们看屏幕的时间（电子游戏、电视等）越来越多，其他可能原因还包括食品添加剂、小麦或乳糖过敏、离电线太近（会发出轻微的磁场）、涂料添加剂、地毯和家具中的化学物质、洗涤剂、污染、某些感染、父亲年龄过大，等等。曾有过一个流行的观点，认为疫苗会提高自闭症的发病率，这后来被揭穿了，是生产疫苗的竞争企业通过篡改数据制造的骗局。不过，确实有一些基因疾病与自闭症有关，比如脆性 X 染色体综合征（这个命名是因为，具有这一征候的人，X 染色体的一臂在显微镜下观察时，会发现其很薄很容易受损）。

　　其他一些专家相信，儿童自闭症的发病率其实并没有真的上升。相反，他们认为，儿科医生、精神科医生和其他临床医生越来越关注这种疾病，所以越来越频繁地注意到未成年人身上那些模糊、未知的社会交往困难问题。不管你支持哪种观点（现在，ASD是否发病率上升还是存在争议，两边的论点都有证据支持），总之确实越来越多的孩子被诊断为这种疾病。患有自闭症的孩子，与其他孩子一样，都可能会容易患上抑郁和心境障碍。在这一章，我们不想完整地来讨论自闭症，因为它实在是太复杂了。我们这里的目标是帮助家长、青少年和专业人员更好地了解，对于那些某种程度上已经存在抑郁的症状，但是无法准确描述自己内在的情绪状态的儿童，心境障碍在他们身上会有哪些表现，应当如何更好控制。

自闭症：研究史

与很多精神类疾病一样，自闭症的研究历史也充满了各种不确定，缺乏科学界的认可，存在很多误诊，治疗疗效不佳。"自闭"（autism）这个词本身，是德国精神病学家保罗·尤金·布洛伊勒（Paul Eugene Bleuler）最先使用的。他也是第一个从精神病角度定义精神分裂症诊断的人，所以自闭的最初定义与现在不太一致。布洛伊勒发现，精神分裂症患者总是更容易卷入内部世界，他们会排除掉周围的外部世界，沉浸在自我世界中。布洛伊勒给这种现象贴上了"自闭的"（autistic）的标签。"autism"一词来源于希腊语"autos"，意思是"自我"，加上后缀"-ismos"，代表的是存在的状态。他在1910年前后创造了这个词。我们现在知道了，布洛伊勒所说的自闭代表的是一系列特殊的症状，而不是一类疾病。自闭一词被用于形容精神分裂症的某类症状表现，以及沉浸于自己内部世界的症状表现。当一个孩子出现这类症状时,即使并没有其他精神病的信号出现,他们也会被推定为患有所谓的婴儿期精神分裂症,并按此进行治疗。

最早将自闭一词用于代表一种特定的疾病的,是 1930 年代的两个独立的研究者。第一个研究者是汉斯·阿斯伯格(Hans Asperger)(后来的阿斯伯格综合征就是以他命名)。作为一名奥地利精神病学家,阿斯伯格使用自闭症来形容儿童"缺乏共情能力,交友能力差,自言自语,专注于一些特别的兴趣,行动笨拙"。[1]他在 1944 年发表了一篇论文,详细列举了四个案例。大约同一时期,利奥·坎纳(Leo Kanner),一名在约翰普金斯医院工作的美国精神病学家(现在被公认为现代儿童精神病学之父),发表了 11 名未成年病患的个案集,特征为"缺乏与他人的情感联系;对物体着迷;渴望一成不变;在 30 个月之前没有语言方面的交流"。[2]坎纳提出了一个现在被证伪的理论,他认为这种情况的产生,是由于本身的生理易感性,再加上父母"缺乏真正的温暖"导致的。(我们现在知道,父母的教养方式与自闭症的产生没有任何关系,尽管父母和家庭成员在治疗中扮演着关键角色。)

事实上,阿斯伯格和坎纳的描述在他们的职业生涯后期出现了分歧。坎纳的患者社会功能比较低,在生活上有很大的困难,而阿斯伯格的很多患者相当成功。他把他们描述为"小专家"(little professors,这个词至今仍在使用),他们在自己狭小的兴趣点里有超凡的能力。阿斯伯格所描述的孩子比坎纳所研究的孩子,语言表达能力更好,有更完整的语言功能。在之后的生活中,阿斯伯格的一名患者成为了相当著名的天体物理学家,他致力于修正艾萨克·牛顿经典物理学的错误,这个错误在他还是孩子的时候就注意到了。还有一名阿斯伯格的患者是埃尔弗里德·耶利内克(Elfriede Jelinek)，一名奥地利作家和诺贝尔奖获得者。

当美国进入 1950 年代和 1960 年代，精神分析理论占据主导地位的时期，大部分疾病都被认为是由生活经验和内部冲突引起的，于是"自闭症儿童是由于冷漠的家庭教养方式导致的"这一观点越来越流行。著名的"冰冷的母亲"导致自闭症理论（还有精神分裂症——这两种疾病此时还没有完全分离），是由布鲁诺·贝特尔海姆(Bruno Bettelheim)在芝加哥推动闻名的。

随着精神病学科学性的不断发展，这种理论渐渐失去了影响力。在同一个家庭里长大的同父同母的兄弟姐妹，一个孩子会患有自闭症，而另一个不会。而且，人们发现，患有精神疾病的父母所生的孩子，比没有精神疾病的父母所生的孩子，患自闭症的概率更高，即使患有精神疾病的父母所生的孩子并不是由他们抚养长大，结果也是如此。最后，如果兄弟姐妹在出生时就被分开，在不同的家庭中抚养长大，如果其中一个患有自闭症，那么另一个患有自闭症的概率显著高于普通人群。这种生物因素为病因的观点渐渐占据主流，一段时间之后，到 1980 年代，这种观点完全取代了养育方式为病因的观点。

DSM-3 的出版也是在 1980 年代，之后，自闭症被彻底地与精神分裂症分离了开来，被归类为发展障碍，而不是精神疾病。在发展障碍的定义中，障碍是生理性的，而不是由生活经验或心理冲突导致的。随着这个世纪的发展，在 1990 年代末和 2000 年代初，自闭症的识别率和患病率都有上升，估计影响了 0.4％的儿童（现在这被认为是低估了，但是当时是一个很惊人的数字）。

在这个时候，又发现了自闭症的其他可能病因，认为其属于生物因素，但不一定是基因原因。1998 年，著名英国医学杂志《柳叶刀》上发表了一篇论文，显示了麻疹、腮腺炎、风疹（measles， mumps，and rubella，MMR）联合疫苗，与儿童自闭症发病率升高之间存在关系。这项研究的作者，安德鲁·韦克菲尔德（Andrew Wakefield）博士，发表了 12 名未成年人的系列个案，他们都在接种联合疫苗不久之后出现了自闭症的症状。他的立场是，儿童应该接种三种独立的疫苗，问题可能出现在生产联合疫苗的制药商，可能是疫苗菌株之间的相互影响作用导致了自闭症的产生。这个立场是存在问题的，因为这种疫苗不能单独使用，只能作为联合产品。

　　后来被揭露，韦克菲尔德博士有很大的动机（现在已经被证实）伪造论文。首先，他收到了超过 400 000 英镑的费用，来自代理疫苗生产公司的另一不相关的集体诉讼的律师，他们希望扩大集体诉讼的人数，所以制造了对抗这家公司的证据。第二，韦克菲尔德已经获得了他自己制造的疫苗的专利（不出意料，就是那个三种不同的单独使用的疫苗），正在计划出售。这篇论文最后被《柳叶刀》撤回，这一杂志的评论及其他引用称它为"具有人为操作的证据""造假""最近百年来最具破坏性的医学骗局"。[3]

　　自闭症是由外部环境影响造成的观点仍然十分流行。虽然这些观点中很多都没有有力的科学证据，但是这不能证明它们是错误的。人类的身体复杂得不可思议，人类的头脑更是如此，而我们所找到的对这些问题的回答很有可能过于合乎科学而显得天真。时至今日，自闭症似乎更加普遍了——高达 1.47% 的儿童被诊断为自闭谱系障碍，男孩的发病率是女孩的五倍。

自闭症的症状

　　自闭症的症状通常出现在 3 个重要功能领域。根据 DSM，要诊断为自闭症，儿童必须在 3 岁之前在这些领域不能达到相应年龄的发展里程碑。在约 20% 的个案中，孩子看起来似乎成长得好好的，可能会退步，失去已经获得的发展里程碑。而如果这些情况发生在 3 岁之后，那么可能是其他的原因导致的。

　　第一个领域，对家长来说一般是最明显的，即社会互动。自闭症的孩子根本不会用普通的方式与父母建立联系。这些孩子对于父母亲的声音不感兴趣。虽然他们可能会寻求父母满足自己的需要（比如要求喂养），但是他们对人际互动毫不关心，而人际互动通常是个人经验中不可或缺的一部分。自闭症的孩子无法保持目光接触，也无法对父母的笑脸给予回应。当哭泣和难过时，他们既不会寻求父母的关心和安慰，也不会对这些关心和安慰有任何回应。随着年龄的增长，他们不会与其他孩子一起玩耍，而总是在他们旁边独自玩耍。（这称为"平行玩耍"[parallel play]，这在年幼的孩子身上是正常的，但是到 4 岁就会慢慢停止了，这时通常会变成与孩子们相互一起玩耍。）当自闭症的孩子与别人一起玩耍时，他们总是会把别人当成工具来达成自己的目的，所以其他孩子会觉得他们专横、要求很高。在谈话交流时，他们不像是对着其他人在说话，而像是在发表所感兴趣的话题的小型演说。他们总是会忽视同伴发出的细微的信号，忽视他们想要转换话题的愿望，仍然专注于自己的话题，拒绝停止独白。自闭症的孩子很少有朋友，虽然那些痛苦、害羞的孩子也倾向于独处，但是自闭症的孩子与他们不同，自闭症的孩子对朋友毫无欲望。这种模式在他们的一生中持续保留。或多或少，他们似乎不需要其他人，除非出于某种理智的评估。（我们碰到过一个病人告诉我们，他订婚仅仅是因为这是人们对他的期望，以及有人能够分担家庭责任确实可能对他有帮助。）

　　第二个领域，通常从外部看来最为明显，即语言。还是根据

DSM,要被诊断为自闭症,孩子必须存在口头语言发展上的迟滞。一些自闭症儿童一直无法拥有完整讲话的能力。他们总是重复他们所听到的话,有时不断重复,但是无法按正常的方式加工和内化语言,以及用语言来与他人交流。能够逐字逐句地重复喜欢的电影,这是一种能力,在年幼的孩子身上会出现,这是孩子早期才华的标志。但是如果他们仅仅只是重复,而没有内化这些台词背后的意思,这可能实际上是自闭症的标志。儿童这种字面化地重复他人的话的倾向,称为"模仿言语"(echolalia),这是坎纳定义的首批自闭症状之一。随着自闭症孩子一点点长大,他们无法玩文字游戏,无法理解双关语、笑话和讽刺背后巧妙的意义。这使得他们成为了学校里同学们取笑的对象,但他们似乎也不太会在意(因为他们无法知道自己被取笑了)。另一方面,一些自闭症的人对词语声调的改变会改变整个意思这个问题非常着迷,最后因此成为了作家。他们纯粹是从理性角度进行研究,却从来没有真正理解过语言所表达的意思。

第三个功能领域是固着的、重复刻板的兴趣和行为。自闭症的孩子会存在一个特别关注的领域,这个领域通常非常狭窄,然后他会钻研于其中。一个对恐龙感兴趣的自闭症儿童,在这方面的专业程度可能比肩一名古生物学家。在玩游戏时,自闭症儿童往往缺乏想象力而停留于表面。例如,他们不会表演场景,或在玩玩具屋时可能仅仅只是重复地把娃娃的手臂上下移动。他们常常会关注于玩具的某一部分,而不是整个玩具(例如,重复地旋转玩具汽车的轮胎,而不是假装开汽车)。很多人会坚持千篇一律的程序,一遍遍地玩同一个游戏。他们会坚持让父母重复播放同一部电影,或同一个电影场景,没完没了。任何破坏原有固定程序或常规的情况(改变家具位置,或换不同的路线去学校)都会引起他们情绪的爆发。在很多自闭症孩子身上，这种重复性倾向也会出现在身体运动上，比如重复拍打双手。

一些患有自闭谱系障碍的人将他们的固定兴趣转变成了成功的职业生涯，比如那个成为著名天体物理学家的阿斯伯格的患者。对于其他人来说，这种单一的专注带来的更多还是负面影响，因为他们会逃避其他必要的活动而全神贯注于他们特殊的专注点，当离开所专注的事物时，他们会变得沮丧，甚至愤怒。

还有其他一些更加微妙的自闭症标志，并没有出现在 DSM 官方的诊断参数中。很多自闭症的孩子会有 ADHD 的症状，比如难以长时间保持注意力，或者正好相反，很难把注意力从感兴趣的东西中收回来。他们可能看起来比较冲动，很难安静坐着。他们经常健忘，不能按照复杂的指令行事。这些共有的症状非常普遍，事实上，根据 DSM-4 的标准，不能对自闭症的孩子诊断 ADHD，因为自闭症的诊断标准里包含了所有 ADHD 的症状。这在 DSM-5 中发生了改变，因为 ADHD 的症状是自闭症中重要而可以治疗的方面，但是 ADHD 需要一个诊断来指导如何用正确的药物进行治疗。

很多自闭症的孩子都非常野蛮和易发脾气，有烦恼时很难自我安慰或者接受别人的安慰。绝大部分患儿在感觉方面存在古怪的地方。一般来说，感知觉的专家把这些感知觉问题分为感觉寻求（sensory seeking）和感觉回避（sensory avoidant）两类。不过这算是一种简单粗暴的分法，因为很多孩子两方面都有。比如说，一些孩子坚持要吃白色的食物，或者为了追求差异吃一些奇怪的、异域风情的食物。许多自闭症的孩子不能忍受 T 恤背后的标签，对此好像会非常痛苦。他们可能会尖叫着逃离马桶冲水的声音，也可能会敞开大门，只为了更好地听到救护车的鸣笛声。一些人不能忍受被束缚或被抓住；而对于另一些人来说，这似乎是唯一能帮助他们平静下来的事。很多更倾向于感觉寻求的孩子，会使用一些行为帮助自己恢复平静，而这些行为在他们的父母看来具有伤害性，比如抓伤自己或用自己的头撞墙。

自闭症 VS 阿斯伯格综合征：自闭谱系障碍

最近十年，自闭症的诊断出现了很多改变。其中最大的变化在于专家如何看待这种疾病本身，以及如何在 DSM 中对它进行归类。DSM-4 把自闭症归为广泛性发展障碍（pervasive developmental disorders，PDDs）分类下的 5 种障碍中的一种。我们已经介绍过了，心境障碍为什么算是一种发作性的疾病（有时候发病，有时候缓解）以及为何用药物治疗可以使这种疾病完全（或接近）康复。广泛性发展障碍则不同。如它们的名字所述一样，广泛性，意思是它们不局限于人体功能的某一个方面，比如情绪或注意力集中的能力。自闭症的症状会影响社会化、沟通、还会改变人的兴趣——这些方面似乎会影响人的整个人生。此外，PDDs 是发展性的。这些疾病影响了儿童的正常发展，在人生早期阶段就会出现。这也与心境障碍不同，心境障碍一般出现的时间更晚，比如在青春期，此时个体已经经历了一段正常的发展时期。

第一种广泛性发展障碍，雷特综合征（Rett syndrome），已知是基因导致的。第二种广泛性发展障碍，儿童期崩解障碍（childhood disintegrative disorder），是否真的存在饱受争议。第三种 PDD 分类是"未定型广泛性发展障碍"（PDD NOS）。PDD NOS 跟 NOS 心境障碍一样，是一种非特定的类型，用来指代那些似乎存在一些 PDD 的特征但是不能被明确归入某一类的儿童和成人病患。自闭症和阿斯伯格综合征是 DSM-4 中 PDD 五种分类中，剩下的两种特定的诊断。自闭症和阿斯伯格综合征有什么区别呢？

　　比较一下坎纳和阿斯伯格的研究就可以找到答案。坎纳研究的孩子存在语言发育迟缓（或缺失）、智力障碍、社会功能差，而阿斯伯格研究的患儿则有些不同。我们已经提到过，其中一个人修正了现代物理学的重要理论，还有一个人获得了诺贝尔奖。这类亚型就是后来我们所知的阿斯伯格综合征。对于儿童，自闭症和阿斯伯格综合征之间最大的一个区别在于，后者没有真正的语言发展的迟滞（尽管他们能够内化和理解语言，仍然在理解语用上存在问题）。阿斯伯格综合征的患者一般智力正常或稍高于正常水平。一些人还拥有所谓的"零星技能"（splinter skills）。看过电影《雨人》的人会熟悉这个现象。虽然这些人在其他很多方面存在缺陷，但是其中一些人会擅长某一种狭隘的功能。从记电话号码簿到修正牛顿的经典定理，零星技能是阿斯伯格综合征的典型特征。患有阿斯伯格综合征的孩子往往比自闭症的孩子有更高的功能。虽然不擅长社交，但是阿斯伯格综合征的孩子在学校表现良好，有时候甚至表现优秀。他们拥有局限的兴趣，但是他们常常能够把这个局限变成一种力量，而不是弱点。他们通常表现出缺乏社会意识，或与其他患有自闭症的人一样缺乏交往需求，很多阿斯伯格综合征的患者存在感觉敏感，在惯例被打破时会出现情绪爆发。

　　我们已经花了一些时间来介绍广泛性发展障碍的几种不同类型。现在我们将要分享一个业界公认的秘密——PDD 方面的专家都知道，正式的诊断名称其实不代表什么。很多精神科医生在诊断一名符合阿斯伯格综合征所有诊断标准的病人时，可能会因为他存在一个很小的语言迟滞，而必须把他诊断为自闭症。这反过来也是同样正确的——一名严重的"自闭症"儿童，如果在 3 岁之前没有得到诊断,那么就无法再被诊断为自闭症,而必须被归类为 PDD NOS。如我们所说的,DSM 是一本流行的诊断指南,但是坦率地说,在尝试判断某些症状集合是否符合疾病症候时,它并不是一直有用的。DSM-5 编委会认识到了这一点,于是他们废除了这一系列的分类,现在把阿斯伯格综合征、自闭症及相关疾病都归为自闭谱系障碍(ASD)。

正如可以预料的那样,这一决定是存在争议的。很多阿斯伯格综合征的患者并不想与其他形式的自闭症混为一谈,而且一些专家认为这是我们对这种疾病诊断和治疗的一大倒退。因此,编委会又增加了一些标注。举一个过去被诊断为阿斯伯格综合征的年轻人的例子。在 DSM-5 的标准下,根据他的症状,这个年轻人会被诊断为"自闭谱系障碍,不伴随智力障碍,不伴随语言障碍,轻度"。其他标注包括"与已知生理或基因原因有关"和"与其他神经发育、精神类或行为问题有关"——这引入了我们的下一个话题。

自闭症与心境障碍

暂且不论自闭症的病因,我们来探讨一下,它是如何与心境障碍相互影响的呢? 我们介绍过自闭症的症状:缺乏社会化的兴趣,可能存在社会退缩;难以表达情绪情感;睡眠问题;外在情绪不稳定,比如似乎无缘无故地大哭;对饮食和偏好挑剔;缺乏追求兴趣点以外的活动的兴趣;似乎无法集中注意;情绪化反应和发脾气,比如可能出现易激惹。想象一下,如果你是精神科医生,正坐在医生办公室里。现在,想象家长正在形容他们孩子身上的这些症状。你能够想象,我们多么容易会觉得这个人可能是抑郁问题。然后,在询问孩子的时候,你会意识到他的情感受限,是因为不感兴趣,而不是因为悲伤情绪。虽然他可能没有把注意力放在你这个询问者身上，但是他全神贯注于旋转玩具卡车的轮子，或者拿着他的蜡笔一道道地画着彩虹。他在做这些任务时很愉悦，尽管他极少回答你的问题。当他开口说话，通常是在重复你或他父母所说的话。

　　这个孩子不是抑郁问题，而是自闭症。把这两者混淆不太常见，但也不是没发生过。平时我们容易遇到的诊断问题是，如果一个未成年人已经被诊断为广泛性发展障碍，如何判断他同时又患上了抑郁障碍呢？从自闭症的定义我们就可以知道，患有自闭症的孩子难以理解和表述他们的情感世界。他们不能理解他人的感受和情绪，因此缺少参照物来理解自己。我们对他们的内在状况充满疑问，但是能收集到的信息少之又少。而且，自闭症孩子比普通人更有可能患上抑郁，这使得这个问题更加紧迫。根据研究，超过 24％的儿童自闭谱系障碍患者，以及超过 50％的成人自闭谱系障碍患者，曾经历过重性抑郁发作。[4]高智商的自闭谱系障碍患者抑郁症的发病率也更高，所以那些被称为"高功能自闭症"或阿斯伯格综合征的孩子风险更大。[5]

　　关于如何更好地诊断这类人群身上患有的抑郁和心境障碍，存在很多争论。很多精神病学人士和其他心理健康专业人士使用工具来帮助诊断他们的病人。这些心理测试通常采用自陈报告的形式，由父母和孩子填写，然后由提供者进行"评分"。我们在第十六章会讨论，虽然心理测试能够有所帮助，但是做一个明确的诊断的最好方式，通过一名训练有素的有经验的专业人士与当事人的临床面谈。我们建议家长要提高警惕，注意那些过于依赖这些报告而不面对面询问的人，或者那些把这些工具当成决定性诊断标准的人（它们绝对不是）。一些研究表明，这些工具在用于自闭症人群时更是没什么用，会使得心境障碍的诊断更加麻烦。

回顾一下，自闭症是一种广泛性发展障碍。大多数情况下，儿童所存在的症状是相当一致和稳定的。另一方面，心境障碍是周期性的。重性抑郁发作的平均长度（未经治疗）是 7 个月稍微多点。当一个人得了抑郁，她的情绪和行为会发生改变。在青少年身上，这种改变往往以易激惹的形式出现。当探究患 ASD 的儿童是否存在抑郁，我们寻找的是行为和习惯上的相对的突然改变。例如，自闭症儿童可能对某一件东西非常感兴趣。比如一条带子，可能就是一个自闭症儿童的忠实伴侣之一。如果他们失去了对这些重视之物的兴趣，我们就要感到担忧了。如果他们情绪爆发的情况增多，或者持续时间增长，我们会开始考虑抑郁的可能性。对于这些无法描述自己内在情感体验的人，他们的外部行为，更具体来说是他们行为模式的改变，是遭遇心境障碍问题的信号。

治疗自闭症儿童的方法

治疗自闭症的主要方法是心理治疗中的行为塑造。大多数情况下，药物对治疗自闭症无效。根据药理学研究，部分药物可能对个别症状有效，但是对于解决核心症候，自闭本身，目前还是一个未知的领域。各种各样的研究不断进行，但是迄今为止还没有确凿的证据能够证明我们可以像治疗心境障碍一样治疗自闭症。有一些证据说可以用催产素进行治疗，也就是所谓的情感激素，但是它的应用还在初级阶段，仅限于研究工作。

即使只是治疗症状也很难做得很好。很多自闭谱系障碍的孩子非常执着于仪式化和常规化行为。如果他们的规则被改变（例如，他们必须在学校换一个座位坐，或者他们最爱的铅笔从他们包里不见了），他们就会莫名愤怒。这种情况有点类似于一些患有严重焦虑或强迫障碍的孩子,所以胆子比较大的精神科医生开始用SSRI 药物尝试处理这种焦虑情绪。令人失望的是,科克伦综述了9 项研究,发现"没有证据表明 SSRI 类药物对自闭谱系障碍的儿童有效"。[6]于是,这看起来就跟很多其他事情一样,试图从某一症状向背后挖掘原因是无效的。因为这些儿童的症状,和焦虑的儿童的症状非常相似,但用 SSRI 治疗的效果却完全不同。

不过,对于那些同时患有抑郁和自闭谱系障碍的儿童来说,SSRI 类药物似乎是有效的。这是因为药物完成了预定的目标:解决抑郁问题,而不是自闭症的症状。事实上,从药物的角度来看,治疗抑郁这件事情与孩子是否患有自闭症并没有什么关系。我们确实知道,自闭症儿童对药物的副作用更加敏感,所以可能初始的剂量需要安排得低一些,但是药物的选择并没有什么大的不同。另一方面,如果青少年似乎存在双相障碍的症状,我们可能会做出不同的选择。在这里,我们要反驳一下自己。在第八章,我们花了一些时间讨论什么抗精神病药物对稳定未成年人情绪来说不是一个好的第一选择,现在我们要解释一下,为什么它们对自闭症的孩子来说是稳定情绪的首选。

我们确实有一些有效的治疗方法,并且得到了 FDA 的批准,用于治疗自闭症的某一麻烦的方面:攻击性。当自闭谱系障碍的孩子变得愤怒,他们经常会疯狂发泄,不计行为后果。我们曾经治疗过一个病人,他引起母亲注意的方式是跑过去咬她的手臂(他想要获得注意不是因为需要得到注意本身,而只是因为他需要一些东西,比如她包里的手机,这只有她能提供)。他根本不会意识到这会伤害他的母亲,让她有伤口感染的风险,等等。他某种程度上很少意识到,咬他的母亲意味着打断了她正在做的事,而强迫她把注意力放到他身上。目前,两种药物被批准用于自闭症的儿童的攻击性，两种都是非典型抗精神病药物：利培酮(risperidone，商品名 Risperdal)和阿立哌唑(aripiprazole，商品名 Abilify)。在自闭症儿童身上，这些药物有效降低了儿童在受挫时的攻击性和情绪爆发。当自闭谱系障碍的孩子变得不舒服时，他们远比没有患自闭症的孩子更有可能表现出攻击性。所以，他们一旦陷入心境障碍，就会很快变得暴力——再强调一次，破坏物品或伤害别人不是目的，而是因为他们不能预计自己的行为后果。最理想的药物是能够同时解决两个问题(心境障碍和随之而来的攻击性)，而这些抗精神病药物似乎正适合这种情况。

关于治疗，有一个问题非常关键，但是经常会被父母所忽视。多项研究表明，广泛性发展障碍孩子的父母更容易感受到悲伤、孤独、不堪重负。[7]照顾一个患有自闭谱系障碍的孩子是一件令人气馁的事情，父母需要用尽所有可能的办法。幸运的是，还有很多可用的资源能够帮助到家庭，我们会在本书后面列出资源部分。这些资源包括援助团体、在线社区，以及诸如自闭症孩子临时看护和学校等实际资源。记得在飞机上乘务员会告诉你的话——先带上你自己的氧气面罩，然后再帮助你周围的人。这同样适用于父母——你需要先确保照顾好你自己和满足自己的需求，然后才能解决你孩子的问题。

第十二章
酒精成瘾和药物滥用

在 20 世纪的后 30 年,美国的年轻人非法药物使用率极其高,不论是与这个国家的历史进行比较,还是与其他国家进行国际比较,其使用率都处于顶端。[1]这非常可怕,让人担忧美国年轻人的健康状况,事实上,非法使用药物很有可能意味着青少年患有抑郁症或其他心境障碍。我们从对成年人的研究中知道,物质滥用和心境障碍结合出现是非常致命的:患有心境障碍并且同时对酒精或药物成瘾的人,自杀的风险大大增加。抑郁症会因为酒精成瘾和药物滥用变得格外复杂。各种研究致力于对自杀者的精神状态进行评估分析,发现这是最常见的情况。在一项 1993 年的研究中,临床工作者综述了近 1 400 名自杀死亡者的医学记录,并访谈了他们的家属,试图对这些自杀者进行精神病学诊断。这项研究发现,大部分自杀者患有心境障碍,同时发现近一半(48%)的人遭受酒精成瘾或药物滥用的困扰。[2]

青少年物质滥用

调查指出,在青少年范围内,偶尔尝试酒精或药物(物质使用)

的人数,远远高于经常规律性使用这些物质的人数,而这又远远高于出现依赖和成瘾问题的人数。青少年在物质使用问题上越陷越深,存在两个重要的维度。第一个涉及他们使用的频率和严重程度,另一个涉及他们所用特殊药物的种类。

青少年药物使用和滥用的阶段划分,展示了成瘾的物质是如何越来越多占据青少年精神生活的一部分:

1. 好奇(或"前滥用")阶段

还没有使用:预防的机会

2. 试验阶段

从他人处接受酒精或药物

可能为了娱乐或同伴接纳而尝试药物

一般不出现行为改变

3. 药物寻求阶段

寻求更稳定的成瘾物质供应(自我供应,或是由易于接触到物质的同伴群体供应)

需要更多药物来获得同样的感受(耐受性)

药物使用比计划得更加多,更加频繁

更有规律地使用药物来获得快感和逃避现实

4. 药物沉迷阶段

明显失去对药物使用的控制

对药物使用的后果考虑变少

出现法律和人际关系问题

5. 成瘾

发现必须用药物才能感觉正常

每天使用药物,甚至每天使用好几次

本章后面部分会介绍,哪些因素会决定青少年在这个过程中陷得多快、多深。预先透露一点，抑郁的青少年比正常青少年在这个过程中陷得更快、更深。

另一个维度是药物种类，使用的"硬性"药物越多，反映出的健康和法律后果越严重：

1. 成人合法的药物

烟草

酒精

大麻（在一些州，在某些情况下）

2. 轻度成瘾的非法药物

大麻（在一些州仍是不合法的）

兴奋剂（摇头丸，甲基苯丙胺，和"夜店药"）

3. 易成瘾的药物

可卡因

麻醉剂

毫无疑问，烟草和酒精确实是"入门"药物，常常先于非法和危险性较高的其他物质之前。大致浏览一下青少年药物使用的各种调查结果就会发现，一些青少年一旦踏上这条路，前程就会令人担忧：一项综述研究显示，青少年吸烟者与不吸烟的同龄人相比，前者喝酒的概率是后者的 16 倍，使用非法药物的概率是后者的 11.4 倍。喝酒的青少年与不喝酒的人相比，前者使用大麻的概率是后者的 7.5 倍，接触可卡因的概率是后者的 50 倍。经常使用大麻的青少年使用可卡因的概率是普通青少年的 104 倍。[3]青少年一旦走上这条路就很有可能越走越远。事实证明，即使吸烟也会让未成年人开始踏上这条加速前进的道路，最终可能导致身体对一些极端危险的物质生理上瘾。

社会因素，例如同伴的习惯、在某些地方容易接触到某些药物,都可能会导致青少年进入这条道路,并在这条道路上渐行渐远。年龄因素也有很大关系:例如,闻胶水和油漆的气味,这可能是年纪比较小的青少年会做的事情。我们不能想当然地把合法的物质认为是低风险的:每年死于烟草相关疾病的人数,比其他物质更多。酒精相关的疾病和烟草相关的死亡人数,远远多于其他非法药物引起的。不过,严重的社会损害,如拘留和判刑这样的法律后果,严重的身体问题,则一般与"硬性"药物的使用有密切的关系。

青少年物质滥用是一个复杂的问题。调查所有可能引起成瘾的物质,以及它们在心境障碍青少年中的应用,需要单独成书。因此,在以下章节,我们只是讨论其中一些可能成瘾的物质,按照它们在青少年中的流行程度进行排序:(1)酒精,它是除烟草之外使用最广泛的成瘾物质;(2)大麻,它是使用最广的非法物质,现在可能在一些地区已经合法;(3)MDMA,或称"摇头丸",它在青少年中的使用比较广泛,担不起所谓的"安全"的兴奋剂的名头。此外,我们还讨论了另外一类令人担忧的物质,它们最近在年轻人中的使用率在上升:甲基苯丙胺类药物。

酒　精　成　瘾

关于酗酒,这些年人们提出了很多医学角度的定义,不过从常识角度还没有一个精确的定义:如单独饮酒或在中午之前饮酒这样的行为。大部分受过教育的人都知道,只有少部分酗酒者最后会像一个乞丐,每天睡眼惺忪、流落街头;大部分酗酒者都还是能够保有一份工作、按时缴税,甚至还能保持每周六早上修剪草坪。不过,几乎没人会把酗酒者与高中生联系起来,更无法想象这个高中生还能维持及格分数。有一篇论文对儿科医生来说具有开创意义，其中写道："青少年可以成为酗酒者，也确实有人成为了酗酒者。"[4]

美国酗酒和药物依赖委员会对酗酒的定义包含几方面因素：对饮酒的控制功能受损，痴迷于酒精使用，不计不良后果持续饮酒，以及否认自己饮酒的严重性。这个定义同样适用于其他任何种类的物质滥用。

所有对酗酒的定义都包含了"一个人失去了对饮酒的控制"，这可能是定义中最重要的部分。如果一个青少年打定主意不能喝酒，但是在获得酒比较容易的情况下他还是喝酒了，这就显示出了失去对饮酒的控制。如果一个年轻人去参加聚会，原本打定主意只喝一两杯啤酒，最后喝了七八杯，这也属于失去对酒的控制。

对酒精的痴迷意味着花越来越多的时间思考关于酒的问题，思考哪里能获得酒，以及如何能得到酒，还有怎样喝酒不会被抓住。在决定跟哪些朋友出去玩以及去参加哪个聚会的时候，他们会一直想着酒。很快，酒不再仅仅是社会活动的一部分，而是成为了生活的主轴，所有事都围着它转。

酗酒的青少年不计不良后果持续饮酒，就好像酒开始取代其他所有事，成为了生活中最重要的事情，成为了他世界的中心。为了酒，付出再高的代价他都在所不惜。家长的反对和惩罚、成绩下降、失去友谊或特权、甚至法律问题，都不能阻止酗酒者对酒的追求。

任何对酒精成瘾（或任何药物滥用）的定义的另一个重要方面是，酗酒者否认他们饮酒问题的严重性。"否认"一词，在作为心理学术语时，意思不仅仅是反驳或说不。我们在管理心理冲突和焦虑时，会用到很多心理防御机制，否认就是众多心理防御机制中的一种。西格蒙德·弗洛伊德首创了心理防御机制的概念，他的女儿，儿童心理治疗师安娜·弗洛伊德，详细阐述了他关于这些心理防御机制的理念。西格蒙德·弗洛伊德认为，每个人内部和外部的需要不断地发生冲突，心理中一个他称为"自我"（ego）的成分试图平衡各种需要之间的冲突。他把自我管理这些冲突的尝试称为防御机制（或者，更确切来说，自我防御机制）。否认，是一种处理心理冲突的不成熟的方式，运作的方式仅仅是拒绝心理冲突其中"一方"的存在。酗酒者拼命想要继续喝酒，又不想承认自己是一个有酗酒问题的人（这会迫使他停止喝酒），为了处理这两种截然相反的欲望，他告诉自己和其他人，他不存在酗酒问题。有必要强调一下，否认的人是真的相信他所否认的事是不正确的。酗酒者否认的时候是真的相信自己不存在酗酒问题。当酗酒的青少年说"只要我想，随时可以停止"或"我喝酒不比我的朋友们多"，他不是在为了继续喝酒找借口，他也不知道这个行为已经是个问题。相反，这个酗酒者是真的相信他所说的话。

　　虽然酒精会引起生理成瘾，而且严重酗酒后突然停止饮酒引起的戒断症状可能会致命，但是也有的人确实存在酗酒问题，但是没有生理成瘾。因为青少年没有成年人接触酒精的程度那么深，所以真正的对酒精的生理成瘾在这个年龄阶段并不常见。生理成瘾的一个重要标志是每天都需要喝酒来防止感觉"紧张"或"摇摇晃晃"。有严重酒精依赖的人还会经历"断片"，发作的时候会失去醉酒后的记忆。"断片"包括可能不记得自己喝醉的这个聚会上发生的事情，甚至可能完全不记得自己去参加了聚会。

　　患有心境障碍的人比没有患心境障碍的人更容易喝酒。患有心境障碍的人通过使用酒精可以短暂地缓解抑郁，获得轻度的欣快感。可惜，这种经历会使他们在未来出现更多问题。酒精实际上是一种镇静剂,长期来看会促使和维持抑郁的发作。事实上,一些医生不会一开始就在经常喝酒的人身上使用抗抑郁药,因为高达 1/3 的这类抑郁症患者在停止喝酒后他们的情绪低落会自发缓解,因为他们的抑郁纯粹是酒精使用带来的心理和生理后果。

大　麻　滥　用

二三十年以来,美国药物滥用研究所调查了美国年轻人药物滥用情况,大麻是使用最广泛的非法药物。在 2000 年,89％的高三学生认为自己获得大麻“非常容易”或“相当容易”。超过 75％的十年级学生和近 50％的八年级学生报告了同样的情况。在某些州,获得大麻用于成人的医疗用途更是轻而易举,最近另一些州甚至批准将大麻合法用于娱乐。

很多年来,人们普遍认为,没有人会对大麻生理成瘾,所以它是一种相当“安全”的药物,于是用它来获得快感。这是因为大麻素(大麻中的有效成分)在使用时被脂肪组织吸收,在停止使用后缓慢释放,使得总量缓慢减少,一般能够防止戒断症状。然而,研究已经证明,长期使用大麻的人,同样会出现所有生理成瘾的标志和症状。成瘾的主要标准是出现对药效的耐受性,以及停止用药后的戒断症状。在一项研究中,志愿者在 4 周时间内每天接受相同剂量的大麻素,而志愿者报告说大麻似乎变得“弱”了,他们获得的快感变得越来越少,证明他们出现了对药物的耐受性。其中一些志愿者在停止用药后变得易怒,充满敌意,并出现睡眠问题。[5] 其他研究也证明了,经常使用大麻的人在完全停用后,会出现焦虑和恐慌、抑郁情绪、易激惹、失去食欲、失眠,以及如心率变化、血压、出汗、腹泻等生理症状。

　　由于这些反应在停药后会持续几天，所以使用者可能会认为，他们原本就存在焦虑或抑郁症状，之前服用大麻是在用药物"自我治疗"。一个经常使用大麻的人说，她用大麻来"镇定她的神经"，而事实上，不断使用大麻是为了避免出现戒断症状。

　　大麻滥用者也同样面临与酗酒者一样的失去控制的问题，他们会变得越来越痴迷于药物，不断不计后果地使用它。一项科罗拉多州立大学的研究，调查了超过 200 名青少年，这些青少年都承认曾经有过物质滥用的问题，包括酒精或其他药物。这当然是一个不正常的群体，不过根据对他们的调查，研究者很容易就发现了所有的大麻依赖症状：97％的这类青少年在意识到大麻对他们造成了问题后仍继续使用大麻；85％的人报告大麻干扰了自己的家庭和学校生活，或者曾在一些危险的情况下使用大麻获得快感，比如在开车的时候。还有个别人报告他们为了获得或使用大麻放弃了其他活动，而且花费了大量的时间用来寻找大麻、使用大麻，或克服大麻素的影响。这些年轻人中 2/3 报告出现了戒断症状，1/4报告说他们在进行治疗之前，曾为了避免戒断症状而继续使用大麻。[6]毫无疑问，对于这些年轻人来说，大麻是一种有强致瘾的药物，其对他们的控制已经变得牢不可破。与酒一样，有一些人只是"社交性"地使用大麻，并且保持对它们的控制，但是很多人不是。我们稍后会探讨两者差异的相关因素。但是不论怎样，大麻显然担不起"安全药物"的名声。

　　我们作为作者挺幸运的，有同事愿意为我们的编写提供建议。有一位同事，在他所居住的州，大麻用于医学用途是合法的，所以他认为上述讨论是"过时的"，而"谴责大麻并嘲笑其潜在的医疗用途"是"跟当前局势脱节的"。我们要澄清一点，我们在这里不是为了辩论大麻是否在医学上有用，或者娱乐性地使用是否安全。很多药物都有重要的医疗或社会用途，但是其不当使用对一些人来说是毁灭性的伤害。例如，酒精对法定年龄以上的人来说是完全合法的。苯二氮䓬类药物（安定，阿普唑仑）的效果非常像酒精，在医疗上有很多应用。我们之后会提到的止痛麻醉剂，在全国的医院里每天都在使用，挽救了很多生命。在我们的观念里，说一种物质可以有合理的医学甚至娱乐用途，和同时说它会造成某些人上瘾并伤害这些人的生活和未来，两者之间并无矛盾。我们希望明确地指出，某些人，尤其是那些已经存在心境障碍的人，可能更容易出现药物成瘾，在出现这种情况时需要更多帮助来打破它。同样，过度使用这类物质（包括大麻），会产生很多类似生理性的心境障碍的症状，这本身就是有问题的。而且，研究发现，酒精和大麻会对青少年正在成长中的大脑造成严重伤害，显然这些物质对某些人来说是非常危险的，尤其是这一年龄阶段的人。

　　一类新型的药物开始在美国出现，它分离自大麻，而且比大麻的医学用途更早合法化。这类药物即"人造大麻"，它们曾被称为spice 和 salvia。与大麻不同，这类物质对任何人出售都是合法的，在某些商店就能买到。使用这些物质的人辩称它们是合法的，所以肯定比真正的大麻更安全。这个论点从根本上是有缺陷的，只要我们弄清楚一类物质被判定为合法或非法的本质是什么。事实上，spice 和 salvia 比大部分天然大麻更加强效。非医疗用途的物质（不需要经过 FDA 检验）是"推定无罪"——也就是说，它们一直是合法的，直到被规定为不合法。化学家从大麻中提取出了大麻素，即大麻中的活性成分，然后用化学的方法改变它们，使其超出法律对大麻的定义（因此生产出合法的物质），接着就可以在街上出售它们。人造大麻的使用，在精神病学领域是存疑的，因为这些物质在人体中（因为它们是脂溶性的，可以存在几周时间）会导致精神疾病的发作。虽然从法律上无法禁止，但是我们强烈建议限制这类物质的使用，尤其是对那些可能已经患有精神疾病（包括心境障碍）的人来说。

安非他命（冰毒、摇头丸和"夜店药"）

安非他命类物质包括一组化合物（其中安非他命是滥用情况最严重的一种），它们能够强力地刺激中枢神经系统。"溜冰""冰毒""冰""浴盐"是对这些药物的俗称。它们让使用者觉得精神振奋、精力充沛，常常有飘飘欲仙的感觉。使用者体验到更强的主动性、动机和自信心；增强的注意力水平；常常伴随活动增多、睡眠需求的减少。因为生理和心理表现都有提高，容易对这类药物上瘾的人包括运动员、备考的学生、长途车司机，以及其他想要人为地提高机敏性和成绩表现的人。不过，安非他命药效时间比较短，使用者常常在使用几个小时后就体验到抑郁和疲劳，这可能需要几天才能恢复。长期使用或几天内大量使用，通常会导致使用者陷入更加严重的抑郁，伴随情绪低落、疲劳和精神萎靡，以及失去在活动中的兴趣和快乐——抑郁症的所有症状表现。有时也会发生食欲的改变，还有生动的噩梦及其他睡眠障碍，这些需要几周时间才能完全消退。

最初安非他命是治疗 ADHD 的一种兴奋性药物。将这些安非他命类合法药物转为非法用途，是被滥用的药物的来源之一。除此以外，安非他命很容易以麻黄素为原料在地下实验室中被制造。麻黄素是一种相关的化合物，在很多感冒和抗过敏的非处方药以及其他很多相当容易获得的化学物质中存在。

从 1990 年代末开始，一组安非他命的衍生物开始比最初的安非他命药物更加流行，尤其是在年轻人群中。这些物质曾被统称为"夜店药"或"改装毒品"，"摇头丸"是其中最流行的一种。美国药物滥用研究所对青少年药物使用的年度调查报告中指出，1990年代末期摇头丸的使用存在明显增长。摇头丸包括化合物MDMA（化学名"3，4-亚甲二氧基甲基苯丙胺"的缩写）和相关的化合物 MDA（3，4-亚甲二氧基苯丙胺）。这两者现在都是非法药物，但 1910 年代由制药商首次合成的时候，它们是被作为食欲抑制剂的。后来发现两者都没有治疗用途，所以人们对它们几乎没什么兴趣，直到 1970 年代，MDA（一段时间被称为"春药"）开始被非法制造和广泛滥用，促使联邦毒品管制部门宣布 MDA 和 MDMA 是非法物质。地下实验室致力于制造这类化合物更强力的衍生物，在此过程中，他们生产出了一些化合物，没有在法律反对销售、分销、持有的非法物质中（因此命名为"改装毒品"）。到 2000 年，近 200 种此类药物被合成。[7]一粒被称为"摇头丸"的药，事实上，可能是这些化合物中的任何一种。

　　虽然 MDMA 在化学上衍生自安非他命，但是它的分子结构类似于麦斯卡林，经常与 LSD 一样被归为致幻剂。与 LSD 不同，MDMA 通常不会引起幻觉，但是与这类中的其他药物一样，使用者报告感觉他们的情感更深刻、更有意义了，他们也获得了更深刻的自我理解，形成了关于自己及他人关系的新的视角和见解。性唤起的增加同样经常出现（这可能是 MDA 为什么被叫做"春药"的原因）。MDMA 还会产生与安非他命类似的欣快感和信心，从而使得上述那些体验变得更强有力。不过正如所预料的那样，当过度使用时，其产生的不良的心理效应是安非他命和致幻剂会引起的问题的结合：精神病发作、恐慌和抑郁。

　　一个人决定使用某一种药物，是权衡所知的使用药物的好处和风险来决定的。(这种情况更多出现于产生药物依赖之前，在药物依赖之后，对药物的渴望占据了他们的生活，而决策功能也受到了损害。)如果感知到的好处(比如"快感"和药物引起的其他愉快的效果)超过了感知到的风险(不良生理和心理反应；药物持有或分销的法律后果)，使用者就会决定使用。美国药物滥用研究所针对青少年药物滥用模式的年度调查发现，新药的滥用传播得非常快，因为只需要一些谣言，宣传所谓的"好处"，就会诱发青少年想要尝试的兴趣和意愿。而这些药物的严重不良反应的证据的积累，通常需要更长的时间，等消息被散播出去，还要更久。让我们举个例子来说明这种模式。回想一下，可卡因一直被吹捧是一种无害的"聚会药"，被广泛认为是不会上瘾的，持续长达十年时间。MDMA 及其衍生物就是出现于 21 世纪初这个"宽限期"，被无良媒体煽动(随着可卡因的错误信息传播)。2001 年 1 月的一个周日，一篇题为《感受迷狂》的文章发表于纽约时报，字里行间充满对这种药物的支持，而对 MDMA 危险性的证据缄口不提。[8]之后，越来越多的精神病学和毒理学文献中报告，一些使用者突然死亡，或者精神病发作、长期抑郁、出现记忆障碍和思维问题。

　　MDMA 似乎是通过有效地改变脑中 5-羟色胺的水平来发挥作用的。你可能还记得第六章中，有一组抗抑郁药就是通过提高脑中 5-羟色胺水平来起效的。5-羟色胺在情绪调节中似乎扮演着重要角色，就像是各种脑回路的调制器。MDMA(以及其他会带来快感的物质)似乎引起了一种 5-羟色胺"风暴"，结果带来强烈的愉快感受。这场风暴的结果是生产 5-羟色胺的细胞的"衰竭"，结果，脑中的 5-羟色胺水平又开始急剧下降。这可能解释了 MDMA 使用后出现的抑郁症状。MDMA 使用后另一个更加令人烦恼的问题，来自对老鼠和猴子的实验研究。研究结果证明，MDMA 破坏了动物脑中产生 5-羟色胺的神经元。这对人类使用者的影响具体还不太清楚,但是我们知道,随着个体年龄的增长,神经元数量会逐渐减少,这种减少通常是不明显的,因为大脑还有过剩的能力。研究显示,长期使用 MDMA 的人,比不使用这些的人,5-羟色胺的水平更低(虽然还不能确切地证明,这是由于神经元的减少导致的)。在正式的认知测试中,长期使用者在某些记忆和高级认知功能方面存在明显的损伤,比如执行功能(参见第十章中关于执行功能和 ADHD 的讨论)。[9]如果使用 MDMA 的人已经耗尽了他们"多余"的生产 5-羟色胺的神经元,那么随着这些人年龄的增长,情况会变得越来越糟,有可能会出现精神问题。不同于酒精所带来的情绪问题,这些问题有可能是永久性的。[10]

　　最新的改装毒品包括"浴盐"。这种物质是一组人工合成的类似安非他命的化合物,出现的形式是大的结晶体,外表非常像无害的跟肥皂一样的洗浴香料晶体,这也是它们名字的由来。它们最初被发明销售是在 2000 年代中后期的欧洲,最早进入美国市场的视野是在 2010 年。与我们上面提到过的人造大麻一样,它们在美国是合法的化合物,因此在一些小店进行销售,比如加油站和烟草店。为了推迟对它们内容的审查,绝大部分的这些产品都清楚地在它们的包装上注明,它们"不可供人类食用"。但是,使用者理所当然地忽视了这些警告。

　　在此期间,毒品控制中心开始注意到,出现安非他命中毒症状的人越来越多(偏执妄想、过度兴奋、心率快、类似惊恐症状,在一些极端案例中,还有幻觉甚至心脏病发作),但是他们对典型毒品(包括可卡因和安非他命)的毒理学测试结果是阴性的。最终,这些中心发现了浴盐的猖獗使用,于是开始对这些物质的使用发出严重警告。浴盐的使用是个大问题,事实上,美国海军曾出品了一个警告/教育视频，发送给现役的海军成员，标题是"浴盐：这不是时尚……这是一场噩梦！"在这个视频中，一个 20 岁出头的男新兵，打开了一个装有浴盐的包裹，这是他从另一个国家订购的。在服下它们之后，他攻击了他的朋友们和女朋友，因为他产生了令人不安的幻觉。这个直截了当的视频截至本书编写时已有了 100 万的浏览量，并在新闻媒体中迅速流行。[11] 鉴于浴盐的极端影响，它们在英国和加拿大被归为非法，目前在美国的 41 个州是非法的，剩下的 9 个州也正在立法期间。幸运的是，浴盐的危险性正在被广为接纳。2012 到 2013 年间，青少年报告浴盐"对使用者具有重大风险"的人数增长了 25%。

心境障碍与物质滥用

研究指出，青少年药物使用似乎与青少年的社会和同伴因素关系密切，而药物滥用则似乎与生理和心理因素关系更密切。观察调查研究中那些被归入"药物使用"VS."药物滥用"的青少年数量就能发现证据。美国药物滥用研究所 2013 年青少年药物使用年度报告指出，约 70% 的高三学生曾喝过酒，50% 曾经使用过非法药物（目前为止最常见的非法药物是大麻，大约 45% 的青少年曾使用过它，其次是处方止疼药，大约 21%）。不过，其他调查的数据显示，存在物质滥用问题的青少年人数，虽然确实非常大，需要密切关注，但是明显比上面这个调查的结果要小很多，大约占总人数的 10%。[12] 在这些研究中，青少年物质滥用相关的生理和心理因素是，物质滥用的家族史（可能表明了遗传的易感性）和青少年的精神病学诊断，最常见的是 ADHD 和其他行为问题以及心境障碍。研究还指出，抑郁青少年从物质使用发展到物质滥用的可能性比一般青少年大。

　　患有心境障碍会使青少年更可能使用或滥用药物和酒精吗？酗酒或药物滥用会诱发基因易感人群出现心境障碍吗？心境障碍和物质滥用障碍具有相同的生物化学或基因原因吗？根据一些研究证据，这三个问题的答案都是"是"。已有报告称，物质滥用问题可能先于情绪问题发生，或者同时发生，也可能在情绪问题后发生。

　　一些研究支持"抑郁使年轻人物质滥用问题的风险变高"这一观点。在一项研究中，76％的存在物质滥用问题的青少年，被精神病医院认为存在抑郁问题，而其中大部分的人，心理问题先于物质滥用问题出现，有时候前后相距长达一年。[13]这支持了所谓"自我用药"的说法：青少年发现酒精或药物能缓解抑郁带来的精神上的痛苦，至少暂时性的。然而，过了一段时间，物质滥用占据了原本的生活，因为这些化学物质具有强大的致瘾性。从这个观点来看，抑郁和物质滥用相辅相成。青少年喝酒或使用药物暂时地缓解他的抑郁情绪，但是因为这种快感的一个后续反应是让人陷入更深的抑郁，于是他继续用药，然后继续沉沦——循环往复，越来越快，越来越多，直至失控。

　　也有一些研究显示，酒精和药物的滥用发生在心境障碍之前。这种观点提出，物质滥用通过某种方式导致了抑郁障碍。我们已经清楚知道，酒精和药物滥用短期内会对情绪产生负面影响，尤其是刺激性药物比如可卡因、安非他命、摇头丸。持续使用药物和酒精可能会同样导致长期的情绪问题。

　　所有被滥用的物质似乎都是通过刺激人脑的"奖励"中心来发挥作用的。你可能听说过一些实验的介绍，实验动物喜欢推动会导致电流刺激某一脑区的杠杆，胜过会给予食物的杠杆，它们不断地重复，直至它们实际上因饥饿而死亡。当一个类似的杠杆装置用来提供静脉注射酒精或另一种药物，实验动物也会愿意要这些物质，持续性地通过这种方式自我给药，正如人类用来麻醉自己的方式一样：麻醉剂、可卡因、某些兴奋剂和镇静剂。这些物质也正是人类滥用和上瘾的物质。一些药物，包括摇头丸和可卡因，迅速而有力地影响这些大脑中枢；其他一些药物，比如大麻，起效更慢，但是它们工作的方式是一样的：通过干扰脑中"感受愉快"的脑回路的正常工作。可能长期性地反复使用药物破坏了这个脑回路，导致了心境障碍的发生。（还记得，动物研究表明，MDMA 杀死了脑中的 5-羟色胺神经元。）

最后，心境障碍和物质滥用障碍背后的生理和心理因素可能是相似的，两类问题最好被看作是同一个硬币的正反两面。

治 疗 问 题

大量临床研究显示，青少年物质使用和青少年心境障碍之间存在密切的联系。一项研究追踪调查了约 700 名年轻人，持续近 9 年时间，来检验物质使用和抑郁之间的关系。不出所料，研究发现抑郁的青少年更可能使用药物和酒精。它还发现抑郁和药物使用之间存在大致的线性关系：抑郁问题的发生率与药物使用的严重程度呈正比例关系。换句话说，物质使用问题越严重，青少年患抑郁障碍的可能性就越大。[14]

但是，一种障碍会导致另一种障碍的发生吗，这个问题的答案是什么？这个问题对于治疗它们具有重要的意义。如果自我用药假说是真的，抑郁的青少年用酒精和药物来试图"治疗"他们抑郁的感受，那么只要成功治疗心境障碍，就会使物质滥用问题自行消失。而如果是物质滥用导致了心境障碍，那么坚持不要触碰滥用的物质，就能够使心境障碍消失。研究显示，两种情况都有证据支持，这意味着两者都有可能发生。

我想大多数治疗心境障碍的精神科医生都见过同时有这两种情况的病人，而且大部分会同意，当心境障碍与物质滥用问题同时出现时，它们最好被看作是两个都需要积极治疗的问题。这两个问题中任一个都可能会先出现然后触发另一个，然后后者就会开始按照自己的进程发展，因此两者都需要有针对性的治疗。凭我们的经验，如果没有同时治疗两个问题，那么最后一个问题都不会解决。

对物质滥用的第一个治疗目标是，中断饮酒或药物使用。为了将青少年从能够获得酒精或药物的环境中隔离开来，把他们送进精神病医院或其他治疗机构有时候是必要的。家庭参与是治疗成功的关键，通过改善家庭成员间的沟通，以及帮助家长提供指导和对青少年设置限制，可以有效提升治疗效果。在精神病学中还有一种现象称为"协同依赖性"（codependence）。这是一个颇具深意的术语，具有很多社会意义，有时候是负面或夸大的社会意义。当精神科医生使用这个词语，他们通常是为了描述一种行为模式。在这种模式中，关系的一方（在我们这个场景中，就是药物成瘾的青少年）举止功能失调（比如说，逃学或者犯罪）。另一方（通常是父母）无意识地开始支持这种行为，即保护他的孩子免受他们行为后果的影响。这通常是出于好意，为了保护他的孩子。但是，随之而来的是，由于没有受到行为后果的影响，这种成瘾越来越严重，而家长不得不继续提供保护，即使这已经违背了他的价值观。在要求成瘾者戒瘾时，这种模式常常会成为特别的问题。精神科医生经常会遇到父母和孩子想要戒除物质成瘾，但是发现过程困难，于是过早地放弃了。父亲会签字让女儿从戒毒所里出来，因为这会让女儿不舒服或会使她忍受毒瘾的折磨（即使知道这只是暂时的，而且是为了女儿长远的利益）。母亲会让儿子从少年感化院回家，即使清楚地知道，他很可能会再次偷钱去买毒品。这可能是家庭在面对物质成瘾问题时最具挑战性的问题之一，这也是为什么我们说，治疗物质成瘾问题期间，建议父母和孩子都要尽自己的努力。可以选择团体相互支持（比如匿名戒酒互助社），或者进入精神病医院治疗，帮助克服他们自身的感受和痛苦。一般最好不要由同一个精神科医生来治疗孩子和家长，因为精神科医生的服务对象只有一个，必须要始终维护其中一个对象的最大利益，这在治疗同一个家庭的多个成员时可能会变得非常复杂。由不同的精神科医生和治疗师来提供治疗变得越来越常见，在这种情况下，可以由一个家庭治疗师来同时对孩子和家长进行治疗，或者各自找治疗师和精神科医生。

对成年人酗酒和可卡因滥用的研究已经表明，经常迷醉于这些物质会改变大脑功能。具体来说，前额叶皮层的功能被破坏，这个脑区被认为参与一些执行功能，比如自我控制、延迟满足和冲动抑制（正如我们在第十章所探讨的）。大脑的新陈代谢研究显示，只有在停药几个月之后，这些脑区功能才会恢复正常。[15]在此期间，再次过度使用这些物质仍然有较高的复发的风险。因此，对物质滥用问题的治疗必须是一个长期的过程。对于一个在酒精或药物使用的道路上已经超过试验阶段的青少年，住院做一个简单的"排毒"或几周的加强门诊治疗，是不足以对物质滥用有长期影响的。

虽然经过几个月的加强治疗，酒精和药物使用可能会暂时停止，但是很多研究表明，如果这个年轻人没有接受维持治疗的话，

这种戒断不能持续很久。根据一项研究,使用匿名戒酒互助社的
12 步戒断法帮助治疗青少年药物滥用问题,那些完成了这个短期
治疗计划的青少年,在一年内故态复萌的概率,与那些没有完成计
划的青少年差不多。[16]这些青少年常常需要帮助,来适应没有酒
精和药物的生活方式。在他的同伴群体和娱乐活动方面需要有一
些必要的重要改变,而要发生这样的改变,青少年需要时间、心理
咨询和支持。

　　一些年轻人在经过住院治疗,或者几天到几周的门诊脱毒计
划后,会有一些改变。如果青少年的功能水平和学校、家庭生活没
有因为药物使用受到严重影响,这可能是有效的。但是,如果酒精
和药物使用已经把青少年的生活变得一团糟,那么,长期的寄托治
疗是有必要的。

　　从学校退学或休学的青少年,或者出现逃学及其他破坏性行
为的青少年,重新回归家庭生活会变得紧张而困难,他们可能需要
结构化重建,需要寄宿或进入"过渡教习所"。这些年轻人需要这
些机构提供的专业的监督和指导、建构和支持,使行为模式发生改
变。我们应该提倡这样的方式,对父母来说,这也是最好的自我治
疗的机会。眼睁睁看着孩子因为物质成瘾毁了生活是极大的创
伤,但是对于父母来说,让孩子离开自己那么久也许更是难熬,尤
其是明知道孩子在治疗期间很可能会遭受心理的痛苦。但是熬过
了这一过程,家长可能会发现,选择专业的帮助是正确的,尽管困
难重重。

　　有任何程度的滥用酒精和药物的青少年,本质上都停止了心
理成熟的过程。他们的情绪情感发展在他们开始沉迷药物的那一
刻就停滞了。一个 18 岁的经常吸大麻已经两三年了的人,他的情
绪成熟度可能相当于一个 15 岁的人,而且缺乏很多这个年龄阶段

应有的成熟的应对方式、问题解决策略和沟通技巧。当这个年轻人成功戒断之后,父母可能会感到失望,他们的孩子看起来相对于年龄来说不太成熟。这个孩子可能会发现很难与同龄人舒服地相处。出于这些原因,心理咨询和心理治疗,包括家庭治疗,对于所有相关的人常常是必要而非常有益的。我们将在第十七章更详细地说明如何更好地在家庭中处理物质滥用的问题。

第十三章
进食障碍

进食障碍是一组精神障碍,它们的共同点是不正常的进食行为。患有进食障碍的人可能吃得太少,也可能吃得太多,但是他们都会过分关注食物、卡路里和体重,这种关注是全身心投入而病态的,常常具有危险性,有时甚至有致命的后果。患有进食障碍的人中,95％在12—25岁开始发病,90％是女性。因此,根据统计,进食障碍主要发生在青春期女孩身上,而且大部分患者同时患有心境障碍。

▼珍妮弗好像忽然昏过去了,当救护人员赶到时,她仍然双目呆滞而安静。体育老师把受到惊吓的同学们都赶出了体育馆,并叫来了校医,科尔曼女士。科尔曼发现珍妮弗的脉搏微弱得惊人,并且难以测量她的血压。于是她把女孩的运动衫的袖口挽上去,准备继续尝试测量她的血压。这时候,她被珍妮弗瘦得皮包骨头的胳膊吓了一大跳。

"这个女孩生病了吗?"她问。

"据我所知并没有,"老师回答道,"至少没有什么严重的病,我印象中是这样的。她有时会请几天假,但仅此而已。"

他们听到救护车的声音在学校的车道上呼啸而过。太好了，科尔曼心想，他们终于来了。

她又低头看了看珍妮弗。"你为什么在 6 月份穿得这么厚？"她问道。这个女孩可能是因为太热而晕倒了。

"我总是觉得很冷。"珍妮弗无精打采地回答说。

体育馆的门哐当一声被打开了，3 名穿着深蓝色衣服的医护人员匆匆走了进来。科尔曼和老师退到了一边，珍妮弗几秒钟就被抬上了轮床。一名医护人员泵着还留在女孩手臂上的血压计袖带，专心用听诊器听着。"血压 65/40"，她喘着气说。另一名医护人员已经刺破了珍妮弗的指尖，把一滴血挤到了一个看起来像手持计算器的仪器里。他读出屏幕上的数字："她的血糖只有 37，凯特。"凯特低头看着珍妮弗："你有糖尿病吗，亲爱的？你注射了胰岛素吗？"珍妮弗虚弱地摇着头。

"你今天早饭吃了什么呀，小妹妹？"

"一片维生素。"

"我们将要给你输点液，珍妮弗。"一会儿之后，三名医护人员推着轮床上的珍妮弗一起向门口移动。"告诉她的家长，我们要带她去纪念馆。我们需要家长来签字进行治疗。"体育馆的大门又被哐当一声关上。随着大门的回声渐弱，救护车的警笛声响起，然后渐行渐远。

科尔曼转向了老师："这个学生，她是不是最近经常看起来很累？她是不是跟不上班级里的其他同学？"

"不。珍妮弗总是精力充沛。不过这不是一个班，而是对有体重过重问题的女生开设的有氧运动小组，是自愿参加的。"

"体重过重问题？"科尔曼说，"卡罗尔，那个女生根本没有体重过重的问题。"

"我上个月开始组建了这个小组，而珍妮弗是第一批报名参加的。我不觉得她看起来有超重，但是很难从她平时穿的臃肿的衣服来判断。"

科尔曼看起来思索了一会儿，然后问道："在这些女生报名的时候，你有没有问过她们想要减轻多少体重？"

"她们填了一张表格，包括她们当前的体重和目标体重。我记得珍妮弗把这几个问题空着没填。我本来以为她是因为尴尬……"

科尔曼不再继续听下去了。她意识到，这个女孩可能是存在体重问题，但不是一个有氧运动班所能解决的。她电话联系了珍妮弗的母亲，询问了这个女生的饮食习惯。

"她的饮食习惯太可怕了。我知道她已经瘦到皮包骨头了，但她还是不愿意跟我们一起吃。我有时竟然觉得这样也挺好，因为每次一起吃饭都会变成一场尖锐的斗争。我们甚至不能在附近谈到这些。她爸爸快疯了，我非常担心她的血压再次低于正常范围。"

"安德鲁斯夫人，"校医一字一顿地说道，"我觉得珍妮弗可能患上了进食障碍。"▲

1983年，流行歌手卡伦·卡彭特（Karen Carpenter）因患神经性厌食症而去世，这一事件使进食障碍首次进入大部分美国人的视野，而在此之前超过两个世纪，医生就已经意识到了这类神秘的精神疾病。R·莫顿博士（Dr. R.Morton）在他1694年的论文中定义"消耗性疾病"（过去用的一个词，用以形容身体日益消瘦的疾病）是"神经性萎缩……身体没有明显发烧、咳嗽或气短问题而出现的消瘦"，他认为这是因为"大脑的瘟热"。1874年，英国医生威廉·维西·格尔（William Withey Gull）创造了"神经性厌食"一词来形容一种会导致体重极端变轻的"病态的精神状态"。格尔意识到体重的减轻不是因为身体疾病，比如肺结核或肠道疾病，而是"纯粹挨饿"的结果。

但是，法国的精神病学家夏尔·拉塞格（Charles Lasègue）第一个把握住了这类疾病的关键："拒绝食物"成为了患者"唯一全神贯注的对象"，以至于"患者的想法和感受变得越来越狭隘"。拉塞格认为，病人实际的外表和她对自己外表的认知之间出现了脱节，她对自己营养需求的评价也出现了扭曲："当告诉病人，她不能靠婴幼儿的食物量来生存，病人会回答说这些食物提供的营养足够了，并补充说她没什么改变，也没变瘦。"拉塞格还意识到，这些症候会导致家庭剧变，给这些患者的父母带来挫败和无力的感觉。他指出，家庭"只有两种方法——乞求和威吓，最后往往无计可施"。[1]

1980年代，人们越来越意识到，自发挨饿不是唯一的严重的异常进食症候。还有一些人，他们一般体重正常，但是会在数小时甚至几十分钟内吃掉大量的食物，然后给自己催吐，把刚吃的食物都吐出来。"食欲异常亢进症"和"神经性贪食症"（或简称为"贪食症"）这样的词汇被创造出来用于描述这样的情况。

最近，精神病学文献中还出现了很多超重的病人，他们暴饮暴食但不会催吐或用其他方法消除他们摄入的过多的卡路里，DSM-5中正式收录了"暴食症"这一诊断。

有人提出，存在异常进食行为的大部分人，可能并不适合于这些分类中的任何一个；这些人同时存在几种进食障碍的表现，或随着时间的推移，从一种临床表现转移到另一种。进食异常的症候范围很广，有的对健康只构成很小的风险，有的会威胁到人的生命。

　　与青少年物质滥用一样，进食障碍的话题非常庞大而复杂。接下来，我们将简明扼要地介绍一下这类障碍的主要症状，帮助大家更好地理解这些症状和心境障碍之间的相互作用。

神经性厌食症

　　最剧烈和严重的进食障碍是神经性厌食。患有这种障碍的人会坚信自己超重甚至肥胖，于是限制自己的食物摄入量以减轻体重。他们失去了看待卡路里、体重和外表的客观性，他们坚持认为自己是超重的，尽管他们的身体看起来已经瘦骨嶙峋。他们减轻体重的愿望自顾自地存在，无视他们的体重已经在持续性降低，他们不断尝试减轻更多体重。某种意义上说，这个疾病的名字不太准确，因为"厌食"这个词，医学上的意思是"失去食欲"，但这不是这类人群的特征（除非可能在挨饿的晚期，他们的脑功能在很多方面出现了异常）。患有厌食症的人并没有失去食欲，而是在与他们的饥饿作斗争，经过一段时间后，这种与食欲的斗争变成了目标本身，是他们所有精力的焦点。

　　通常情况下，患者最初减肥可能真的是为了减去超重的体重，但是之后她开始无法满意于健康的目标体重。她可能最初设定的目标体重，比如说是 110 磅，但是在达到这个最初目标时，她又决定降到 105 磅。在达到 105 磅的时候，新的目标又会变成 100 磅，然后 95 磅，最后唯一的目标就是比前一天更轻一点——看不到尽头。她慢慢坚信，如果她的体重开始增加，她就会失去对她饮食的控制和对体重的保持能力，然后就会变得特别胖。还有一些个案中，患者意识到自己很瘦，但是担心自己身体的某些部位是"胖的"，比如腹部或臀部。不管怎么样，吃东西渐渐被视作是一种恶习；对营养的需求被视作是一种"屈服"。

当其他人注意到这个女孩越来越瘦而心生警觉时，日常饮食就变成一件越来越剑拔弩张的事情。就像拉塞格在他的病人家庭所观察到的："餐桌上的美味佳肴越来越丰富，希望能够激发她的食欲；但是渴望和焦虑越多，食欲减退得就越快。病人倨傲地对新的食物浅尝辄止，好似完成任务一样，在任务完成后完全不愿意再多吃一点。"

患有厌食症的人，本身体重下降就很快，他们同时还会通过过度运动来减肥。他们可能使用泻药和利尿剂来降低卡路里和体重。为了回避他人的目光和评论，他们穿着宽松的衣服，掩盖他们的瘦弱。

最终，挨饿的生理后果开始出场。月经停止、心跳减慢、手脚冰凉——因为身体试图保存热量。皮肤变得干燥，头发脱落，病人会抱怨感到疲劳，并且看起来无精打采、昏昏欲睡。眩晕和晕厥也会发生。最后，钠和钾的失衡会影响细胞功能，出现心律失常，患病的女孩可能会死于心脏骤停。

对神经性厌食症的治疗首要关注的是让病人重新进食，为的是扭转因挨饿而产生的扭曲思维。然后，必须有一个漫长的再训练过程，在此期间，病人重新学习正常的饮食模式，改变对自己、自己的体重、食物和卡路里的感受和认知。在很多情况下，如果没有专业的控制机构帮助，是不可能完成这一过程的。正如很多物质滥用者必须进入戒毒所来终止他们与药物之间的不健康关系，许多厌食症的人也是同样，需要进入精神病医院来阻断他们与食物之间的不健康关系。

神经性贪食症

神经性贪食症的标志性行为是暴饮暴食。在一小时左右的时间段内,患者吃下大量的食物,通常是甜的高卡路里食物。她可能会一口气吃掉一整加仑的冰淇淋、几十个甜甜圈、一纸盒披萨、一磅糖果,通常只有在身体无法再吃下任何东西的时候才会停止。暴饮暴食是私密的事情,所以一般会悄悄一个人进行;食物摄取是疯狂的、不快乐的、强迫性的,而且暴食者在做这一切的时候,会觉得失控,几乎"灵魂出窍"。

当她吃撑到无法再多吃一口,暴食者就会陷入对自己所作所为的厌恶和羞愧中,想要寻求一种方式摆脱摄入的卡路里。绝大多数有贪食症的人,都是通过强迫自己呕吐来达到目的的。这使得他们从由暴食带来的身体不适中解脱出来,同时也减少了对因高卡路里摄入导致肥胖的恐惧。在这种疾病早期,患有贪食症的人通常会用手指或勺子刺激喉咙来引起呕吐反射,但是之后随着疾病病程发展,他们常常可以熟练到随意就能呕吐。不能控制呕吐行为的人可能最后会在手指的第一指关节形成一个茧,因为自我刺激诱导呕吐时,手指第一指关节会与牙齿反复摩擦。患有贪食症的人还会滥用泻药和利尿剂来去除卡路里和水的重量。

暴饮暴食常常是对一些不舒服的情绪状态计划外的冲动反应。与神经性厌食症一样,这些女孩和年轻女性对自己的体重和身材异常关注,除了暴饮暴食的时候,她们通常会控制自己日常的饮食,避免高卡路里的食物。

神经性贪食症患者在生活的其他方面经常会容易冲动,而且常常会有物质滥用史、自残行为和自杀企图。很多有厌食症的人也会有暴食行为，其中大约 40％的人在他们的病程或恢复过程中会有暴食期。[2]

大多数患有贪食症的人体重正常，或者稍微超重。神经性贪食症的生理并发症主要与上面讨论过的清除行为有关，比如呕吐。这些清除行为是危险的。它们可能导致严重的脱水或人体内天然电解质失衡，并因此导致心律失常或癫痫发作。胃酸反复冲到喉咙会导致起泡，长久来看还可能致癌。

而在暴食症中，病人会暴饮暴食，但是不会有清除行为，不会使用泻药或通过其他行为来摆脱额外摄入的卡路里。他们的暴饮暴食与贪食症具有完全相同的品质——他们会冲动，或者正好相反，高度仪式化。患者感觉身体无法停止，并可以一口气吃掉相当于一天的卡路里总量。我们曾经治疗过一个病人，他在一次发作期间能吃掉三个全家桶的炸鸡——他在吃到一半时会开始哭泣，但是仍然无法阻止暴食的行为。如我们所能预料的，很多暴食症的患者都是超重的。

神经性贪食症的治疗包括帮助病人识别诱发暴食的因素，解决他们扭曲的身体意象和对食物的异常态度，教他们健康的饮食习惯，在情绪痛苦时找到除暴饮暴食以外的应对方式。与厌食症一样，贪食症的患者会对食物有极大的恐惧，会非常抗拒进行治疗。虽然很多人体重正常（与厌食症的患者相反），但是他们担心放弃异常行为（主要是清除行为）会导致他们像吹气球一样胖起来。强迫病人在正常饮食后不要呕吐，也会引起原本看起来冷静、理性的病人勃然大怒。如我们所能预期的，贪食症与厌食症一样难以治疗，可能需要住院治疗。

理解进食障碍

我们最好把进食障碍理解为复杂的自我强化行为,与物质滥用问题一样,在不断的自我强化中一步步陷入困境。想要这样进行理解,关键是要理解自我挨饿和暴饮暴食及清除行为是如何做到自我强化的,也就是说,为什么病人被这些行为所吸引,就好像物质滥用者被酒精和药物使用所吸引一样。这有助于识别这些行为,并把握关键。

社会和文化因素非常重要。进食障碍几乎都是出现在食物不短缺的工业化国家。西方文化中对女性以瘦为美的推崇也是一个重要因素。只要随意翻阅一本销售给青少年的杂志,你就会发现理想中的女性体型:苗条纤瘦的超级名模或者胸部丰满而健美性感的沙滩女郎——通常拍照后会进行润色修改,使她们看起来比现实生活中更加瘦。调查显示,在北欧和美国,高达 70% 的年轻女性觉得自己是超重的,即使她们实际上体重正常或偏瘦。大多数女孩天生不可能非常瘦,不可能看起来像在杂志、广告牌、电影、电视节目中不断看到的那些女人一样。青少年男孩同样有类似压力,只是重点在于发达的肌肉而不是纤瘦。这是进食障碍在男性中相对少见的原因(可能也是类固醇物质滥用几乎只出现于年轻男性的原因)。

人们有时会把瘦和财富阶级相联系,比如有句俗话说:"女人永远不嫌钱多,也不嫌太瘦。"在食物匮乏的地区,文化往往是以胖为美,而在食物丰富的地方则相反,往往流行的是苗条和避免肥胖的价值观。人们认为,肥胖与懒惰、自制力差、自我放纵相关;而瘦则与健康和自律相关。年轻人会不断听到别人说,瘦是好的,胖是坏的，同时他们会把这些理念纳入他们对有魅力而令人满意的体型的认知中。

诚然，一些年轻人对这些关于体重和外表的言论并不在意，但是，那些存在严重自尊问题的人会把这些言论非常当回事，牢记在心里。青春期有很多的变化和挑战，包括自我认同，现实自我和理想自我的匹配，青少年可能会为此烦恼。年纪比较小的青少年可能会对性发育的到来感到恐慌，年纪比较大的青少年可能会把进入成年期与被抛弃和孤立挂钩。青少年害怕在一些非常重要的方面失去对自己人生的控制，对于一些事情他们感到无助害怕、无能为力。这时候，有的青少年就开始专注于控制体重，以此分散注意力，从那些可怕的问题上暂时解脱出来。

当这些年轻的女性限制食物的摄入量并体重减轻时，她们感受到自己的能力、自信心和控制力的飙升。其他人对于瘦身成功的称赞和祝贺进一步加强了这种信念，认为减轻体重是一个很好的目标。节食和专注于食物成为女孩能够获得控制感的"安全港湾"，她们知道自己付出的努力会得到显而易见的回报。患有厌食症的女孩刚开始的时候为自己的能力感到自豪，然后这种坚持就变得越加严格、狭窄，饮食越来越不正常，限制越来越多。瘦、节食、运动开始被视作美德，而吃东西成为了一种恶习。青少年沉醉于成功减肥的快感，追求越来越高的减肥目标。

对挨饿的心理影响的实验研究中，健康的志愿者进行了极其严格的饮食控制，结果显示，长期处于饥饿状态的人开始经常想着食物，不时谈到食物，甚至做梦都梦到食物。随着食物摄入量的减少，患有厌食症的女孩对食物的渴望愈加强烈，这时候会诱发生理上的饮食冲动。她发现自己必须更加努力才能保持体重。她开始出现一些非理性的恐惧，例如，如果她开始正常饮食，她的身体很快就会像吹气球一样膨胀起来，如果她停止节食，很快就会达到肥胖的程度。节食越厉害，就会导致对食物的渴望和饥饿感越加强烈，进一步导致更多对食物的专注，更多对失去控制的恐惧——而这又会导致进一步的节食。恶性循环由此形成：患有厌食症的年轻女性变得非常害怕吃东西，而节食是她所能知道的对抗她的焦虑的唯一方式。无路可退。

最终，营养不良开始影响大脑功能。这时，患者从生理上已经无法做出正确的关于饮食的决定，也无法意识到自己处境的危险性。这就是为什么在体重极端低的时候，必须要通过住院治疗来完成重新进食。

患有贪食症的人也遵循类似的病程发展。他们受到同样的以瘦为美的社会文化因素影响，同样会担心自己的体重。他们经常也会实行不正常的严格的饮食控制，他们最初的暴饮暴食是饮食冲动和失控的结果，为了迅速缓解自己饥饿的痛苦。也有可能，暴饮暴食是为了对抗抑郁、孤独和焦虑。无论哪种情况，暴饮暴食成为了一种应对机制，同时也是羞愧、负罪感、自我厌恶的原因。贪食者开始使用清除行为，来使自己摆脱身体上的不适，以及暴饮暴食带来的卡路里，但是这一行为（可能还包括这一行为导致的体重增长）会导致更多的羞愧和负罪感，诱发更多暴饮暴食，另一个恶性循环开始了。

在治疗进食障碍时，需要重新教给病人正常的饮食行为以及对食物和身体的健康态度。她还必须学习新的应对不适感的方式，解决自我形象和自尊的问题。对于很多这类人来说，存在潜在的心境障碍，助长了这种不良的应对机制，心境障碍本身也需要治疗。

心境障碍和进食障碍

很多有进食障碍的人同时患有心境障碍，通常是抑郁。针对患有进食障碍的美国高中女生的一项临床研究发现，其中超过80％的人患有抑郁障碍，大部分是重性抑郁障碍。[3]另一项研究发现，持续性抑郁障碍与进食障碍之间的联系相对于重性抑郁障碍更加紧密。[4]但是不论具体到底如何，模式是非常清楚的：进食障碍和心境障碍结合同时发生的情况太频繁了，无法用单纯的巧合来解释。对于这种关联性的原因或多重原因争论激烈。有一些证据表明基因因素在其中扮演了某种角色。一项针对患有神经性厌食症的双胞胎女孩的实验发现，基因风险因素在进食障碍的发展中非常重要，"基因确实对观察到的神经性厌食症和重性抑郁的共病有影响"。[5]可能一些人格特质，如强迫性、害羞和内向的倾向，都有基因基础，这些特质可能和社会诱因相互作用，形成了青春期女孩的厌食行为。我们知道，一个人的冲动程度存在一定的遗传，而贪食症的患者身上经常能找到冲动的倾向。

心境障碍会带来不好的感受，可能诱发进食障碍的行为，并维持它们。一项关于贪食症患者的意大利研究发现，其中很多人存在前驱症状，或称为进食障碍的预备阶段，特征是低自尊、抑郁情绪、失去兴趣和活动的快乐，以及易激惹——都是抑郁的症状。[6]

进食障碍和心境障碍之间的关系很可能是复杂的相互作用，患者与患者之间互不相同。不过，对于这种共病的最优化治疗是非常清楚的：当它们同时出现，两个问题都需要治疗。与物质滥用和心境障碍的共病一样，只治疗其中一个问题，一般不会让另一个随之消失。

　　一些安慰剂控制双盲试验已经显示,对于贪食症的患者,当治疗计划中同时包括抗抑郁药物治疗、心理治疗和针对进食障碍行为的治疗时,他们暴饮暴食的行为频率有所下降。[7]对抗抑郁药治疗神经性厌食症患者的研究,过去没有什么令人印象深刻的结果,但是最近的研究提出了一个有趣的发现。在厌食症患者体重仍然明显过轻时,抗抑郁药似乎没什么作用,这符合一些研究的结果,抗抑郁药对仍处于营养不良的住院治疗患者没有什么好的疗效。但是,当把氟西汀(百忧解)用于那些已经出院的体重正常的患者时,药物对降低复发率具有显著的效果。也许,营养不良会导致脑部生物化学物质异常,体重过轻的患者阻止了抗抑郁药正常工作,只有当体重恢复正常时,这些药物才能起效。[8]

　　严重进食障碍的治疗是复杂的,需要专家团队。严重营养不良的患者最好在具有专门的进食障碍科室的精神病医院进行治疗,而且治疗团体需要有治疗这类障碍的经验。除了治疗异常的进食行为,针对心境障碍问题的治疗也是必需的,因为它往往与进食障碍同时存在。最理想的情况是有一名同时精通治疗进食障碍、心境障碍和儿童与青少年的精神科医生,尽管找到这样水平的专家可能挺困难的,而这三种由不同协会单独授予的资格证明中,最专业的是儿童和青少年精神病学。治疗团队的其他成员应当包括有经验的心理治疗师、家庭治疗师和营养师,对于治疗这类复杂而非常危险的疾病来说,上述所有人都是必要的。

第十四章
"切划"和其他自我伤害行为

在最近的两章,我们已经描述了两种经常与心境障碍同时出现的自我伤害行为:物质滥用和进食障碍。如保罗·麦克林(Drs. Paul McHugh)和菲利普·斯拉夫内(Phillip Slavney)在他们的《精神病学的观点》(The Perspectives of Psychiatry)一书里所指出的,障碍是人的内在问题,而行为是人的外在表现。[1]这种区分在制定精神问题治疗方案时非常重要。治疗疾病常常比反复地阻止行为更简单。在这一章,我们将讨论一组经常出现在心境障碍患者身上的行为,即患者故意伤害自己的行为——"切划"行为和其他形式的自残,以及终极的自我伤害行为,自杀。

自 残 行 为

以下描述来自《纽约时报》中出现的吉尔(14岁):

> 我在浴室里快要疯了,大喊大叫目眦欲裂,我想我妈妈正在贴墙纸吧——贴墙纸的刀正放在那儿。我有太多的焦虑,我无法专心做任何事,除非我把这些焦虑都释放出来,任何语言都无法让我释放出这些痛苦,我拿起剃刀,开始划自己的

腿,看到血液流出来,我感觉很兴奋。看到鲜血流淌的感觉真好,就好像我其他的痛苦也随之而去了一样。就是这样的感觉,我感觉这样非常好,就让它这样释放出来。[2]

自残(Self-mutilation)是故意的非自杀式自伤(nonsuicidal self-injury,NSSI),通常通过切割划伤自己或烧伤自己的身体的方式进行。根据它的定义,它是一种自伤行为,不包括结束自己生命的愿望;所谓自伤,就是为伤而伤,自我伤害就是其最终目的。这一行为会让人惊恐和厌恶,在其他人看来似乎是完全不理性的,但是这种行为越来越普遍。从某种意义上说,自杀也许更容易让人理解,自杀可能是出于希望结束痛苦或深远的无望和绝望。而故意自己造成疼痛和伤口,则有些令人费解,至少乍一看是这样。不幸的是,自残并不罕见,据估计,"划伤自己的人"或其他反复伤害自己的人的数量达到数百万——这种行为每年的发生率约为1%。[3]在正在治疗其他精神疾病的年轻人中,这种行为的发生率可以高达20%。[4]与物质滥用和进食障碍一样,自伤是一种复杂的行为,没有单一的"原因"。想要理解它,最好通过研究其发展过程中涉及的多方因素。自残发生在心理脆弱的人身上,由各种各样的痛苦情绪诱发,然后由其他一些因素维持,这些因素常常因人而异。

在本节中,我们将讨论所谓的反复性或情境性的自残行为。在本书的其他章节,我们描述过其他形式的自我伤害,比如严重发育障碍的人反复用头撞墙,以及精神病患者因幻觉或妄想信念发生的自残行为。与这些不同,反复性自残发生于非精神病人群中,他们无法忍耐伤害自己身体的冲动。

有必要再次强调,这不是自杀行为,也就是说,个体做这些事并不是想要结束自己的生命。相反,他们称这种行为可以帮助他们快速地从各种不舒服的情绪状态中解脱出来,比如抑郁、焦虑和愤怒,虽然只是暂时的。据他们所述,在进行自我伤害行为时,他们会进入一种恍惚的状态(称为"离解"),从而感觉不到行为带来的疼痛。通常情况下,他们事后会感到负罪感和羞愧,并试图隐瞒自己所做的事情。这种模式与进食障碍有很多共同的行为元素,尤其是暴食行为,而且事实上,很多有反复性自残行为的人,同时也有进食障碍。

这些行为的副效应会维持它们的存在。与进食障碍一样,要理解自残为何能使一个人感觉更好,以及什么感受会让一个人一遍遍地伤害自己,是一个相当大的挑战。就好像暴饮暴食一样,自残的发作最初伴有一种内在的紧绷或痛苦的感觉,这种痛苦逐渐增加,直至达到无法忍受的程度。患者报告说,伤害自己能够快速缓解这种难以忍受的紧绷感。他们形容自己感受到的舒缓的感觉,就好像是起开了沸腾、鸣叫的高压锅的盖子,或是戳破了一个满涨的气球。在自我伤害的过程中,这些人关注的是情感上的挫折和痛苦,通过自我伤害,他们感觉重新获得了对自己精神状态的控制。这种舒缓的感觉能持续几个小时,而这些人通常在之后会进入深度的睡眠。有时候,行为是高度仪式化的,包括仔细地设定好切划用的工具,以及事后用来包扎的绷带的材质。

自我伤害行为的范围很广。一些人只是用指甲轻微地划伤或掐伤皮肤。而严重的会收集刀片、外科纱布、抗菌消毒剂,然后仔细地切开伤口,接着做好清洁和包扎。用点燃的香烟或高温的金属物品烫自己,也是一种常见的自我伤害方式。对于一些人来说,自残看起来就像一种简短的、暂时的行为综合征,玩上几周或者几个月就不玩了。只有少部分人,会反复伤害自己,对这种行为上瘾,持续几年。其中许多人存在心境障碍,但是我们还不知道多少心境障碍的患者会反复自我伤害,也不知道多少自我伤害的人会患上心境障碍。与进食障碍一样,存在自残行为的人主要都是女性。最重要的人格易感因素似乎是冲动。一项针对有自残行为的女性的研究发现,其中大约一半的人曾经患过或者之后患上了进食障碍,大约 1/5 的人有过酒精或药物滥用史,或强迫性偷窃、商店行窃史。[5]

自残行为能够让别人,尤其是家人感觉到震惊或恐惧,这是另一种解释这类行为的假设。让家人(以及治疗师)感到呼吸急促而无助,和这些行为本身一样,能够有效而急剧地释放愤怒,用充满力量的感觉和掌控感,取代害怕和抑郁。

有这种问题的人数在不断增长,而且很显然,年轻女性尤其具有风险。出版的文章和图书中,描述和讨论"切划者"的频率越来越高。[6]自残的习惯被大量网络信息所美化。像 YouTube 和 Instagram 这样的网站,有时候会有自我伤害的影像。[7]影响进食障碍出现的相同的社会因素,可能也提高了陷入"切划"行为的年轻女性的数量。1992 年,《人物》杂志刊登了戴安娜王妃的传记节选,揭示了她不仅存在进食障碍的行为,同时也反复出现划伤自己的行为。电影明星(也是青少年迷恋的对象)约翰尼·德普展示了他前臂的伤疤,并在1993 年告诉《细节》杂志,他用小刀划伤了自己,以纪念他人生中的特别时期。[8]就像对瘦的称颂以及社会上普遍的节食宣传,导致越来越多的人试图减肥,并诱使其中一部分人陷入进食障碍行为那样,美化和传奇化这些名人的自我伤害行为,可能会导致越来越多的人尝试划伤自己。类似文身、穿孔、划痕(造成皮肤组织伤害,出现装饰性的伤疤)这样的身体装饰在年轻人中越来越高的流行度和接纳度,可能也是一个因素。对身体造成疼痛和看得见的伤口,变得越来越能够被人接受,让实施了切划行为变得更容易。

自残的治疗类似于进食障碍:必须说服个体放弃这一行为,这种行为虽然有悖常理,但是很容易让人上瘾。治疗潜在的抑郁问题当然也总是必要的。确定其他不舒服的情绪状态的来源,然后帮助个体学习应对它们的其他替代方式，这样的治疗极其重要。治疗反复性自残是复杂的，需要加强的、长期的多学科性疗法，最好由治疗这类问题的专家来操作。

治疗反复性自残患者的一种特殊的技术，是认知疗法的一种形式，叫做辩证行为疗法（DBT）。我们在第九章讨论过 DBT，作为一种帮助过很多抑郁患者的疗法。DBT 着重于情绪管理和痛苦的耐受力，学习如何应对消极感受，而不是简单地遏制它们。DBT 现在已经被证实能够帮助治疗很多不同问题，不过它最初被创造出来，就是为了帮助有慢性自杀或非自杀性自我伤害的人，尤其是那些有边缘型人格障碍的人。[9] 玛莎·莱恩汉博士，这项技术的创始人，后来承认，她曾经划伤过自己，而这促使她发明了DBT："我发明这一疗法，是为了提供多年来我想要而未得到的东西。"[10] DBT 着重于帮助病人识别和中断那些导致自残行为（或者其他适应不良行为，比如攻击性）的思维和情感过程，由每周的个体咨询和团体治疗组成。它非常强调学习如何忍受痛苦的情绪状态，学习更好地控制情绪，尤其是改变行为模式以消除自我伤害。对于有反复性自残行为的青少年来说，寻求一个训练有素、对DBT 有经验的治疗师，是治疗过程中重要的一部分。DBT 也被证明在自我伤害的其他多个领域有帮助，包括帮助患者忍受痛苦和减少情绪反应。正如你能想象到的，在许多方面，它是为了青春期的挑战量身定做的。事实上，DBT 的一种改良版特别适用于青少年和他们的家长的治疗，能够大大减少亲子间的冲突。经典的BDT 专注于某一个人的内部心理过程，而这种 DBT 把内部的辩证讨论外部化，把父母和孩子有时对立的观点集合在一起。

一位著名的精神病学家兼科学编辑，在《精神病学研究期刊》的序言中写道："普通的临床医生治疗自残的病人时，常常会感到无助、惊恐、负罪感、愤怒、背叛感、厌恶和悲伤。"[11] 与治疗其他有破坏性但是令人上瘾的行为一样,自我伤害行为需要加强的专门的治疗,常常是困难而耗时长久的;恢复速度慢得令人沮丧。幸运的是,对这种问题的原因和相关影响因素的研究越来越多,擅长治疗这种问题的治疗师数量也在不断增长。

青少年自杀

在本书这一部分的章节中,我们已经讨论过了经常与心境障碍共病的复杂的行为,这些行为背后有很多因素和影响——并不是由某一单一的因素导致的。自杀行为同样被归入这类行为。

我们将在本书后面部分(第十八章)讨论预示自杀的危险信号,以及自杀预防。在这里,我们想要相对概括地来讨论一下青少年自杀,并澄清一些对于青春期自杀的误解。

在 20 世纪下半叶的美国,青少年自杀率稳步上升。1956 年,15—19 岁的青少年自杀身亡的比例刚好超过每年每 100 000 人中有 2 人,这一数字最后证明是这个世纪最低的。到 1980 年代中期,这个数字增长了几乎 5 倍,每年大约每 100 000 人中有 11 人。最引人注目的是,青少年自杀人数中这一惊人的增长几乎完全都是由男孩造成的,1988 年,这一年龄段中男性的自杀比例接近每 100 000 人中有 20 人。自那以后,自杀率略微有些下降,可能是由于受教育程度的提高,以及对青少年抑郁的认识大大增加。2000 年,青少年自杀率达到了每 100 000 人中有 10 人的低点,不过之后又慢慢回升了,2013 年为每 100 000 人中有 12 人。在此期间,年轻女性的自杀率保持平稳,这个起伏又几乎完全是由年轻男性的自杀率上升引起的。[12]

自杀未遂的青少年人数远远大于真正自杀身亡的青少年人数。

每一个自杀身亡的青少年，对应超过 100 个其他企图自杀的人。这些企图自杀的行为中，大部分不会造成任何伤害，很多不需要治疗，比如服用少量阿司匹林药片，或者在手腕上留下浅浅的划痕。研究表明，只有约 2%—3% 的尝试自杀的青少年需要看医生。研究还显示，青春期女孩尝试自杀的人数是男孩的 2 倍，但是自杀身亡的人数，男孩比女孩多 5 倍。那些尝试自杀的男孩会采取更致命的手段。事实上，所有自杀导致死亡的案例中，一半涉及枪支，1/4 涉及窒息（包括上吊）。这两种方式是男孩最常尝试的方法。有人提出，尝试自杀的人和"成功"自杀的人，是两类不同的群体（尽管存在交叠）。但是一项研究综述，调查了尝试自杀的人和自杀身亡的人，结果发现，除了性别比例的差异外，两组人群的特征在临床上并没有显示出很大的差异。而且，大部分最后自杀身亡的青少年，曾经尝试过自杀。两组人群似乎通常都患有精神类问题，最常见的是心境障碍。

　　许多年来，心理健康专家持有的是所谓的青少年自杀"罗密欧与朱丽叶"理论。这个观点认为，青春期是充满压力的一个时期，每个人都会接触到难以忍受的大量的心理压力，处于自杀的风险中。这一理论对青少年的认识是早期狂飙突进理念的分支，我们在第二章讨论过：所有的青少年都是不稳定的、冲动的、情绪化的，那些尝试自杀的人，就像罗密欧和朱丽叶，只是更加不稳定和冲动，处于更大的环境压力中。这显然不是事实。大多数青少年自杀的受害者，都患有心境障碍。环境压力似乎在行为中扮演一些角色，但是潜在的精神疾病也许才是最重要的因素。出于这个理由，针对青少年的自杀预防方案，开始从"压力管理"模型，转向教育青少年和家长如何识别心境障碍的症状以及告诉他们治疗的重要性。

　　一个理解和预防青少年自杀的模型越来越被精神病学界所接受，由戴维·谢弗（David Shaffer）和他在纽约哥伦比亚大学的同事一起构建（图 14-1）。这个多因子模型提出，青少年产生自杀意念

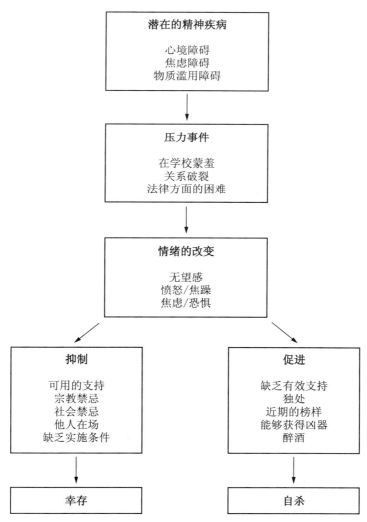

图 14-1 青少年自杀模型

数据来源:Described in David Shaffer and Leslie Craft,"Methods of Ad-olescent Suicide Prevention," *Journal of Clinical Psychiatry* 60，suppl. 2 (1999):70—74.

是因为潜在的精神障碍,但是它只是在内心中闷烧,直到一些压力事件诱发更多对自杀行为的考虑;之后各种外部因素综合会促进或抑制自杀行为的实施。

大量研究都发现,几乎所有实施自杀的青少年都遭受抑郁困扰,形成了这一模型所提出的第一步的基础:潜在的精神障碍的发展。对青少年自杀的研究表明,最常见的潜在问题是心境障碍。对于男孩,心境障碍和物质滥用问题的结合尤其危险。在接受调查的 6 483 名 13—18 岁青少年中,12%的人曾经考虑过自杀,4%的人曾经尝试过自杀。曾尝试自杀的人中,24%的人酒精成瘾,35%的人存在其他药物滥用问题。那些曾尝试自杀的人中,75%的人同时患有心境障碍。患有心境障碍这些人中,50%的人的障碍表现严重到在尝试自杀前已经接受心理健康治疗的程度。[13]

促使这些脆弱的个体尝试自杀的是谢弗所说的压力事件,比如在警局或学校遇到麻烦、与他人关系破裂,或者最近有过痛苦或羞辱性的体验。压力事件常常可以被理解为与潜在的障碍有关:压力事件导致严重的情感危机,伴随着极度的焦虑、恐惧、绝望;一种内心的紧张和焦躁的感觉建立起来,青少年感觉有必要"做点什么"。

这时候,外部因素可能会促进或抑制自杀行为。坚定的宗教信仰认为"自杀是有罪的",会成为一种抑制因素,而生活在"自杀被视作对问题可行的解决方式"的文化中(比如过去的日本),会是一种促进因素。有效的支持,来自家人、挚友的信任的影响,或者治疗师帮助安抚和减压,会成为抑制因素。研究表明,与家庭关系紧密能防止自杀。另一方面,孤独或感觉孤独、无法得到安慰或支持,会促进自杀行为的发生。这一因素被认为非常重要,比如经历同性恋问题或冲突的青少年,有自杀行为的比例比较高,正是因为他们觉得无法与家人、朋友或其他人一起讨论这个问题。[14]

另一个促进因素是,近期有青少年所知道的人自杀,哪怕仅仅只是住的比较近的某个人,也可能会成为自杀行为的模板。自杀传染的问题已经引起了注意:青少年自杀常常会聚集出现,一个青少年的自杀可能会引起其他人的自杀企图。在 1990 年 2 月,一名医生通知了美国疾病控制中心(Centers for Disease Control,CDC;现在称为疾病预防控制中心),一个调查疾病流行和传播的联邦机构,两名青少年男孩在新墨西哥州圣达菲自杀身亡,前后不到 4 天时间。新墨西哥州卫生部调查发现,20 岁以下的人群中,有自杀尝试或自杀意念的人数在那个月增加了两倍,这一发现有力支持了,一个人自杀会引发其他人的自杀企图。研究还发现,之前 3 年的自杀尝试行为的发生率,在 6 月、7 月、8 月间存在持续的下降,支持了这样一种观点,即学校问题可能是自杀行为的一种诱发因素。[15]最近加拿大的一项研究发现的比例甚至更高,在一位同学自杀后,青少年出现自杀尝试的比例提升了 4.5 倍。[16]

媒体对青少年自杀的报道,为的是安抚周围群众,但是结果可能会适得其反,促进自杀行为扎堆。用一种富有感染力的语言,描绘一个辛酸的家庭和社会的悲剧,描述亲友的悲伤,以及很多人参加的葬礼上的感人的悼词,会将自杀以一种积极的方式呈现出来,让它变得更容易被接受。1994 年,CDC 发布了关于自杀报道的媒体指南,罗列了媒体范围内可能造成自杀传染的几个方面,包括对自杀的解读过于简单、将自杀呈现为一种可理解的,解决个人问题的方式("约翰刚刚跟他的女朋友分手")。关注受害人的成就和积极特质也是不利的,因为对于感觉周围人都不欣赏自己的青少年,这可能会把自杀变得更加具有吸引力。

其他自杀促进因素包括时机和条件因素,比如独处在家,以及能够找到一个高致命的自杀方式，比如能够接触到枪支。很显然，家中存在枪械大大提高了自杀的风险。一项研究显示，任何枪械的存在都会增加青少年自杀的风险，不论武器是手枪或长枪，装没装子弹，是否锁上了保险，没有区别。[17]

在某些情况中，最后的促进因素可能是醉酒。不仅是存在物质滥用问题的人自杀风险大大增加，大部分自杀的人在自杀时血液中都含有酒精。

公共卫生系统在防止青少年自杀上的努力越来越聚焦于最早引起自杀的过程：识别精神障碍，让青少年接受治疗。虽然热线电话和危机干预服务一直努力推广，但是几乎没有什么研究证据表明，它们对社区的自杀率有很大的影响作用。教育高中学生和家长关于抑郁的自我识别和转介治疗也没有显示出明显效果。实际上筛选学生的抑郁症状、自杀意念，并对筛选出阳性症状的学生进行进一步的评估和有效治疗，可能是降低社区内自杀率的最有效方式。根据 CDC2009 年的一项研究，所有九年级至十二年级的孩子中，16％的孩子曾经认真考虑过自杀，近 10％的人报告过去一年中曾有过自杀企图。[18]

自杀仍是 15—24 岁人群的第三大死因。即便如此，最近的数据表明，青少年自杀率的下降与采用更有效的 SSRI 抗抑郁药治疗相吻合，一些人提出，青少年抑郁治疗的改进可能是这一良好趋势的一个重要因素。然而，很多因素都在起作用，关于自杀想法和行为的原因和解决方法，还有大量研究要做。最近 50 年青少年自杀的流行性惊人，需要大量工作才能够使其得到真正的控制。

第十五章
心境障碍的遗传

正如我们一直所认识到的，心境障碍具有家族聚集性。埃米尔·克雷珀林博士(Dr. Emil Kraepelin)算得上是创造了现代心境障碍概念的人，在他里程碑式的精神病学教科书中，记录了在一个家庭里"同一对可能具有躁郁倾向的父母，所生的十个孩子中，陷入相同问题的人不少于七个；再下一代的五个后辈中，有四个已经发病。"[1]

多年来，心境障碍的遗传学研究受限于模糊的诊断标准和基因识别实验方法的缺乏。但是这种情况正在发生改变。不仅精神科医生变得更加擅长心境障碍的诊断，而且可以定位和识别人类染色体中的基因的生物化学方法，也变得精细了很多。这些发展迟早会让我们更好理解心境障碍的遗传机制，反过来又会引导我们更好地诊断和治疗这类疾病。

基因、染色体和DNA

在讨论心境障碍的遗传之前，有必要先简短讨论一下遗传学的原理——生物性状遗传的科学研究。

生物遗传的模式和规则最早是由格雷戈尔·孟德尔(Gregor

Mendel)所阐述的,他是奥地利的一名修道士。他在很多年时间里,在修道院的花园中细致地设计并实施植物实验,主要是用豌豆。在孟德尔之前,19世纪后半叶,人们认为父母的特征简单混合就变成了他们后代的特征,所以孩子的特征介于父母双亲之间。孟德尔发现,真实情况并不总是这样的。比如,他发现,把植株高大的豌豆和植株矮小的豌豆杂交(采用的方式是人工授粉),结果得到的种子并没有种出中等大小植株的豌豆——即中间类型。相反,孟德尔发现,所有杂交所得的种子,最后都长成了高大型的豌豆(图15-1A)。然后,当他把杂交得到的这些植株继续培育得到再下一代,其中正好3/4是高大植株,1/4是矮小植株(图15-1B)。没有中间类型,也没有混合特征。这些后代要么遗传到了"高大",要么遗传到了"矮小"——没有任何"中等"类型。孟德尔得出的推论是,每个亲代都提供了某种决定植株大小的东西,这些"东西"被分配给了下一代,决定这一代植株的大小。这些"东西"就是我们现在所说的"基因",遗传的最小单位。

我们现在知道了,基因是构建蛋白质的指令系统。所有植物和动物都是通过蛋白质的方式构建(某种程度上)和运作的。肌球蛋白(肌肉蛋白)、血红蛋白(红细胞中携带氧的蛋白质)、胶原蛋白(皮肤和软骨的结构蛋白)就是其中一些例子。即便是身体中的非蛋白质结构材料,比如骨骼中的钙盐,也依赖于蛋白质来运作。一种被称为酶的蛋白质,通过促进某些化学反应,直接将钙盐转化为骨骼。很多激素也是蛋白质(比如胰岛素),那些非蛋白质激素(比如睾酮和皮质醇)也是由蛋白酶制造的。在前面的章节中,我们讨论了一些蛋白质家族的成员,研究心境障碍的人对它们有极大的兴趣:G蛋白和神经递质受体。所有蛋白质都是根据基因所包含的指令构建的。

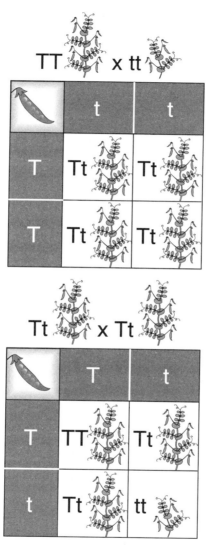

图 15-1　上图中:孟德尔杂交的是高大(TT)和矮小(tt)的豌豆植株。每个
子代(种子)接收到了两个决定植株高矮的基因,分别来自两个亲代。这一代
的杂交种都是高大植株,是因为所有植株都接收到了高大基因(T),它相对于
矮小基因(t)占据主导地位。下图中:当下一代植株再进行杂交,它们
中的 1/4 没有接收到高大基因(T),因此长成了矮小的植株。

　　曾经很多年,人们相信基因也是蛋白质,遗传信息通过某种方式编码在蛋白质分子中。但是到 1940 年代中期,细菌实验证明,一类简单得多的生化化合物(称为核酸)含有遗传信息。1953 年,詹姆斯·沃森(James Watson)和弗朗西斯·克里克(Francis Crick)在英国科学期刊《自然》中发表了一篇论文,描述了这类化合物最重要一种——脱氧核糖核酸(DNA)的结构。随着这个发现,遗传学的现代纪元开启了。

　　DNA 分子是长长的螺旋链,它们的链接包括四种更加简单的化合物,称为核苷酸。DNA 分子的这四种类型包括腺嘌呤、胞嘧啶、鸟嘌呤、胸腺嘧啶(通常简写为 A、C、G、T),它们是用于编写蛋白质制造指令的精密而简单的编码元素。就好像你能只用点和横杠写出摩斯密码版本的《哈姆雷特》,你也能只用 A、C、G、T 编写出构建血红蛋白、肌球蛋白、胶原蛋白或其他蛋白质的指令。这就是 DNA 的作用。你能把基因的物理结构想作是 DNA 分子编码某一种蛋白质的片段。

　　当 DNA 分子在细胞内工作时,它被解开而伸展开来,周围围绕着一群极小的中介物质(attendants),忙碌地解读编码,并按指令制造蛋白质。当细胞分裂时,另一组物质仔细地把 DNA 分子卷成一个紧密的圆柱体,并和保护蛋白一起围绕着它,这个丝状的结构形式你可能曾在高中生物课上的显微镜中观察过:染色体。

遗 传 疾 病

　　有时从某一基因到引起某一特质或疾病的某种蛋白质的通路很容易被我们了解(尽管,在医学上,如我们所能想到的,对于这些通路的理解一般是从反方向来推进的:疾病—蛋白质—基因)。镰刀状细胞贫血症是一种从基因到疾病通路非常容易找到的疾病。如果你在显微镜下观察镰刀状细胞贫血症患者的血液,你会看到异常的新月形的(镰刀状)红细胞,而不是正常的碟形红细胞。当科学家能够用生物化学的方法研究血细胞的成分,他们发现患有镰刀状细胞贫血症的人拥有异常形状的血红蛋白分子,这使得它们与细胞形成异常链,把正常的圆盘形细胞拉伸成特异性的镰刀形。

因为血红蛋白很容易被提纯,所以它是最早的被完全了解结构的蛋白质之一(这一成就使剑桥大学生物化学家马克斯·费迪南德·佩鲁茨[Max Ferdinand Perutz]获得了 1962 年的诺贝尔奖)。镰刀状红细胞的血红蛋白(S 血红蛋白)被发现与正常血红蛋白只有一些原子不同,相当于 DNA 分子中的基因中某一种核苷酸被另一种核苷酸所替代了。由于一些生化因素,血红蛋白基因特别容易获取而且便于操作,科学家能够准确定位找出导致这种疾病的基因。我们现在知道了,镰刀状细胞贫血症患者的 DNA 分子中,某一特定的位置的一组指令中有一个 A 替代了 T。异常的血红蛋白分子是由于解码了这些错误的指令而导致的。异常的血红蛋白会导致异常的红细胞形状,进一步导致阻塞血管,最后产生疾病症状。从异常的基因到异常的蛋白质再到异常的细胞直到症状的通路,由此被完整地呈现出来。

其他一些人类疾病的致病基因已经被确定并定位,它们的遗传模式显示它们都是单基因疾病。在一些情况下,异常基因编码的蛋白质的身份或功能还是未知的。亨廷顿氏病(或称亨廷顿舞蹈症),是一种退化性脑部疾病,影响着民歌手伍迪·格思里和他的家人,这就是一个例子。我们知道致病基因,HTT 基因,产生一种叫做亨廷顿蛋白的蛋白质，但是我们不知道这种蛋白质在脑中确切的功能是什么。

科学家现在寻找"致病基因"时常常会使用"连锁分析"（linkage study）来定位和识别基因。这类研究利用了一种现象，在染色体被分入卵子或精子细胞的过程中，同一个染色体上位置相近的基因总是会保持在一起。在连锁分析中，遗传学家使用基因图谱，显示标记基因的位置。首先，对所研究疾病的患者和他们没有患病的家庭成员的血液样本进行 DNA 测试。然后，科学家对患病和不患病者的 DNA 中是否存在标记基因进行复杂的数学计算分析，以发现患病情况与标记基因之间是否存在联系。如果发现存在联系，那么该标记基因的已知位置就指明了致病基因的位置。这种方法已经成功定位了其他几种单基因遗传病，包括囊性纤维化和杜氏肌营养不良。

研究已经表明，抑郁障碍和双相情感障碍可能至少在某些时候与遗传有关。双相障碍患者的亲属，与没有患病者的亲属相比，严重抑郁的发生率是后者的 2—10 倍。但是，当我们检查重性抑郁障碍患者的家族谱系时，这个数据并不十分清晰；在一些研究中，患双相障碍的人数比预计的更多，而其他一些研究中则没有。这被解释为，当重性抑郁障碍患者的家属中存在双相障碍，那么这个抑郁障碍可能与家族的双相障碍有遗传上的联系，但是如果抑郁障碍的家属中没有出现双相障碍，那么这个抑郁障碍的原因有更加多样的可能性，可能不一定与双相障碍具有相同基因。

当有多个基因共同影响某一疾病，基因的识别问题就会变得极度复杂。而且，如果这种疾病有多种形式，或者很难诊断，这个任务就会变得难上加难。不幸的是，这些都适用于心境障碍。大多数寻找心境障碍基因原因的科学家都同意，这不像镰刀状细胞贫血症或亨廷顿舞蹈症一样是一种单基因疾病。心境障碍极有可能是由多个不同的基因导致的，可能有十几个。这种疾病存在多种不同形式，有时难以诊断。

1980 年代末，出现了一些研究报告，试图把心境障碍，尤其是双相障碍，与染色体的某一特定区域联系起来。最重要的一份报告是一个阿米什家庭，他们似乎在 11 号染色体的一端携带有双相障碍的基因（人体细胞内有 22 对常染色体，编号 1—22，以及一对性染色体）。在这项研究中，研究者们认为他们至少已经克服了找到"双相基因"的一个常见障碍。这个特殊的家族的遗传方式似乎是孟德尔（即单基因）遗传。即使有几种可能的基因会导致双相障碍，但在这个特殊家庭中，似乎只通过这一个基因传递这种障碍。之前 DNA 标记定位的数学分析指向了 11 号染色体，这一发现在统计上显著，看起来比较可靠。破解心境障碍的基因似乎触手可及。

然而，这些结果在几个月内就遭到了质疑。最后使这项野心勃勃的研究功亏一篑的还是诊断上的问题。一些在最初收集数据时被归入未患病群体的人，之后出现了双相障碍的症状。当新的数据被计算出来，整个结果土崩瓦解。[2]

连锁分析指出了不同染色体上的几个不同位置，认为它们可能是"心境障碍基因"的可能位点，但结果仍是初步的。目前最有希望的一种设想是，基因参与创造神经元中的某一类型的通道。一个神经元收到信号释放神经递质（比如，5-羟色胺或去甲肾上腺素），这个过程的机制相当复杂。它不像电子脉冲那样简单地直接发射出化学物质。事实上，这个脉冲会打开神经元的通道，允许钙离子进入。随着神经元中钙离子的浓度升高，其他化学变化也开始发生，引起神经递质的释放。在某些基因组研究中，某一特殊的基因,CACNA1C,与双相障碍的发生有密切的关系。从功能上来说,这也说得通——锂盐,控制这种疾病的最古老、研究也最透彻的药物,能够降低钙离子的流入,从根本上使神经元不易兴奋。虽然,认为这一个基因对所有双相障碍负责是愚蠢的(在研究中,大多数这个基因存在突变的人并没有出现双相障碍),但是,很有理由说明,科学家可能很好地找到了这种疾病的高风险因素。

寻找重性抑郁障碍的相关基因更具有挑战性,因为这种疾病更加难以诊断。2014 年的一篇综述文章审查了关于重性抑郁障碍的"9 篇已经发表的基因组关联研究"发现,用作者的话来说,没有明显的基因关联,这个结论反复在这一领域的很多论文和综述中出现。[3]然而,对儿童期发病的重性抑郁障碍的研究已经证明,这种疾病形式很可能存在家族遗传,表明对儿童期发病的这一类型抑郁的研究对重性抑郁的基因研究非常有用。

出现心境障碍症状的人很可能是遗传了一些使他们易感这类疾病的基因。甚至有一些人认为,这些是非常常见的基因,很多没有患过心境障碍的人也携带有这些基因。可能需要这些基因超过一定数量来"触发",使一个人出现心境障碍的症状,也可能还需要某些环境因素。此外,基因似乎无法完全解释双相障碍的整个过程。

同卵双胞胎是那些有着完全相同的遗传信息的双胞胎。在母亲卵子受精(形成受精卵)后,瞬间受精卵分裂成两半,从原来的一个受精卵变成了两个(同卵)。两个单独的卵子同时受精形成异卵双胞胎,即双胞胎来自两个受精卵(异卵)。即便是同卵双胞胎,如果其中一个患上了双相障碍,另一个患上这种疾病的概率也只有70%——还有 30%取决于其他因素,比如环境。这些发现和因素使得心境障碍基因的研究更加令人望而生畏。

我们所知道的

直到我们确定了特定的基因并发现了这些基因所编码的蛋白质，我们才能整体地谈论心境障碍的遗传。我们能说的只有，心境障碍患者的孩子有更高的出现心境障碍的风险。对这种风险评定一个数值是困难的，主要是因为诊断问题（寻找心境障碍基因非常困难也是基于同样原因）。不过可以估算，对于那些有家族病史的人，这个风险大约是 10％左右，是普通人群的几倍。

双相障碍的风险可以更精确地量化。父母患有双相障碍的，孩子患上双相障碍的概率与上面提到的患上一般心境障碍的概率大致相当：大概是 10％，比普通人群高几倍。然而，双相障碍患者的孩子患单相（只有抑郁）障碍的风险也比较高，当把这种风险也加进来，这一概率会高达百分之二十几。这意味着，双相障碍患者的孩子有约 1/4 的概率出现某种心境障碍，1/10 的概率出现双相障碍。[4]

患有心境障碍的人需要警惕他们的孩子出现心境障碍的迹象和症状，如果出现迹象，需要及时带他们接受治疗。虽然我们可能不确定这类疾病遗传的细节问题，但是我们毫不怀疑早期诊断和治疗的重要性。

研　究　发　展

有几个因素使科学家对于最终发现心境障碍的基因持乐观态度。1999 年，组织人类基因组计划的赛雷拉基因公司公布了人类染色体 DNA 的完整序列"初稿"。具体来说，人类 DNA 中的 A、

C、G、T 模式已经被计算出来了。基于这项工作，科学家现在可以对个体 DNA 串进行多类型的化学分析，以寻找微小或之前未知的突变。研究人员现在可以寻找单核苷酸多态性（single nucleotide polymorphisms，简称为 SNPs，发音为"snips"），在整个基因组中，改变单个基因的碱基对。

可以用于连锁分析的特定的基因标记的数量持续上升，连锁分析将会帮助确定基因的位点。这些标记，就像是沿着染色体的指示牌，指明 DNA 分子中的特定位置：基因指示牌越多，越容易发现某一特定基因。更精确的诊断也会有帮助，对大型家庭谱系的研究和先进技术的发展也是同样——包括生化方式和更强大的计算机以及进行数学分析的软件。

不过，即使基因被确定，基因检测也发展到可以在个体中寻找这些基因，但是要预测哪些人会出现症状，可能仍然是不准确的。有多种基因可能涉及其中，而且基因可能不是全部的影响因素。环境因素可能也会参与决定哪些人会患病：心理和生理上的压力和创伤也很重要。一些证据认为，病毒在精神障碍的发展中扮演某些角色。因此，即使当一个或多个基因被确定并能够被检测，发现某个人具有心境障碍的基因，可能只是意味着她比没有这些基因的人有更高的概率出现症状，但是并不一定会出现症状——风险程度不是 100% 的。这将带来很多让人纠结的问题，关于哪些人应该做检测，哪些人不应该做检测，以及谁有资格知道检测的结果（兄弟姐妹？配偶？雇主？保险公司？）。[5]

不论如何，找到心境障碍的致病基因可能会带来新的治疗方法，从而使患有这类疾病的所有人受益。基因识别，以及这些基因的功能或产物的识别，会无疑地显示出心境障碍的生化基础。然后，就可以从细胞或生化的角度，理解疾病的成因，并据此设计药物或其他治疗方式——而不是像过去一样偶然地发现治疗方法。这种科学叫做药物基因组学（pharmacogenomics）。它已经被广泛用于治疗癌症和某些其他疾病，并刚刚开始尝试用于精神病学。遗传学研究对于心境障碍的研究来说，是最具挑战性，但同时也是最具希望的领域之一，有希望真正彻底变革这类疾病的治疗。

第四部分
变得更好 & 保持良好

始终记得,青少年抑郁及其他心境障碍并不是用本书第二部分提到的任何一种治疗方式"治愈"的。我们越来越擅长治疗这些问题,但是要说治愈,仍需未来几年,甚至几十年的努力。不过,与此同时,我们还可以做很多事来促进良好的精神状态。无数被诊断为心境障碍的人最后生活愉快、健康、有所作为。不过,也有很多人不是这样。这些章节是为了帮助你和你的孩子尽可能地保持成为第一类,远离第二类。

　　如果你想找到一张简单的清单,告诉你应该做什么,不应该做什么,那么恐怕你将会感到失望。在第十六章,我们列出了一些一般性的原则,即医生一般会给病人的建议和推荐。我们希望在看完这一章之后,你会更好地理解为什么你在医生或治疗师那里听来的注意事项是那么重要。我们还要谈谈"医生"和"治疗师"二词的区别,详细描述一下各种类型的心理健康专业人士,从而让你能在为自己或孩子寻求治疗时做出更明智的决定。

　　青少年抑郁影响的不仅仅是青少年。家庭成员也不可避免地通过各种方式受到影响,包括直接和间接的,而第十七章阐述的就是疾病的这一方面内容。我们会重温一下家庭成员能做哪些事,还有同样重要的,家庭成员不能以及不应该做哪些事,来帮助他们患有心境障碍的亲人。

　　在第十八章,我们收集了一些处理危机事件的原则,特别介绍了危机事件的类型。在我们的经验里,病人和他们的家属常常对危机事件感到措手不及。人们很容易回避思考和计划那些我们不愿意发生的事;我们会在这一章强调不逃避是多么重要,以及为紧急情况做好准备是多么举手之劳的事。

　　最后,我们提供了一个简短的章节,来展望未来和探索一些令人兴奋的可能性,这些也许能够帮助我们更好理解心境障碍。有了这些知识,我们也许能够改进这些疾病的诊断和治疗,或许有一天,我们能够治愈它们。

第十六章
成功治疗的策略

这一章将会呈现青少年心境障碍成功治疗的一些原则。抑郁和双相障碍的治疗，可能与其他生理疾病不太一样，需要仔细地根据每一个病人的需要量身定做。在本书的第三部分，我们讨论了当患者存在共病问题，比如抑郁障碍伴发物质滥用或进食障碍时，治疗会变得多么复杂。但是，即使这些共病问题不存在，青少年抑郁的治疗往往也非常复杂，最佳治疗方法是一个非常有争议的问题。医生们常常不愿意采用那些标准化治疗方法，这使得治疗病人更像是一门艺术而不是科学。

治疗青少年心境障碍的药物处方往往是脱离标注范围使用的（见第五章），新的药物总是在被认为对心境障碍治疗有效多年后，才得到 FDA 的批准，甚至需要很多年才开始评估。父母应该怎样决定治疗的药物，选择治疗师，决定他们的孩子是否入院治疗呢？父母怎样才能知道他们的孩子是否得到了最佳的治疗？

因为这些疾病是如此复杂和难以理解，也因为对每个人的治疗必须如此，我们无法说哪种药物总是应该首先尝试，或者告诉你在什么情况下应该尝试另一种药物或添加额外的药物。我们只能够列出一些成功治疗的原则，这些通常情况下会让你的孩子踏上康复的道路，虽然有时速度比较缓慢。

诊断、诊断、诊断

你可能曾经听过房地产行业的一句老话，最重要的三个因素是位置、位置、位置。心理健康行业也有一个类似的说法：在制定药物治疗计划时最重要的三个因素是诊断、诊断、诊断。

偶尔，我们会和对心理咨询有兴趣的家长谈论她的青春期孩子的问题，她告诉我们类似的事："我们的儿子曾被诊断为重性抑郁障碍、ADHD、强迫症、广泛性焦虑、分离焦虑，以及学习障碍，而且他的治疗师还在怀疑他有人格障碍。我们想确认他是否得到了所有诊断的妥善治疗。"这样的情况并不稀奇，对于他的每一个"诊断"，青少年服用不同的药物，产生一大堆的副作用，以至于任何正常的功能都是不可能的。

这种累加诊断的问题，在我们看来，可能是片面地滥用 DSM 进行诊断的结果。DSM 在列表中罗列了各种障碍的不同症状，方便医生可以从各种列表中找到匹配的症状描述，并找到相应的障碍的诊断标准。这些障碍的诊断标准很快就可以看完，而且不需要理解就可以对照着收集病人的病情，并进行"诊断"。但这绝对不是诊断过程的全部。更确切地说，医生的诊断工作是把所有关于症状、家族史、药物史、病人检查结果的信息整合在一起，形成一个连贯完整的诊断印象，把所有信息整合入一个完整的疾病中——如果恰好是一个的话，就可以形成一个疾病诊断。

双相障碍和 ADHD 的症状重叠，就是一个很好的例子，可以用来说明这类诊断混淆是如何发生的。一些 ADHD 的症状，比如冲动、急躁、缺乏有条理的思考、注意力差，同样出现在双相障碍的青少年身上。这些令人痛苦的症状值得关注，但是更重要的是，它们应当得到正确的关注。假如它们是双相障碍情绪变化的表现，那么 ADHD 的药物不会有帮助。（事实上，用于治疗 ADHD 的兴奋性药物和抗抑郁药物，可能会使情况更糟。）抑郁的青少年特别容易受到易怒情绪状态的影响导致行为问题，这可能会引发一些额外的诊断，比如品行障碍、对立违抗性障碍或者双相障碍。我们想告诉你的是，给这些年轻人额外的诊断通常不会使他们的处境更加明朗；它只会使病情更加混乱。这是一个核心原则，对于诊断过程至关重要，但是常常被遗忘。如果一个孩子在 7 岁时被诊断为 ADHD，但后来发现他出现注意力不集中的症状仅仅是因为抑郁，一些医生就有可能错误地诊断他同时患有 ADHD 和抑郁，而不是根据新的证据重新评估病情，去除先前的诊断。

在医学领域，放任这样的错误继续存在而没有严格检查的情况被称为"病历病毒"（chart viruses）。病历中的陈述和诊断记录，不一定一直是正确的。在医院里，这些诊断平时基本无关痛痒，所以持续在病历中留存，只有在需要用到的时候才会展示出危害性。例如，一个人在医院里被问及她的头痛情况怎么样了，而事实上她已经 20 年没有头痛过了，这可能就是病历病毒造成的结果。这些病历病毒同样会影响精神病学领域——倒不是说医生出于什么恶意，而是由于在缺乏对病情深入全面了解的情况下，不愿意怀疑先前医生的诊断的正确性。

当我们看到一个病人似乎拥有太多的诊断，尤其是一个年轻的病人，我们会怀疑诊断过程中是否缺乏了信息收集和批判性的思考。药物使用过多也是同样的情况。病人真的存在这多种不同的障碍，需要用不同的药物来进行治疗吗——治疗抑郁的抗抑郁药、治疗焦虑的镇定剂、治疗"心境波动"的心境稳定剂等？还是说，其实只存在一种障碍，而用了太多药物治疗不同的症状表现？

"做出诊断"是指试图确定某个疾病能够解释病人的全部症状的过程。有一个科学原理叫做"奥卡姆剃刀"（Occam's razor），是以发明它的中世纪神学家"奥卡姆的威廉"命名的。这个原理认为，对于一种现象，最简单的解释总是比复杂的解释更可取，更有可能是正确的。显然，一个存在两种、三种或四种不同障碍的病人，需要不同的治疗方法。但是如果所有的症状可以被理解为某一种障碍的表现，只治疗这一种疾病就能减轻所有症状。即使确实存在多种疾病，系统地阐述这些疾病之间的关系，常常能使治疗计划的优先次序更加明确。例如，一个青少年可能患有抑郁障碍，这"助长"了他的进食障碍行为并诱发了酒精成瘾。这三个问题都要关注，但是除非推进这些行为问题的抑郁障碍得到了有效治疗，单独针对行为问题的治疗不会有很大效果。我们已经见过很多年轻人参加了大量（而且昂贵）的物质滥用康复项目，结果一离开项目就立即复发，因为物质滥用问题背后潜在的心境障碍没有被识别和恰当治疗。

反之同样成立。一个有反复性物质滥用问题和偷窃问题的青少年，有时会因为他行为的后果而感觉郁闷（比如，因前一天晚上参加聚会而考试不及格），可能会在那段时间出现抑郁。这并不意味着他有重性抑郁障碍，而且一个简单的药物就会解决他所有的问题。听起来有些多余，但是花时间精力来确定一个真正的诊断，形成一个全面的、深思熟虑的治疗计划对成功治疗至关重要。

另一个诊断的陷阱是过于强调心理测试和心理评定量表。我们时常会看到一些家长，被告知他们的孩子患有某种精神疾病，基于的仅仅是心理测试（即纸笔测试）的结果，或者由某人根据评定量表打的一个分数。大多数情况下，父母会认为这是决定性的诊断程序。

　　有时，父母坚持认为给他们的孩子做的心理测试是评估的一部分。评定量表和心理测试对于诊断过程是有用的工具，但是它们本身并不足以做出精神病诊断，也极少作为诊断过程的最后结论。很多人认为心理测试就像是 X 光一样：通过欺骗性的问题和其他神秘的方式，心理测试能够揭露"本质"的问题，就好像 X 光能够揭露外表看不出来的骨头上的断裂。这是无稽之谈。实际上，事实可能恰恰相反。我们的一个同事曾经治疗过一个非常聪明但有些懒散的孩子，这个孩子很快地发现了很多心理测试的一个特别的漏洞，即做得不好的人，会被问到的问题也更少。他发现，通过故意答得很糟糕，可以很快地结束测试。他的测试结果比较差，依据精神科医生的认识，显然不符合他本身的临床表现，于是这个孩子的测试很快被认定为无效——在这种情况下，医生的敏锐性远比任何测试更重要。大多数心理测试只是比较了个体对这些标准化测试问题的答案和其他人群对同样问题的答案，然后假设被测试的个体与那些答题模式与他的答案最接近的那部分人是类似的。心理测试有助于帮助快速识别人格类型，但是无法胜任精神疾病诊断的工作。一个抑郁评分量表可能会显示某人存在抑郁情绪，甚至可能会说明他是轻度或重度抑郁，但是它无法用来确定他是否患有重性抑郁障碍、双相障碍、持续性抑郁障碍，或者更轻度的暂时性抑郁。当一个人处于抑郁之中，心理测试甚至不能很好完成它所擅长的工作——揭示人格类型，因为抑郁会改变答案的整体情况。如果个体在完成测试时没有诚实地回答，那么结果基本毫无意义。

　　这并不是说心理测试完全没用。它能够精准地评估人们的心智能力，即我们所谓的智力。还有记忆力测试、一些类型的问题解决能力，以及其他类型的心理功能（同样，这只适用于个体诚实回答并尽自己最大努力完成的情况下）。纸笔测试也有助于筛查一大群人中可能患有某些精神疾病的人，识别需要对哪些人的某一问题进一步评估（在精神病学领域，这类测试被称为"筛查量表"[screeners]，因为它们筛查潜在问题，预示需要进一步的评估，但是不做任何实际诊断）。各种评估量表有助于评估随时间变化疾病症状的严重程度。一个患有抑郁症的人可能需要在每次去见医生或心理治疗师时都填一份抑郁评估量表，便于医生或治疗师做出更准确的评估，通过追踪随时间推移的分数变化，评估治疗有效果或缺乏进展。

我们不能基于抑郁问卷的结果就决定给青少年服用抗抑郁药。注意缺陷/多动障碍的诊断也不能只基于 ADHD 筛查测试的得分。一系列心理测试对心境障碍的准确诊断没有什么大的必要；一次彻底的精神评估才是充分有力的（而且是必要的，我们下一节会详细说明）。就像其他任何实验室测试一样，一个心理测试能够反映出精神评估过程中的某一特定问题。（这个人智力情况如何？与大部分人相比这个人的内向程度如何？）但是让一个人做一系列的测试来"看到底出现了什么问题"，这不是一个好的做法。

关于诊断，最后再警告一次。在一本面向家长的关于青少年和儿童心境障碍的畅销书中，我们看到一些内容告诉家长应该当心"花费太长时间做一个诊断"的医生。我们要告诉你的正好相反：警惕那些似乎急于做出诊断的医生或治疗师，尤其是做出多个诊断的人，这太快太草率了。青少年心境障碍通常是复杂的、微妙的、难以诊断的，而且当青少年来治疗时，往往不愿意或难以描述她的感受。如果存在共病因素，比如物质滥用或行为问题，那么可能需要几周或甚至几个月的多次会面，才能更好地理解多种问题彼此之间如何联系，以及最好的治疗方式应该是什么。快速、自信地诊断可能会让人感到满意，能快速获得"我的孩子到底有什么问题？"这一疑问的答案，但是这往往导致草率、无效的治疗。

选择治疗团队

希望我们此刻已经说服了你，青少年期开始发病的抑郁障碍是严重的疾病，需要专业人士认真的治疗。上文的这节内容应该已经清楚阐明了，诊断过程对于开展正确有效的治疗至关重要。出于这个原因，在治疗过程中，应当尽早由专业认证的、擅长青少年心境障碍治疗的医生做一个全面评估，最好，是由一位经过儿童与青少年精神病学专业认证的医生进行。治疗团队中可以有不同类型的专业人士，但是核心人员应该还应是在精神疾病治疗上受训最多、最有经验的精神科医生。有时这是不可能做到的，因为繁忙的精神病医院会强制要求先预约治疗师，但是精神科医生还是应该尽快介入。

精神科医生曾在医学院进行学习，曾经学过人体的结构和生物功能（解剖学和生理学）；人体的生物化学和药物治疗的原理（药理学和治疗学）；用体格检查、心理状态检查、实验室测试、医学影像（X 光、MRI 扫描，及其他方法）的方式检查身体的生理和心理功能；还有治疗内科和外科疾病的原理。在医学院学习之后，精神科医生还需要在精神病学不同的专业继续培训四年及以上，将在医学院学习来的疾病诊断和治疗的知识应用于所有类型的精神问题的评估和治疗。他们还需要学习一套与其他医学专业的同仁们不太一样的治疗技术：心理治疗的原理。通过学习心理学家的成果（弗洛伊德、埃里克森及其他人），精神科医生学习心理学的理论；通过对病人做心理咨询和心理治疗，他们学习心理治疗的实践。在他们培训结束的时候，大部分精神科医生会申请美国精神病学和神经病学委员会的资格认证。他们要通过两整天的考试，包括笔试和视频案例审查。这些考试是由经验丰富、本身已经通过考试的精神病学专家来出题的。考官们为了保证自身行业的利益，会让测试变得具有挑战性，如果考生的表现达到了要求，他们将代表各自的专业欢迎他们走向公众。通过了这些严格考试的申请者将获得普通精神病学的专业认证。这一专业认证考试某种程度上相当于获得武术的黑带。虽然对于外行来说这似乎就像是学习的终点，但事实上这只是精神科医生实践的起点，开启了进一步专业化的大门。有一句老话是这样说的："通往黑带之路是在于获得新的技术。黑带之上的世界则是在于学习实践性地落实这些技术。"

　　普通精神病学训练的其中一部分要求是，受训者必须花两个月时间从事与儿童和青少年相关的工作。不过，这种工作的形式是高度可变的。在约翰霍普金斯大学的训练项目中，多年的培训生会在儿童住院部工作一段时间，对大多数强效的治疗手段有一个大概的了解。不过，在其他一些项目中，第一年的培训生（称为实习生）可能只是每周观察一次临床治疗，直观的体验比较少。除了在医院，他们也可以选择在大学的咨询中心或类似的地方工作。如果他们以后的病人是 12 岁的孩子，这种培训可能无法带给他们什么帮助。对于对治疗低龄患者有兴趣的精神科医生来说，在他们的普通精神病住院实习之后，会有一个单独的训练。它被称为"研究员"（fellowship），它需要两年额外的只针对儿童和青少年的工作。参加这个训练的精神科医生，会与各类未成年人疾病诊断和控制的专家一起工作，处理各种不同的情况。在完成这项训练之后,培训生才有资格申请儿童和青少年精神病学的专业认证,再经过一个全天的测验和考试,才能真正获得专业认证。

很多人不知道的一件事是,并没有硬性地规定精神科医生必须获得治疗青少年儿童的专业认证(而且,有些精神科医生会在没有任何这类经验的情况下,就把未成年人纳入他们的治疗范围)。事实上,从理论上来说,任何有执照的医生都可以在毫无经验的情况下开展精神疾病的治疗。因此,这取决于你,作为一个受过教育的消费者,需要询问所有打算进行治疗工作的人,关于他们的培训和专业认证。你也可以登录美国精神病学和神经病学委员会网站(abpn.org),查询你打算预约的医生的最新情况。

"精神科医生"这个头衔可以让人清楚地知道,这个人已经经过了特殊的训练。而"心理治疗师"一词则只是描述了这个人做的是什么,并不能显示出这个人受过哪些训练。这个词用来形容的是那些从事心理咨询和心理治疗的人,但不管他们所受的专业教育和培训经历。治疗师可以包括精神科医生和其他一些专业人士。有时,这个群体的人数看起来有些庞大,而且越来越多的专业人士在不断加入其中。就像医生总会在他们的名字后面加上一些字母,比如 MD(内科医生)或 DO(骨科医生),绝大部分治疗师会在他们的名字后面加上一些字母,告诉你关于他们所受教育和专业背景的一些信息。

心理学家会拥有人类行为科学(心理学)的学位。心理学家通常会在他们的名字后面加上 PhD(哲学博士)或 PsyD(心理学博士)。心理学的领域涵盖了整个精神世界和功能:语言发展、视觉影像如何在脑中呈现、学习的神经基础、群体行为以及准确的智力测量——这些只是其广大而迷人的领域的一小部分。心理学家可能专注于通过研究行为来理解正常人类或动物(实验心理学),关注群体的动力学（组织心理学），或关注心理问题的治疗（临床心理学）。临床心理学是情绪问题治疗领域的亚学科。临床心理学专业人员通常需要四年的大学学习，再加上几年的深入教育，才能获得他们的最终学历。临床心理学专业人员关注于人类行为学的理论，认为这些理论与心理问题的发生发展有关，学习各种心理评估的方法（比如智力测验、人格评估及其他心理功能测试），并学习心理障碍和心理治疗的相关内容：心理咨询和心理治疗。博士级的心理学专业人员必须继续完成一年的博士后培训（实习期或有时是住院实习），在此期间，他们获得评估病人和进行治疗的实践经验。对临床心理学工作者没有国家认证机构，但是美国的大多数州需要心理学工作者获得许可才能治疗病人。典型的许可认证包括通过一个书面测试或面试，拿到学位，同时在美国心理学学会批准的项目中完成实习。

在心理学专业人员获得他们的博士学位后，他们可以冠上"博士"（doctor）的头衔，但是这与医学上的医生（doctor）是不一样的——大部分心理学工作者并没有医学实践的培训。虽然一些州已经允许给心理学工作者某些精神类药物的处方权，但是想到他可能没有接受过培训、不知道药物可能对身体的影响作用，或者与病人服用的其他药物的相互作用，这样的人有处方权，想起来不禁令人有些不寒而栗。很多心理健康专业人士把我们所开的这些药视为是无害的；他们不能完全领会这些药物的影响能有多么巨大。我们的一个同事被问到，如果对这些有处方权的心理学专业人士同样开设药物影响的培训，使他们能够对药物对病人的普遍影响有基本的认识，这样是否有可操作性。他回答："已经有了啊。四年的学制，它的名字叫做医学院。"我们坚决同意。

很多，甚至大多数的心理治疗师具有社会工作方面的学位。

社会工作强调的是个体与他们复杂的社会关系群体之间相互作用：他们的家庭、社区和文化。临床社会工作通过心理咨询和心理治疗的方式，帮助存在情绪情感或人际关系问题的个体、夫妻或家庭。大多数临床社会工作者拥有社会工作硕士学位（MSW），还有一些人拥有博士学位（DSW 或 PhD）。很多社会工作者在他们的名字后面列出的是他们的从业许可。LGSW 指获准毕业的社会工作者（licensed graduate social worker）。经过额外的培训和监督，社会工作者可以申请从业许可，成为获准持证的社会工作者（licensed certified social worker），即 LCSW。经过更多的培训和经验，持证的社会工作者可以申请修改和增加头衔，被认证为LCSE-C（这里最后的 C 代表的是"临床"，侧重于对病人直接的心理健康治疗，比较接近于临床心理学）。如果社会工作者在获得批准的项目中经过两年的受监督的社会工作经历，拥有社会工作的硕士学位，在提交专业证明并通过笔试后，他们可以申请成为全国社会工作者协会认证的社会工作者学会会员。社会工作者的头衔中，ACSW 这几个字母代表这种会员资格。更高级的认证是临床社会工作的专业执照（diplomate in clinical social work），称为 DCSW，这个执照需要更多的经验，经过更高级的考试。美国临床社会工作者审查委员会是另一个处理认证事务的组织，可以对一部分人进行认证，包括已经拥有临床社会工作硕士学位的社会工作者，已经熟练在这个领域工作 5 年、在监督下接待客人超过一定小时数的人，以及已经获得同事或主管证明他们的能力的人。拥有这一认证的临床社会工作者会在他们的名字后面加上 BCD 的头衔。

也有一些精神科医生决定将自己的工作限制在心理治疗上，成为心理治疗师，尽管这越来越罕见。拥有护理学位的人也可以做心理治疗师，他们通常也接受了相关的治疗训练。他们的名字后面通常加上 RN（注册护士，大专学位）、BSN（护理学专业，大学学位）或 MSN（护理学硕士）。所有这些从业者都必须在有执照的医生手下工作。在很多州，执业护理师（NPs）和护理实践博士（DNP）能够独立从业。这些从业人员，相较于心理学专业人员来说，受到了生理和相关药物方面的训练。

　　一些心理治疗师拥有心理咨询的学位，并接受过这一领域的特别培训。心理咨询在侧重点方面不同于心理治疗，它侧重于提供建议和指导，而不是治疗疾病。学校心理咨询师一般拥有这类培训背景。心理咨询的更高级的学位允许咨询师在他们的名字后面加上 LCPC（注册临床专业心理咨询师）。另外，拥有大学学位的心理咨询师可以选择取得婚姻和家庭治疗师（MFT）的执照。这些治疗师，正如他们的头衔所示，基本上更多关注于婚姻和家庭治疗，而不是个人治疗，所以他们不太会单独跟儿童打交道。虽然心理咨询和心理治疗之间必然存在很多重叠，但是心理咨询侧重于帮助心理健康的个体改善和提高他们的心理功能和应对技巧，而心理治疗则侧重于治疗存在心理问题的个体，帮助他们恢复正常功能。神职人员可能会接受教牧咨询的培训，甚至继续接受更高级的心理治疗的培训。牧师咨询师一般强调的当然是灵魂的成长，他们所信仰的特殊的宗教和伦理理念会引导他们对来访者的工作。国家心理咨询师认证委员会对不同教育背景的人提供心理咨询的各种专业认证。

　　在所有这些专业人员中，拥有最多培训和病人治疗经验的一类人是精神科医生。难以想象，那些怀疑自己孩子存在严重抑郁却没有第一时间请精神科医生会诊的家长是出于什么样的理由，不过这并不总是能够做到的。很多繁忙的精神病医院都在实行一种制度,病人首先面见一名心理治疗师或心理咨询师,之后再面见精神科医生。这通常是因为精神科医生的数量相对比较少,不能满足需求。精神科医生的短缺是我们所面临的一个问题,尤其是在儿童和青少年精神病医院。比如2013年,全美一共只有8 000名专业认证的儿童和青少年精神科医生,平均每10 000名儿童大约对应1名精神科医生。这种儿童和青少年精神科医生的严重缺乏是一种公认的现象。我们显然意识到,不是每个人都能在他所在的地区找到一个有专业认证的儿童和青少年精神科医生,但是如果可能的话,这真的是最佳的选择。如果你实在找不到专业认证儿童和青少年的精神科医生,一定要询问你为孩子挑选的精神科医生,关于他们所受的针对这个年龄阶段患者的培训和相关经验。有资质的精神科医生根本不会感觉受到侮辱,而是会很高兴地告诉你相关信息,为你足够认真懂得提问而印象深刻。

与选择其他科室的医生一样,选择精神科医生通常也必须首先浏览一下你的医疗保险计划。精神科被认为是一个特殊的门类,根据你的保险范围,一些电话询问是必要的,会免去后续很多麻烦。如果你的家庭被纳入健康维护组织(HMO),你的孩子就只能够约见计划中批准的精神科医生,而且通常只能由孩子的初级保健医生推荐转介。如果你的家庭被纳入优先提供组织(PPO),则不一定需要初级保健医生,你能够约见组织所批准的精神科医生名单以外的医生,只是保险报销率比较低(你需要支付更高比例的自费费用)。

HMO和PPO经常外包他们的心理健康服务,比如与某一心理健康机构或其他提供服务的机构签订合约。有时这个机构提供所有治疗服务;有时它会联合其他机构,在收到它们所写的治疗计划后批准它们的治疗,自己提供某一服务而管理其他机构,与这些机构联系，审批他们的治疗计划。（第十八章详细介绍了这些保险问题。）

越来越多的精神科医生，特别是儿童精神科医生，选择不参加保险计划，完全是因为文书工作和其他额外的工作，比如与管理式医疗组织打交道。这些医生需要他们的每个来访者在每次治疗时全额支付费用；病人必须之后再将收据提交至他们的保险计划，来自行处理报销事宜。与大众的愿望相违，最优秀的医生往往都属于这一类，这可能会引起财务决策上的纠结。还有很多精神科医生会采取一个浮动的报销比例，所以这些总是值得去询问清楚的。

一旦你明确了从保险的角度来看你的选择是什么，你就可以缩小你的决策范围。儿科医生一般会与一名精神科医生或心理健康从业人员存在咨询关系，他们会放心地把病人转介给这些人员。这可能是最好的转介来源。如果你生活的地方有一个带有医学院的大学，医学院可能会有精神病学专业，并且一般会有教员从事相关工作。这些常常是最佳的可用资源，但是因为他们的价值，他们总是会很快被预约完。

一些精神科医生选择提供全方位的服务，包括心理治疗。但是很多人不会提供全方位服务，所以可能有必要配置治疗团队，既包括精神科医生，也包括独立的心理治疗师。选择一名心理治疗师也需要一个类似的过程。事实上，这可能相对简单，因为精神科医生几乎总是会和一些心理治疗师协同工作，会把他们的病人推荐过去。因为非医生的费用一般比医生的费用低，所以自费请一名心理治疗师可能相对更可行一点。但是请记住，心理治疗的疗程常常是每周一次，持续几个月，所以总体费用可能也相当可观。不过，考虑到不治疗抑郁对青少年人生的毁灭性伤害，显然这是一项有价值的投入。

在进行选择时需要记住，心境障碍的控制是一个长期的命题。成功的治疗所需的一个必要前提就是与治疗人员之间的长期关系。这一点再怎么强调都不为过。你选择专业人员的目标之一就是找到一个在未来几年为你提供关怀的人。

不要不敢寻求其他人的治疗意见。当你的孩子似乎没有从治疗中获益，换一个医生重新审视诊断和治疗方案是非常有用的。主治医生不会，至少不应该反对寻求其他人意见的需求。事实上，医生在处理困难的个案时常常会欢迎得到其他人帮助和建议的机会。许多大学的医学中心提供心理咨询服务，并常常拥有心境障碍方面的专家。如果能够尽量多地提供给他们治疗记录，这些顾问极有可能会起到帮助，所以在这方面你可以做一些准备工作，收集记录并进行咨询，这是很值得做的一件事。顾问的报告中经常会有"你是否考虑过……"这样的语气，通常会提出问题而不是回答问题，但是对于已经很好了解病人并能够将新想法融入治疗计划的临床医生来说，这种方式常常是最有帮助的。

但是，要注意，在面对困难的案例时，不要接受太多其他意见。因为不同顾问的建议而每个月彻底变换一种治疗方式，这是不会有用的；一群专家引起的结果更多是混乱而不是澄清。

心境障碍的治疗必须常常随临床表现而调整：药物的使用和停用，添加和去除；治疗有时需要更加强力和频繁，而有时当情况好转又可以允许病人出去"度个假"。尤其是对青少年，他们常常难以清楚而准确地表达自己的情绪情感，他们有时候只是单纯在对抗，选择一个了解他们的精神科医生和心理治疗师，对他们的治疗来说是一个巨大的优势。

为你的孩子保留一份治疗记录。可以是图表形式的，如图 16-1 所示，也可以是简单的日记。记录下你孩子的用药，包括开始用药和停用的时间、药物剂量、血药浓度水平（如果有要求的话）。列出你的孩子开始用药后的所有副作用或问题，以及治疗反应。这类列表在很多情况下极其有用：如果换了新的医生，如果你需要其他人的意见，或者如果治疗似乎因为某些原因停滞不前，需要仔细回顾所有治疗和反应，看看还有哪些尚未尝试过。很多家长以为医生对每个病人的处方都留有详细记录。现实情况是他们可能并没有。信息是存在的，但是它可能深深地藏在个人的病程记录和治疗记录中。保留一份你自己简明的"备忘单"，是你对孩子的进步所能做出的最重要的贡献之一。

消除病理性影响：情绪保健

"病理性"（pathological）一词源于希腊语，意思是"疾病"，而我们所说的"病理性影响"（pathological influences），指的是病人所处环境中导致疾病症状加重或更加难以治疗的一些因素。就像一名患有糖尿病的青少年必须改变生活方式（包括饮食改变，比如食物种类和饮食时间），这是血糖控制的一部分，而一名患有心境障碍的青少年必须改变生活方式来更好地控制情绪症状。有时这意味着小幅调整，有时是大幅调整，但这对于恢复过程而言是必不可少的一部分。

什么是"情绪保健"（mood hygiene）？简单来说，它指的是促进心境障碍患者良好控制情绪症状的行为习惯。"保健"（hygiene）这个词语我们可能在医学中用得不多——我们显然用得不如过去那样普遍。Hygeia 是希腊司健康女神的名字，是医神 Aesculapius 的女儿（在某些故事版本里是他的妻子）。（图 16-2）

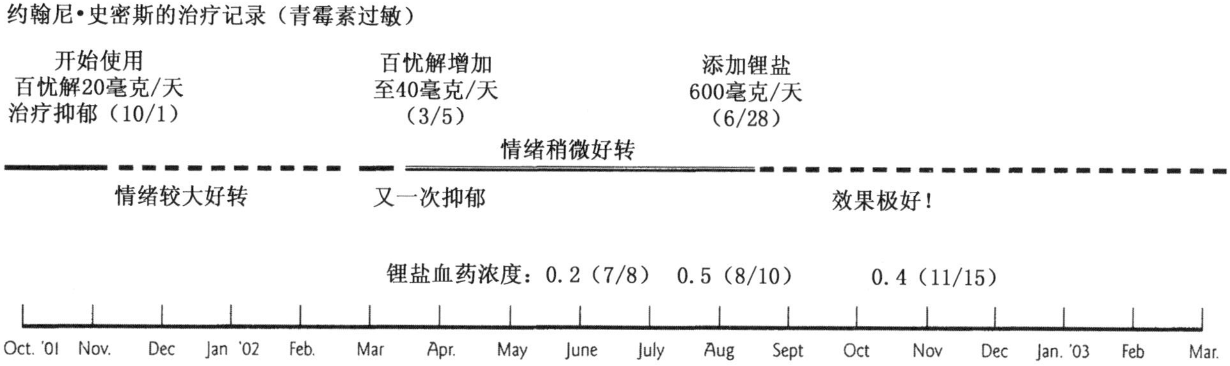

约翰尼·史密斯的治疗记录（青霉素过敏）

开始使用
百忧解20毫克/天
治疗抑郁（10/1）

百忧解增加
至40毫克/天
（3/5）

添加锂盐
600毫克/天
（6/28）

情绪较大好转

又一次抑郁

情绪稍微好转

效果极好！

情绪较大好转

锂盐血药浓度：0.2 (7/8)　0.5 (8/10)　0.4 (11/15)

| Oct. '01 | Nov. | Dec | Jan '02 | Feb. | Mar | Apr. | May | June | July | Aug | Sept | Oct | Nov | Dec | Jan. '03 | Feb | Mar. |

图16-1　一份治疗记录案例。这类图表对记录药物反应极为有用，尤其是当心境障碍得难以治疗，尝试了很多药物的情况下。

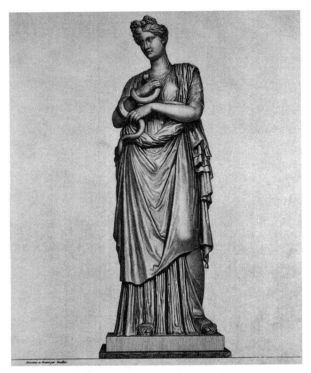

图 16-2　**Hygeia**　图片来源：美国国家医学图书馆。

保健，或保健学（hygienics），是保持健康（与疾病治疗相反）、关注有利于健康的条件和做法的一门科学。保健相关的条件和做法，我们现在一般会联想到的是干净卫生，但是实际上这个词语包含的意思更加广泛。约翰霍普金斯大学的保健与公共卫生学院（建于 1916 年，现在更名为布隆伯格公共卫生学院），伦敦大学的卫生保健与热带疾病学院（建于 1924 年），以及其他这样的院校的建立，是为了研究预防疾病、促进和提升全地区健康水平的方法。在此之前，就已经有了心理保健协会，由曾经的精神病院病人克利福德 · 比尔斯（Clifford Beers）（可能患有双相障碍）于 1909 年创立,现在更名为心理健康协会;它的创设宗旨是促进情绪健康和幸福生活,倡导精神疾病更好、更有效的治疗。

对心境障碍,尤其是双相障碍的一些领域的研究,正说明了对于提高这些疾病的症状控制,防御性措施是多么重要。压力管理和规律的生活方式这样的事能够带来巨大的改变。

心境障碍研究领域最睿智的学者之一,德国精神病学家埃米尔·克雷珀林,发现他的患有心境障碍的病人在病程早期,情绪爆发总是发生在生活中的压力事件之后。他的精神病学教科书的最后一版(篇幅比他的第一版长了几乎10倍),出版于20世纪初,他在其中写道:"特别是,疾病发作不少出现于亲人生病或死亡之后……其他情况中,有时也包括与邻居或亲人吵架、与爱人争执……因不忠诚而激动、财务困难……我们必须把所有所谓的伤害都考虑为可能诱发个体疾病发作的火花。"

克雷珀林很快指出,这些事件是诱因,而不是原因,以及"疾病的真正的原因必须在永久的内部变化中寻找……这是天生的。"不过,克雷珀林发现,随着病程发展到稍后期,疾病的发作"不受外部因素的影响",他提出在这个阶段"外部影响……不应该被当作是疾病发作的必要前提。"[1]

研究表明,许多年轻患者在亲近之人的离世或其他一些丧失事件或困难挫折之后,紧跟着发生了严重的抑郁发作。一项研究发现,青少年抑郁和儿童期反复出现丧失事件或明显的分离事件有显著的关系。这项研究最有趣的一个发现是,抑郁与单一的严重丧失事件之间没有显著联系。多重事件才会触发抑郁。[2]对成人双相障碍的研究表明,最初和早期的心境障碍发作,常常与心理压力有关,但是在几次发作之后,疾病开始按它自己的方式发展,发作更多地开始自发产生。

引证的这类发现支持了心境障碍"引燃现象"的观点：一根火柴被固定在一堆木头上，一根火柴燃起的火焰可能会迅速熄灭；但是如果这一过程反复出现足够多的次数，大火就可能被燃起，不需要增加更多的火柴。同样的道理，心理压力的反复出现，尤其是丧失事件，引发了易感人群（可能遗传了易感心境障碍的基因）的一系列事件链，最后导致抑郁的发作。

研究者通过反复给予动物少量的兴奋剂，如可卡因，证明动物也存在同样有意思的现象。随着时间的推移，动物变得对刺激越来越敏感，而不是迟钝，反复给予相同的小剂量的刺激会导致动物的兴奋性行为变多。仔细检查这些动物的脑细胞，对照接受过长期的兴奋性药物治疗和没接受过药物治疗的动物脑细胞，就会发现某一过去不活跃的基因，经过反复的刺激而被激活了。同样的基因也可以被动物所受到的压力激活（比如，剥夺它们的水）。这些针对动物的研究工作，显示出电刺激或化学刺激与压力一样，都能带来长期的行为变化（可能是通过改变基因功能），这被许多专家认为与心境障碍的研究高度相关。[3]观察发现抗癫痫药物具有"抗引燃"作用，对治疗双相障碍卓有成效，这一现象也是这种理论假设的有力佐证。

对病人的一些直接观察表明，引燃现象可能发生在心境障碍患者身上。首先，病人的情绪症状有时在病程早期更多地由环境因素诱发，而在之后更多地自发出现。第二，他们有时随着年龄增长病情会加速发展，随着时间的推移，发作频率越来越高。第三，心境障碍的发作使病人对压力更加敏感，相对来说更有可能复发。在一项对52名双相障碍成人病患的研究中，追踪观察了两年时间，那些在此期间复发的人，更有可能经历了一些压力事件。在这组病患中，那些过去发作次数更多的人对这些压力更加敏感：他们更有可能在压力下复发,而且复发的速度更快。[4]许多研究都证明了个体年龄因素会加剧抑郁症。

　　根据我们的观察,(1)心理压力会导致双相障碍患者更易受到伤害而情绪症状发作,(2)病人发作的次数越多,就越容易被一些轻微的压力和困境诱发症状。因此(1)预防抑郁复发及其重要,(2)患有心境障碍的人需要努力尽量减少生活中的情绪紧张的情况。

➢ 用药物防止复发

　　1960 年代开发出抗抑郁药并广泛用于严重抑郁的治疗后,一个问题很快出现了,抗抑郁药应该持续使用多久? 虽然我们还没有足够的信息来确定地回答这个问题,但是根据已有的信息,我们建议长期治疗。

　　成年人的研究清楚表明,一种抗抑郁药如果对一个患有抑郁症的人有效,那么疗效应该可以持续至少 12 个月。我们告诉病人和病人的家长,任何患有抑郁症并对某种抗抑郁药治疗反应良好的病人,应该持续用药至少一年,完全不需要考虑停药。对于一些人来说,这有些困难。每天都要服药来防止他们已经感觉不到的抑郁,而且可能会有一些轻微但恼人的副作用,似乎越来越没有必要。不过也有一些人,非常乐于服药。他们能够意识到,在陷入疾病控制时,自己的抑郁越来越严重。这些人在开始药物治疗之前从来无法真正知道正常的情绪是什么感受。不少这样的病人在12 个月到期前来赴约时,恳求我们让他们继续使用这种抗抑郁药。他们其实不需要恳求。我们太愿意让这些受益于抗抑郁药的人,想服用多久的药就服用多久。我们相信自己的个人经验,我们治疗过很多心境障碍的患者，每次复发都会增加病情变得难治的概率。研究数据清楚表明，早发性抑郁是较为严重的疾病。一些成人抑郁治疗的指南建议，在 20 岁之前发病的严重抑郁患者应当无限期地服用药物，因为他们复发的概率更高。[5]患有严重抑郁的人其实不应该问"为什么我应该继续服用抗抑郁药？"，而可能应该问"为什么我不应该继续服用抗抑郁药呢？"存在双相障碍或周期性重性抑郁障碍家族史的人，尤其建议长期保持服药。

对于患有双相障碍的人，有强有力的证据表明，长期的药物治疗具有必要性。双相障碍是一种复发性的疾病，必须持续无限期地治疗来防止发作。这也再次强调了获得一个准确的诊断是多么关键的事。很多只是易激惹的青少年被误诊为双相障碍，这会让他们走上一条多年服药的道路，而他们事实上可能一开始就不需要。

➢ 解决物质滥用问题

我们知道，导致心境障碍治疗失败的一种情况是持续使用成瘾物质。出于多重原因，心境障碍的青少年患者必须禁止饮酒，当然也必须禁止使用大麻和其他毒品。

第一个原因是酒精和很多药物对大脑具有直接的毒性作用。在物质滥用的章节里，我们提到了比如像摇头丸这样的毒品已经被证明会杀死神经元。我们知道长期饮酒会导致记忆问题和广泛性的智力减退，精神病学上称为痴呆。这些破坏性的伤害对处于发育中的大脑尤为明显（在青少年的脑中，神经元及它们之间的联结仍处于生长发育阶段）。未成年人物质滥用被认为会干扰大脑的发育过程，并可能会永久性地损害脑部发育，目前，我们也只能如此猜测。

　　通过改变脑中的化学物质功能，物质滥用同样对情绪具有影响作用。酗酒的人和过度使用可卡因或安非他命的人可能会陷入明显的抑郁发作，这似乎与成瘾物质对脑中化学物质的影响具有直接关系。人们认为，醉酒或其他物质引发的情绪高潮都是大量刺激脑中的快乐中枢的结果。由于大量的过度刺激，这些中枢变得耗竭，它们的化学递质所剩无几，而这种耗竭就被认为是导致醉酒或药物中毒后抑郁爆发和其他心境改变的原因。因此，对于正在治疗心境障碍的人，醉酒或药物中毒会妨碍缓解抑郁或稳定情绪的治疗过程。简单来说就是，醉酒或药物中毒消耗了抗抑郁药所要补充的这些化学物质。我们告诉病人，在治疗期间饮酒或吸毒，就好像是你在想要装满水的桶里打洞——继续物质滥用会让心境障碍的治疗变得毫无意义。

　　我们认为，就这一点而言，滥用大麻的伤害性是最大的，因为它最具有隐蔽性。因为大麻被缓慢地吸收进入身体里的脂肪细胞，然后在"情绪高潮"发作期间被缓慢释放，所以明显的抑郁反应和戒断反应出现的可能性相对较低。这就好像这些现象的时间线被拉长了，所以变得难以觉察。我们曾见过各年龄段的很多抑郁患者都拒绝停用大麻，因为他们相信大麻对他们的情绪没有影响，或者甚至能帮助改善他们的抑郁情况——事实上他们的抑郁从来没有完全进入缓解期。

　　大麻对抑郁治疗具有很强的阻碍作用。有一个典型的例子，主人公是正在接受抑郁治疗的一个刚成年的年轻人，他的名字叫乔。

　　▼乔的抑郁很严重，只对强力的药物治疗有部分反应。多种药物组合使用是唯一能让他出院的方法，他在家庭生活

中几乎丧失功能，也无法工作。乔坚持认为，大麻是唯一能帮助他感觉能有几个小时愉快时间的东西，他坚决拒绝戒掉大麻。

　　有一天，我走进候诊室，想让乔去诊疗室确认他的药物，但是我在候诊的病人中没有看到他。有一个戴着颈托的年轻人看起来有几分眼熟，但似乎不是他，乔应该是去洗手间了。当我向前台接待员询问是否知道乔的去向的时候，那个戴颈托的年轻人站了起来。他是乔，看起来眼睛如此明亮、神情放松、精力充沛，让人一下有些认不出来。

　　原来，乔在游泳时发生了意外，他伤得挺重，在康复医院待了近三个月——这时间足够让大麻完全离开他的生活。在此期间，他的抑郁有了稳步改善，等到他出院的时候，他的大部分药物已经停用了，他只需服用一种抗抑郁药就可以了。从这件事情上，我们都学到了重要的一课——抑郁和物质滥用之间的关系（对乔来说，更是充满纠葛）。▲

某种意义上来说，物质滥用是应对困境的一种方式，可以通过逃避图一时的爽快。正如我们在第十二章所解释的，物质滥用会挤占日常活动，比如学校和家庭生活，情绪情感的成熟也会因此受损。学习如何喝酒不被抓住，取代了学习如何相互信任。学习如何获得酒精或药物的稳定供给，取代了学习如何建立和保持与同伴的健康关系。计划下一次怎么去过瘾，取代了计划接下来五年的人生。每一位曾参与青少年工作的心理健康专家都会告诉你，那些存在物质滥用问题的年轻人似乎从开始使用这些物质起就停止了情感上的成熟。一个19岁的人如果从13岁开始使用酒精或药物，他们的情绪发展就停滞在了13岁。从这种"欠成熟"状态追赶上来会需要几年时间，并需要大量的治疗。

当孩子出现物质滥用问题时，父母所面临的最困难的一个问题，是不知道从青少年的利益角度出发，多大程度的干预是有帮助的，多大程度的干预是纵容（enabling）。纵容物质滥用者的概念出自于酒精滥用的治疗文献，指的是家庭成员对滥用者进行帮助的行为，这种行为最后被证明加剧而不是阻止了物质滥用。典型的例子就是，一个酗酒者的妻子打电话给她丈夫的老板，说她丈夫"生病"了，所以不能上班了，而事实上他是因为最近的酗酒而宿醉未醒。她觉得自己是在帮助她的丈夫，而事实上是在纵容他逃避酗酒的后果——这些后果能够迫使他直面自己的问题并决定进行治疗。为了孩子的利益，父母必须知道多大程度上与学校、其他家庭成员，甚至警局的斡旋是有帮助的，而多大程度上是纵容孩子继续物质滥用。因为青少年有一段时期很难对他们行为的长期后果进行预判，所以这是一个非常麻烦的问题。怎样程度的"爱之深，责之切"是过于严厉了？没有简单的答案。参议员乔治·麦戈文的女儿也曾与酗酒进行抗争，乔治对此曾写道："等待一个人'触底反弹'时最大的困境，是他们可能只会在毁了自己或他人的生活之后才会幡然醒悟。"[6]（关于这种两难困境，下一章会更详细来说。）

➤ 采纳促进心理健康的生活方式

患有某种生理问题的人会有意避免患处受力，患有心境障碍的人也会需要及时识别心理压力并加以解决。虽然我们大部分人都很难控制压力和冲突何时以何种方式闯入我们的生活，但是我们有时能有一些应对方式，可以学习如何更好地调节不可避免的压力和冲突——在这里我们将提到心理咨询和心理治疗的另一个作用。严肃认真地对待持续发生的重大压力事件，对于控制心境障碍至关重要。毫无疑问，家庭治疗总是会被推荐为青少年心境障碍的辅助治疗。大量临床研究显示，持续的家庭冲突是青少年抑郁障碍复发的重大风险因素。[7]人际关系困难、学校课业负担过重、过度的课外活动安排——这些事都可能会导致过多需求、过多压力，并成为心境障碍复发的风险因素。

青春期是持续一生的生活方式习惯形成的时期。把事情拖到最后一刻才做，会提升压力水平。减少做事情时的拖延，会消除很多压力。越来越多的研究支持，外部调节方式能有助于情绪稳定，比如规律睡眠和活动时间表。制定一份个人时间安排表并坚持按此执行是必不可少的。坚持按时上床睡觉并在早晨按时起床——如果可以的话，每周七天都是如此——非常推荐大家这么做。青少年比成人需要更多睡眠。对于很多 12—18 岁的人来说，每晚9—10 小时的睡眠是最佳的（虽然不太可能）。对睡眠的研究显示，很多其他生活方式因素也会影响睡眠的好坏。青少年可以考虑在平时的饮食中杜绝咖啡因，或者至少养成午后不再喝含咖啡因的饮料、咖啡或茶的习惯。晚饭吃得太多太晚也应该避免。规律的运动已经被证明有助于睡眠，还有很多其他的好处，比如对血压。这些因素对患有心境障碍的青少年尤为重要，因为药物可能会对食欲和精力产生副作用。有一些药物会增进食欲，刚开始的时候可能还会有轻微的镇静效果。注意健康饮食和保持锻炼习惯，对提升精力水平和避免多余的体重增长有很大的帮助。咨询营养师也有帮助，通过学校的体育教育部门制定锻炼计划也经常是一个不错的选择。

我们不太可能在这短短几段内容里总结出所有的冲突和压力的过程，也不可能事无巨细地详述处理它们时的注意事项。我们无法给你一张指南清单，或是告诉你所有应该或不应该做的事。我们希望你可以更仔细地检查自己的具体情况，在根本性的事情上做好决定和改变。这些事情可能小到退出一个社团，也可能大到更换学校。青少年面临着许多重要的抉择：决定选择高中和大学、毕业后的工作和职业道路，对于年纪稍大的青少年来说，还可能要决定搬离家庭，有时甚至决定关于结婚的事。这些决定对于心境障碍患者来说更是需要深思熟虑和细细考量。心理咨询和心理治疗在整理这些选择的思路和帮助做出这些决定时非常有用。

第十七章
家庭的作用

当孩子痛苦的时候,家长总会想要把事情变好。让小孩子振奋起来不是很难。他们会因为一个小玩具而惊喜,因为去一次快餐店而开心,甚至因为帮爸爸妈妈做饭或洗车而变得快乐。但是当青少年陷入严重抑郁时,再多的振奋和鼓励都不会有用。更糟的是,当抑郁症状以对抗行为和易激惹的形式出现时,父母可能会发现他们的孩子像换了一个人,变得陌生而有敌意,似乎想要把家庭撕裂。当发现孩子喝酒、吸毒,或参与其他危险的行为,父母可能会感到害怕和愤怒。我们很容易被恐惧和愤怒所麻痹,无法做出理智的决定。

与任何疾病一样,家庭的作用包括对病人的支持、理解、鼓励,父母的作用包括养育、保护、监督。能够提供这种支持的前提是了解关于疾病的一些重要因素。陪伴和成为孩子的后盾,也是孩子获得帮助和支持的重要环节。

认 识 症 状

永远不要忘记,患有心境障碍的人无法控制他的情绪状态。

没有患心境障碍的人有时候会希望心境障碍的患者也能够像他们一样控制自己的情绪和行为。当我们感觉自己的情绪失控而希望对它们加以控制时，我们会告诉自己"挣脱这种情绪""控制住自己""振作起来"。我们被教导说自我控制是成熟和自律的标志。我们被灌输了这样的想法，把那些不能很好控制自己情绪的人视作不成熟、懒惰、任性或愚蠢。但是你只能够在这种控制机制正常运作的时候才能进行自我控制，而那些患有心境障碍的人，控制机制运作并不正常。

患有情绪障碍的人并不能像他们想要的那样"挣脱这种情绪"（而且要明白，他们其实拼命想要这么做）。告诉一个抑郁的青少年类似"振作起来"这样的话，坦白来说是一种残忍；事实上，这可能会增加无价值感、负罪感和失败感，这些也是疾病的症状表现。

家庭成员面临的第一个挑战是改变他们看待这些行为的方式，这些行为可能是疾病的症状——比如不想起床、易怒而脾气暴躁、"亢奋"而鲁莽或过度批判和悲观。我们对这类行为和态度的第一反应是把它们看成是懒惰、卑劣或不成熟的，并对此加以批判。在一个心境障碍患者身上，这几乎总是会让事情变得更糟：批评加强了抑郁青少年的无价值感和失败感，而且使轻躁狂或躁狂的患者变得疏远和愤怒。

不过，请记住，这些行为主要都是个体在处于心境障碍发作时的症状。对于没有处在发作状态的青少年和处于发作期的青少年，我们需要区别对待。我们都治疗过这样的病人，他们平时很好（我们称为"稳定期"），但是会突然陷入深深的抑郁中，这种情况发生并只发生在他们被要求参与他们不想做的事情时；在应激源解除后，他们就恢复正常情绪状态了。我们的一个同事甚至治疗过一个病人，最后承认，抑郁是有一些好处的。如她所述："我的男朋友只有在我抑郁的时候才会对我好。"这意味着他照顾着她，并且不期待她去独立地做什么事情。准确诊断在制定精神疾病治疗计划和决定用药时必不可少，在制定"家庭"治疗计划时同样也至关重要，它能帮助你更好地理清孩子的某些行为表现，是否是疾病的症状。

这是要学习的困难而关键的一课：不要总是表面化地看待行为和陈述。在你做出反应之前，学会问一问自己："这会是一个症状吗？"小孩子经常会在对父母生气时说"我恨你"，但是父母知道这只是生气时的气话而已，并不是他们的孩子真实的感受。易怒、抑郁的青少年也会说"我恨你"，但是这是因疾病而说的话，疾病掌控了他们的情绪。抑郁的青少年也可能会说："这是没有希望的。我不想要你的帮助。"再说一遍，这是疾病的缘故，而不是你的孩子拒绝你的关心。

参 与 治 疗

很多情况下，父母不知道应该在孩子的治疗过程中扮演什么样的角色，有时心理治疗师和精神科医生所给出的信息似乎还是矛盾的，这更会让人感到困惑。要对你孩子的生活感兴趣，但不要多管闲事。要果断而有界限，但是不要过度控制。要对你孩子的行为改变敏感，但不要过早下结论。告诉心理治疗师你所观察到的关于孩子的一切，但是不要期待同样的回报。尊重你孩子的隐私，除非你担心她的安全！在许多方面，谈及父母在治疗中的角色，有点类似于谈论配偶在夫妻关系中的角色，它需要同样多的深思熟虑，而且可能在不断变化调整。虽然我们在这里讨论了一些一般准则（同时深入了一些细节，尤其是在保密性），但是还是要通过不断与你的孩子和孩子的治疗师讨论，最后确定你作为家长的角色。

　　不同的治疗方式需要不同程度的介入。在讨论药物效果时，会希望父母和孩子报告所有事，他们观察到的任何可能的疗效或副作用。认知行为疗法也是类似，父母能够参与治疗，包括在医生办公室和在家，帮助孩子试着使用他们学到的技巧。另一方面，在心理动力治疗中，父母可能需要学着忍受自己对孩子的治疗过程只知道非常有限的信息（如果有的话），甚至一无所知的情况。不同的治疗阶段同样需要不同程度的介入。在病情相对稳定时期的标准化门诊治疗期间，父母可能能够稍微轻松一点。但是，如果发生紧急情况或需要住院治疗，父母有时不得不请假，因为需要更高的介入程度。

　　每个人的卫生保健信息都受到保护，《健康保险流通与责任法案》（HIPAA，the Health Insurance Portability and Accountability Act，1996）规定了不允许未经授权的非法窃取信息。简言之，这项法律使每个人可以查到的健康信息成为私人财产。当然，也有例外。我们主要想告诉你，孩子的健康信息所有权属于他们的父母或法定监护人。某些州就生育和心理健康相关方面也有例外规定，但一般来说，父母具有法定义务和权利来同意或反对他们 18 岁以下孩子的精神病治疗和用药。但是，所谓治疗的细节，有些需要保密。父母有权询问他们孩子的治疗并获得回答，尤其是药物方面。但是，个体治疗疗程的细节，在对孩子的健康和安全没有风险的情况下，则被认为是治疗师和病人之间的机密。例如，如果病人说她正在计划实施自杀，医生/治疗师根据法律规定必须告诉父母。但如果父母询问"萨莉还在跟汤米约会吗？她不肯告诉我"，医生/治疗师一般会拒绝回答，比较好的情况下，医生/治疗师会鼓励各方在房间里进行一些简短的讨论。大多数医生/治疗师在开始治疗的时候就会制定这些关于隐私问题的具体的基本规则。

另一方面,18岁以后,只有病人自己才有权获得他自己的治疗信息和记录,父母可能会对这种改变感觉既突然又震惊。具有处理这类问题经验的精神科医生经常会在孩子成年前就让父母很好地认识到这种改变(最好是几年前),并尝试与孩子商议好成年期的条款。不巧的是,这种改变有时发生在正好父母对他们孩子的活动最好奇的时候,孩子可能甚至已经搬到大学或其他地方。治疗师无法回答来自父母的一些简单问题,比如"马克今天来赴约了吗?"这么做被认为是有违伦理的,除非病人明确签署了法律文书,允许医生/治疗师与他的父母讨论他的治疗问题。

幸运的是,许多治疗师都足够懂得直接让父母参与他们孩子的治疗。很多医生/治疗师会把家长和孩子视为一体,至少刚开始的时候是这样。随着孩子年龄的增长,越来越多的时间是医生/治疗师与孩子单独在一起,不过父母通常也会在疗程开始或结束的时候加入进来,以获得更多信息和讨论。一些医生/治疗师还会留给家长单独的时间,单独与家长讨论孩子的生活;不过,即使是这些个人的治疗时间也必须遵循上面提到的保密原则。记住,你的孩子是病人。他应该同样得到所有(或者大部分)与你期待从自己的治疗提供者那里获得的一样的权利。就像你可能不希望你的治疗师告诉孩子所有关于你的治疗情况,你的孩子也需要在一定程度上保障他的隐私。你自己与他的治疗师的单独会面不应该被视作"窥探他内心"或者找出他生活中想要保密的所有细节的机会。恰恰相反!这是讨论你所发现的任何变化以及你应该如何更好处理它们的机会。

虽然希望你在治疗中尊重孩子的隐私,但同样也希望你能够参与到治疗中来，因为它对你和你的孩子之间的关系，以及你们之间的交流会有影响。孩子的心理治疗与其他生理疾病的治疗不一样。你不应该期望把他们往门口一丢，然后一个小时后把他们接走。也不要让医生和治疗师来与孩子讨论那些你所观察到的行为，如果你不能参与其中并亲自陈述的话。我们发现，与病人和父母关于这类问题的单独谈话经常会变成"是的，他是这样——不，我不是这样"，这样的会谈对任何人都毫无帮助。和你的孩子一起去见医生，在你孩子在场的情况下，分享你所观察到的情况和所关注的问题，这样可以避免误会，确保所有人（治疗师、父母和病人）都能在相同的信息条件下开展工作。这有时会让人感到不舒服，但这正是治疗的目标所在——为这些困难的讨论和问题创设空间，以便于它们能有成效地被解决。

最重要的是，父母应该忍住让治疗师"站到自己一边"的冲动。父母恳求的一些话"你不能告诉她我知道这些，但是……"或"不要告诉她，但是……"，这些会使正在进行的治疗工作变得困难，最起码会这样。一般来说，孩子对被轻视的感觉非常敏感，而让他们感觉到任何他们的治疗师和父母在联合针对他们的迹象会摧毁接下来任何本来可以完成的工作。

然而，也有时候父母会出于担心自己成为一个"告密者"，而对孩子的治疗参与度不够高；他们认为自己所注意到的关于情绪或行为变化，医生/治疗师会同样注意到。家庭成员能做的帮助治疗的最有价值的方式之一是为治疗青少年的临床团队提供一个清晰、不失真的对现状的观点。在我们的经验里，家庭成员往往会最先留意到那些标志着孩子的问题复发的细微的行为和态度的变化。我们不知道见过多少次，病人在诊所或甚至在急救室的时候，再三让我们放心，她感觉挺好的，她的行为和情绪似乎也很正常，我们打算把她转走，在图表上记录她状态挺好的，只是在几个小时之后家长或其他亲属焦急地打来了电话。"她没告诉你她刚丢了10英镑吗？""……3个晚上没睡了？""……暂时休学了？"与大众的普遍观点相反，精神病学家并不能读心！开放地、真诚地、支持地交流你所关心的问题——几乎所有在其他地方可能会引发争吵的问题在这里都可以被原谅。你的目标是让你的孩子在感到最无助和脆弱的时候信任你。她已经在处理与精神疾病相关的深深的羞愧感、失败感和失控感。要支持她，以及同时，有建设性地在该批评的时候批评，但最重要的还是，开放、诚实和真诚。

不要要求精神科医生或心理治疗师来代替父母做决定，也不要把父母的权威让给治疗团队。专业认识是用来提供推荐和建议的，而不是帮助家庭做决定的。类似"你不能在春假去坦帕，因为医生说你不能"这样的话，会带给青少年一个信息，父母的权威屈从于专业人士的权威，或者甚至更糟的是，让青少年觉得父母没有能力来做出决定。这短期来看可能会中断辩论和争吵，但是长期来看是适得其反，这实际上是在鼓励挑衅行为。还记得家庭治疗的目标之一是澄清角色和你作为家长的权威。青少年需要知道并感觉到他们的父母在家庭中处于主管地位。你的精神科医生会帮助树立起这一概念。当我们的病人问我们，是否某事可以做，我们总是回答说，他们应该与自己的家长讨论。在精神病学中，有一种现象称为"管教不一致"（splitting）。这是每个家长都熟悉的一种情况。最常见的情形是，孩子向父母中的一人申请获得某样东西（比如说，宵禁之后才回家），如果她没能得到想要的结果，她就会再去找另一个家长。一个狡猾的青少年可能会开始挑拨离间或使用其他的方式来操纵局势。"妈妈说我可以一直待在外面，直到你要用那辆车"或"爸爸太严格了！这让我有点崩溃。他甚至不允许我在外面再多待半小时！你能相信吗？你当然可以。你那么酷，不像老爸。"对于家长来说，我们的建议永远是，请保持一致。

完全相同的事情也发生在治疗中。父母会问我们，站在心境障碍的角度，是否可以改变他们孩子的宵禁，或者出去旅行。在没有出现精神方面的突发事件的情况下，我们的回答基本总是："你的想法是什么？"

安 全 问 题

永远别忘了，心境障碍有时会诱发危险行为。自杀式暴力的阴影深深笼罩于那些严重抑郁患者的身上，狂暴易怒会导致令人恐惧的攻击性行为。暴力常常是一个难以对付的问题，因为在我们从小的认知当中，暴力是原始和不文明的，是一种失败或崩坏的特质。我们当然知道，受精神疾病控制的人并不是因为个人的过错而产生暴力，但是也许正因为知道这一点，有时候人们不愿意承认，在面对失控情况（比如青少年存在威胁性的暴力的时候，不论是针对自己还是针对他人）的时候，有必要做出恰当的反应。

虽然家庭成员不能也不应该期望取代精神病专业人士在评估自杀风险上的位置，但是对这一问题必须还是要有一定的了解。正如我们所提到的，刚开始产生自杀念头的年轻人常常对自己感到非常羞愧。他们常常暗示"感到绝望"、无法"继续下去"，但可能不会表达实际的自我毁灭的想法。千万不要忽视这些话，而要澄清它们。不要害怕问"你有伤害自己的想法吗？"如果能够谈论这些感受，在可以处理它们的地方把它们公开化，这些人往往会感到如释重负。但是他们可能需要允许和支持来这样做。

请记住,抑郁发作的恢复期间,可能是自杀行为风险特别高的时期。因抑郁被限制行为能力的人,有时会因为开始好转,精力水平和行为能力改善,自我伤害的风险变高。另外,存在混合症状的病人(情绪低落和焦虑、不安、多动行为)可能也会有较高的自我伤害风险。事实上,有一些证据表明,就这一点而言,混合性的躁狂或焦虑性的躁狂,是最危险的情绪状态。[1]

另一个增加自杀风险的因素是物质滥用,尤其是酒精滥用。酒精不仅会使情绪状态恶化,还会降低自制力。人们会在喝醉时做一些他们平时根本不会做的事情。酒精使用的增加会提高自杀行为的风险,而这显然是一个非常令人担忧的问题,需要勇敢面对和及时处理。

面对严重自杀风险时需要采取行动。制定一个危机干预计划并准备好使用它。如果可能的话,让你的孩子,以及心理治疗师或精神科医生一起参与制定这个计划,以使每个人都能保持一致,避免意外发生。如果你真的担忧,并且你的孩子不配合评估需要的话,不要犹豫地启动强制执行程序吧。

暴力有一个不太常见但确实存在的风险,即在心境障碍情况下可能出现对他人的暴力行为。朋友和家庭成员如果感到受到威胁,不要犹豫,立即打电话报警。当一个人的安全存在风险时,不应该考虑"邻居会怎么想?"如果情况变得危急,不要打电话给精神病医院或当地的急诊室——请拨打报警电话。警察已经习惯于处理精神病患者。他们知道安全的身体约束技术,他们也熟悉辖区内的精神病突发事件服务。在我们的经验里,警察在这样的情况下与你的目标是一致的:迅速而安全地把你地孩子转移到合适的卫生保健机构,以便他能得到恰当的治疗。

获得你所需的支持

家庭成员认识到他们自身在处理心境障碍青少年问题时需要支持、鼓励和理解是很重要的。心理健康专业人员每天下班回家，对精神疾病的处理工作可以暂时放在一边，而这个选择大部分家长和其他家庭成员是没有的。日复一日地应对严重抑郁的青少年，与一个经常烦躁易怒的青少年生活在一起，会让人感到沮丧和疲惫。一个心境障碍患者的情绪的变化和不可预测会侵入家庭生活，成为家庭关系严重压力的来源，把家庭关系拉到崩溃的边缘。

也许最困难的挑战是心境障碍的青少年一直持续抵触治疗。医学生和实习生在遇到他们第一个反复拒绝继续治疗的病人时，会有全新的认识和收获。治疗能让病人保持良好，也常常是避免住院的唯一方式。我们的一位同事曾有过这样的经历，作为一名住院医生，他读到一名双相障碍患者的病历，发现这个病人已经因为停用锂盐复发、住院几十次了，同事很疑惑这个人到底为什么一次次地做出这样愚蠢的决定。在一般人的视角下，每天三次服用锂盐似乎比病人总共花费在精神病院几年时间更不方便。从那以后，我们学到了，与这种疾病和平相处、保持治疗，比健康人所认识到的更加困难得多。坚持治疗对一个同龄人都不必费心去做这类事，而自己必须开始每天服用药物的人来说尤其困难——他们所认识的吃药的人只有"老人"和"病人"。对年轻的身体健康的人来说，很难接受每天服药。用药物控制一个人的情绪和心理过程这样的观念也令人生畏。

但父母所要学的最难的一课是，没有人可以强迫别人（即便是自己的孩子）来对治疗负责。除非这个人自愿这样做，否则再多的爱和支持、同情和理解、哄骗甚至威胁，都无法让这个人迈出一步。即使明白这一点的家长，在处理这类情况时，或多或少可能还是会感到内疚、不足、愤怒。这些是正常的情绪。父母不需要为这些沮丧和愤怒的情绪而羞愧，而是应该寻求帮助来处理它们。

但即使是青少年已经在积极治疗、尝试保持良好状态的时候，复发也可能会发生。家人可能会怀疑自己做错了什么。是我给她太大压力了吗？我能提供更多一点支持吗？我应该更强硬，设置坚定的限制吗？为什么我没有更早注意到出现的症状并带她去看医生？一百个问题，一千个"如果……就好了"。又是一轮内疚、沮丧、和愤怒。

这个问题的反面是另一个疑问：给心境障碍青少年的理解和支持多少算是太多？什么是保护，而什么是过度保护？你应该打电话给孩子的教练找借口解释她为什么不来训练吗？你应该付清因为孩子暂停治疗而在轻躁狂状态下乱消费引起的信用卡债务吗？当孩子突然的愤怒爆发毁了一个家庭聚会，青少年应该为她的行为有清醒认识吗？我们已经讨论过这个概念，不让物质滥用者承担因物质滥用问题产生的后果，是在纵容他继续滥用。即使物质滥用还没有成为问题，同样的动力也会运作。哪些行为会帮助一个生病的人，而哪些行为会致使一个人发病？

这些都是棘手而复杂的问题。说它们没有简单的答案，听起来微弱而无力，但这是令人沮丧的现实。因为青少年的类似易怒、精神不振、缺乏积极性等症状而惩罚他们，这是不公平的，但是不让青少年对他的任何行为负责，这对他也没有好处。显然，给予青少年对他治疗太多的管理权是不对的，但让他在治疗决定中没有发言权也是不对的。父母需要一个讨论会来推进他们的决定和策略；通过观察有经验的同龄人或专业人员的成功和失败的经历，他们能从其他人身上学习。你会需要并应该得到支持和鼓励帮助患有这些疾病的孩子是份艰苦卓绝的工作，这能让你坚持下去，每一天，日复一日。

　　出于所有这些原因，家庭成员需要寻求支持团体和组织、考虑为自己寻求心理咨询和心理治疗来处理这些疾病带来的压力，这一点非常重要。就像许多慢性疾病一样，心境障碍会折磨一个人，影响家庭的很多方面。重要的是，所有这些影响都需要得到帮助、支持和鼓励。在本书的最后，我们收录了一些声誉良好的组织的名字和联系信息，它们可以进一步为你提供信息和支持。其中有一些是由父母们自己组织的，还有一些是心理健康专业人员所领导的。当然，确保你得到了所需的最佳的个人支持的最好方式，可能还是找到你自己的心理治疗师。这跟定期去见你孩子的心理治疗师不一样，甚至与和你的孩子一起去见的家庭治疗师也不一样。这是针对你的，只与你的心理治疗师坐在一起，讨论你的担忧。这可能看起来像是一个要考虑的极端的步骤，但是我们能说，从我们的经验来看，所有曾采取这个步骤的家长后来都告诉我们，这可能是他们的家庭从孩子心境障碍中恢复的一个最大的转折点。

第十八章
突发事件的干预计划

我们在危机情况下被迫所做的决定,常常不是我们在其他冷静、正常的情况下所做的决定。当我们没有准备好的紧急事件出现时,我们常常被迫随着事态发展临时做出我们的反应。为突发事件做准备的最好的方式是,准备好一份危机干预计划。

在与本书第一版的很多读者的交流中,我们了解到,一些人跳过了这一章,因为"我儿子抑郁,但是从来没有自杀"或"我们不觉得需要计划,只想看一遍这本书"。我们提醒读者,对待突发事件干预计划的最佳策略是"最好是有一份而不需要用着,而不是需要一份而没有"。虽然一些人可能会觉得谈到突发事件会让人压力笼罩、计划过程过于辛苦也会引发焦虑,但是把这条消息带回家——至少,把这个话题与孩子的心理治疗师或精神科医生谈谈。他们在从业生涯里制定过很多很多安全计划,可以给你一个更好、更个性化的意见,帮助你设计好对你的家庭来说最好的危机干预计划。下面是我们在与家庭讨论这些问题时经常考虑的一些一般性原则。

因为对心境障碍有那么多非常有效的治疗方法,所以我们有时会忘记,这些疾病可能致命。而在处理可能威胁生命的疾病时,你最不想做的事就是对紧急情况做临时的反应。我们的一位同事就遇到过类似的情况。

▼护士接着急诊室的电话，声音中透着无奈。

"我听到你说的了，温特斯夫人，"苏珊说，"但是法官不会仅仅因为你觉得她需要治疗就准许强制治疗的请求的。我需要更多信息，才能……"

突然，苏珊放下了电话。"我难以置信。她竟然挂了我的电话！"她低头看了看她的记事本，然后转向我，"你认识这个叫安妮·温特斯的女孩吗？刚才是她的妈妈。她想让我们去他们家，带安妮到急救室。她说那个女孩可能会自杀。"

"这个名字的女孩我从来没有治疗过，"我回答说，"我们试着在电脑上查查，看她是否曾经在这里做过治疗，可能我们会有一些记录。然后我们可以试着给温特斯夫人回电。"在苏珊走向急诊室的电脑时，我顺便看了一下我的手表。接近中午了，我午休时间还要做一个讲座。"苏珊，我要走了，去给医学生讲个课。如果我们有安妮的治疗记录，你能从病历里整理一下信息吗？我大概1点之后回来，然后我们可以看看怎么处理，回电给温特斯夫人。"

1点刚过了几分钟，我的传呼机就响了，信息上写着让我打电话给急诊室。

"弗兰克，我是苏珊。温特斯夫人和她的女儿现在正在急诊室。呃，也不完全是这样。温特斯夫人在这儿，但安妮不肯从汽车里出来。你现在能过来吗？"

我有一段时间没有做过停车场治疗了，而当我走过有"闲人免进"标志的急诊室大门，我疑惑于我所见到的。苏珊正在等我："我走出去说服女孩进来了。他们现在在5号房间。安妮已经偷偷割自己的手腕好几天了，所以我觉得她会需要住院。我会打电话问问我们是否还有青少年区的床位。"

"这个女孩几岁了？她以前来过这里吗？你能找到一些记录吗？"我问道。

"她16岁，她大约两年前曾来过急诊室。我们应该很快就会有记录，计算机信息显示，急诊室的出院诊断是重性抑郁障碍。"

"嗯，这对我有些帮助。我先去看看她们吧。"

我一打开会谈室的大门，就能看到（与往常一样）苏珊把情况看得相当准确。安妮是一个高个的女孩，她的牛仔裤很宽松，看起来至少偏大了4个尺码，用明黄色的背带提着。她穿着一件灰色的运动衫，袖子很长，把手完全遮住了。一个袖子上有一些棕褐色的痕迹，一定是这个提示苏珊去询问女孩是否有伤害自己。她瘫坐在房间角落的椅子上，瞪着天花板。温特斯夫人穿着一身得体的职业套装，让我感觉在这一切发生之前她应该正在上班。她没有等我问一个问题就急匆匆地开始了。

"校长今天早上从学校打电话给我，说安妮告诉她的一个朋友说她想死。她从上星期春假开始就一直与她的父亲和我住在一起，本来打算今天晚上回去与她的母亲和继父一起住。我看得出来安妮有些不对劲，但是她父亲前几天一直在出差，我本来想等他回来再跟他谈安妮的问题。我感到非常震惊。学校咨询师建议我打电话给安妮曾看过的医生，但是我打了之后，发现她已经退休了。然后安妮告诉我，她已经停止服用抗抑郁药一个月了——我甚至根本不知道她之前一直在吃药！"

安妮不回答我的问题，只是愤怒地看着我，所以我带温特斯夫人到了另一间办公室，让苏珊试着整理出这个女孩在学校发生了什么事。花了一些时间才让温特斯夫人平静下来，又花了一些时间才了解整个故事。

安妮的父亲与前妻在三年前离婚，共享这个女孩的监护权。他一年后与现在的温特斯夫人结婚。温特斯夫人对安妮的心境障碍一无所知。她能征得女孩同意来急诊室完全是靠威胁要报警，一路上她都在担心女孩会跳出车外。

我们给安妮的父亲打了一个电话，他透露了这个女孩从两年前来过急诊室后就开始接受心理治疗。她最开始是接受心理治疗和一些药物治疗，几个月后她的症状恢复良好。她不再进行心理治疗，但是需要每月都去看一次精神科医生。我认出了那位精神科医生的名字，是三个月前退休的一位同事。我知道这件事是因为她在退出她的治疗小组的几个月前发送了信件公告了她的退休。

事实证明，当安妮的药吃完时，温特斯先生说服了她的儿科医生继续给安妮开药"直到我们能做出其他安排。"那是几个月前的事情了，而安妮直到现在还没有一位精神科医生。

我听见有人敲门。苏珊探进头来："医生，我能跟你谈谈吗？""不好意思。"我说着走了出去。苏珊拿着贴在急诊室公告栏里的 PPO 和 HMO 名单。"温特斯先生的医疗保险在四月份发生了变化，新的计划我们这里还没有支付。如果安妮需要住院的话，她必须去 Harris Memorial。"

如苏珊所填写的安妮的详细病史和自杀意念，很明显，这个女孩确实需要住院治疗。"很好，"我嘟囔道，"她的继母把她送来的时候经历了可怕的感受。我不认为我们应该让温特斯夫人来接送这个女孩。你有病人转移秘书的电话吗，我会打电话……"

苏珊的皱眉让我停了下来。"我们的运输无法带病人去我们系统以外的医院，"她说，"我们需要叫救护车。"

"那将会花费他们几百美元，"我说，"我们不能用我们的人送三英里？"苏珊给了我最好的回答："我不是制定规则的人，我只是照章行事。"看着我，什么也不说了。我深吸了一口气，准备进去告诉温特斯夫人，可能还需要几个小时，安妮才能住院。▲

人们总是喜欢制定计划——度假计划、结婚计划、退休计划。为精神病突发情况制定计划远没有那么愉快，但是如果你有家人患有心境障碍，那么很不幸，这也远比其他计划更加重要。不像度假计划，你如果不需要使用你的突发事件计划的话，你不会感到失望。但是如果你需要它们，很大可能你会非常庆幸你制定了它们。

温特斯先生心底的想法似乎是，他女儿的心境障碍是一个容易治疗的疾病，所以不需要一个专门的医生。正如我们已经强调过的，青春期开始发病的心境障碍会很难治疗，对复发的警觉性是至关重要的。温特斯先生犯了一个大错误，在安妮收到了诊断和开始治疗后，把她转给了一位忙碌的儿科医生。而且，似乎没有人在监督她服药以确保药量充足并按时服用，不幸的是这挺常见的。尽管很多家长想给他们的孩子服药上的自主权，但是往往是说起来容易做起来难。常常，父母到了月底打算补充新药，结果却发现还有半瓶的药没有吃。显然，出了什么问题。这个问题需要进一步与青少年讨论，或者如果更合适一点，再加上他的精神科医生，以便制定一个更加详细的计划（例如，每晚刷牙前服用一片药，并把药物一直放在牙刷旁边，或者设置手机铃声提醒）。同样地，很多青少年不能或不愿意承担责任自己去配药,尤其是在当地的药店,在那里他们可能会被朋友认出来。所有这些细节都可以讨论,与青少年一起制定,最好是在精神科医生在场的情况下。

在上面的案例中,温特斯先生和他的新任妻子显然没有讨论过安妮的心境障碍问题,以及如果症状突然爆发,继母应该做些什么。当安妮拒绝到急诊室来的时候,温特斯夫人不知道应该做什么,或应该给谁打电话。最后一项要点是,温特斯一家不熟悉他们的医疗保险计划的要求,所以安妮被急匆匆送到了他们的保险不支持住院的一家医院。

要避免所有这些错误需要多长时间?一两个小时?或者三个小时?显然,这些时间花得很值得。

知道向谁求救

每个患有心境障碍的年轻人都应该在熟悉病人症状和疾病病程的儿童精神科医生的照管之下。这意味着当你的家庭搬到一个新的地方,或者当其他事件(比如孩子的精神科医生退休了)导致你的孩子"无覆盖"时,需要与新的医生建立关系。保险计划的改变有时也会迫使精神科医生的变更。不要推迟预约,尽快让你的孩子在新地区或新的医疗团队那里接受治疗。预约后需要等待的时间正变得越来越长,有时需要一个月甚至更长时间才能进入诊疗室看医生。最好是先预约,如果有什么事再取消,而不是等危机情况发生才紧急寻求诊治。另外,因为有时需要几个月时间才能把记录从一个医院转移到另一个,所以向原来的医院索要一份孩子就诊记录的复印件或一封介绍信,在第一次会面时带到新医生那里。至少,这样一封信里会包括孩子的诊断和所用的药物。

　　一定要告诉你的儿科医生或家庭医生关于孩子心境障碍治疗的相关信息，包括诊断和孩子服用的所有药物。在身上放一份药物的清单，万一孩子被送到急诊室或因为各种原因住院，可以把它交给医护人员。

　　在选择一名新的精神科医生时，有很多实际的现实因素要考虑。除了询问我们已经提到过的一些因素（学会认证，青少年患者的治疗经验，等等），不要犹豫，询问一下医院正常门诊时间以外的开放规章制度。此外，再问一下平时的门诊预约是否容易。是否留有额外的预约时间，以便于在紧急情况下病人能在一两天内就获得预约？每一个精神科医生或心理健康诊所都应该有一些方法，在真正紧急的情况下，在 24 小时之内面见病人。确保你知道如何随时联系精神科医生或其办公室，不管白天还是晚上，以及处理突发情况所做的准备有哪些。每个精神科医生各自负责自己的紧急病患，还是在职的医生轮流值班突发事件热线？热线系统虽然不是最理想的，但是是许多社区的标准配置，意味着你的孩子如果真的出现紧急情况，他可能会交由一位医生紧急处理，这位医生不是他平时定期见的那位。你准备好这样的安排了吗，让你的孩子可以及时获得最合适的医生的照管？还有一些不太常见的情况，一些精神科医生明确表示，他们下班后不再提供服务，所有要处理的危机都要去急诊室解决。如果这是你的精神科医生的协议，那么就问一下她推荐哪个急诊室，这个医院是否有儿童精神科医生，以及那里还有其他哪些服务。

　　与精神科医生或从业人员有关系的医院是哪个或有哪些？这是你喜欢的医院吗？你的保险涵盖了这个医院的精神病住院治疗吗？一些精神科医生完全不做住院工作；也就是说，他们不会安稳地承诺在一个医院中工作，而是希望那些要住院的病人去找做住院工作的同事。儿童精神科医生尤其如此。这意味着对孩子的照管的连续性上会有不足，有时会浪费时间在让新的医生了解病人的过程中。询问精神科医生是否能够在住院过程中也照管她的病人，如果不能的话，她推荐谁来照管她的住院病人。

如果这些问题的答案不能让你满意，那么再考虑一下你的选择。很多精神科医生非常清楚地知道他们自身的局限，也很高兴与可能更适合你们家庭需要的其他人员商谈。或者，可以问问你的家庭医生、家庭成员和朋友，寻求推荐。打电话给当地的心理健康分会、抑郁和双相障碍协会，或其他相关团体来寻求推荐。

关于安全的更多信息

青少年心境障碍患者最危险并经常导致住院的一种紧急情况，是出现自杀意念和自杀行为。作为一名抑郁患儿的父母，永远不要忘记心境障碍是可能致命的疾病这一事实。

任何枪械都不应该放在一个严重抑郁的人的家里。对于症状包括自杀性抑郁和因失去自制而高度易激惹的疾病，不论什么理由，都永远不应该在家里放任何枪支。

一些家长不同意这种观点。他们在军队或执法机关工作，或者是热衷于打猎运动，他们会争论说，枪械是非常合理的工具，只要认真对待、注意安全（锁在保险箱里，弹药单独存放，等等）。我们不想在哲学的立场上探讨持有武器的权利，只是想基于多年科学研究的实际经验，基于客观的、铁的事实。所有关注于枪械和自杀风险的研究都明确显示，家里有枪会增加自杀成功的风险。[1]如我们在第十四章所讨论的，研究显示，不论是手枪还是长枪，装没装子弹，是否锁上了保险，无形之中都会增加完成自杀的风险。

作为精神科医生，以及父母，我们的工作是尽可能降低风险，即把枪从家中拿走。

自我毁灭的想法和冲动的出现是可怕的，不论是对青少年本人还是对她周围的人来说。巨大的污名和耻辱与自杀相联系了几个世纪，让人仍然不愿意在这些想法出现时讨论它们。这种耻辱随之带来一些观念如"只有疯子会杀死自己"，使其实简单的临床问题复杂化即自杀意念是心境障碍的严重症状；这种症状必须马上由专业人员评估，而且必须迅速有效地加以管理。病人会对自杀意念非常羞愧，觉得出现自我毁灭的冲动是一种失败。这当然不是一种失败，而是一种疾病的症状。非常重要的一点是把抑郁青少年身上出现的自杀念头看作是一种严重疾病的危险症状，就好像是心脏病患者的胸痛发作。当这些症状出现的时候，不是去怀疑它们所代表的意思，而是该寻求帮助。就像是心脏病患者出现胸痛，心境障碍患者出现自杀的感觉，常常也是住院的原因。

精神病院住院治疗会被看作是一种可怕的失败经历，但是临床的观点告诉我们不是这样。虽然我们在心境障碍的治疗方面做得越来越好，但是我们的治疗方法绝对不是完美的。有时，尽管每个人都尽了最大的努力，复发还是发生了：病人出现严重的症状，比如自杀的念头，需要住院治疗。当这种情况发生时，不是自责或问"我做错了什么？"这类问题的时候。相反，这是应该治疗的时候。

还有一个提醒：严重抑郁会引发很多个人安全问题。这些问题需要预期、讨论、计划，如果发生需要迅速解决。制定一个安全计划，等到真的需要时，不要害怕去使用它。

第十九章
展　望

　　最近几十年，在精神病学领域我们已经做出了巨大的进步。抑郁、双相障碍和其他精神疾病的诊断甚至比起十年前本书第一版出版时都已经准确了很多，这些疾病的治疗也比几年前有效了许多。但是这种进步是通过反复尝试和错误而来的，不是因为对这些疾病的成因有了更好的科学认识。我们仍然不知道精神疾病患者的神经系统中到底哪里"坏掉"了。

　　成千上万的科学家现在正在致力于两项伟大的事业，最终会使人们更全面地了解这些疾病，发现更多更有效的治疗方法。其中第一个是神经科学的领域：研究脑的生物结构和化学物质以及神经系统。在 20 世纪初，通过对死亡的患者脑组织的显微镜研究，来对脑部疾病患者进行的生理和精神病理检查，是探究脑部疾病的唯一可行方式。遵循类似路径的动物实验补充了这些研究，但是这项工作最后只带来了脑部功能和组织的模糊的轮廓。对语言、运动、视觉等功能重要的脑区定位已经被发现，但是精神疾病仍是如此神秘，以至于与生物学无关的那些想法（例如精神分析理论）似乎才有可能提供对这些问题的理解希望。

　　然而，整个 20 世纪，突破性进展接二连三发生，主要集中在脑功能化学的领域,比如神经递质的发现,更加强大的电子显微镜使得突触和其他细胞结构可以被观察,精密的化学探针让科学家能够研究出神经元生长和彼此交流的机制。细胞内 G 蛋白的发现,是又一个巨大的进步,关于脑部工作原理的新的发现每天都在发生。

现在,随着新的脑成像技术的发展,比如 PET 扫描(正电子发射计算机断层扫描成像)和 SPECT(单光子发射计算机断层成像),科学家首次开始能够看到活人运作中的脑。这些成像技术可以显示脑中的血流变化,定位脑活动异常活跃或异常低的区域,发现浓度水平异常高或异常低的脑化学物质,例如 5-羟色胺和多巴胺。功能性核磁共振成像技术可以显示,当一个人执行某一任务时,哪些脑区被激活,并有助于用一种可视化的方式,确定一个人处于重性抑郁或躁狂时,脑功能是如何变化的。一项类似的技术,弥散张量成像,可以显示出脑中的神经束,一个神经元是如何与另一个神经元相联系,传递信息的。所有这些信息都揭示了,在情绪调节中,不同脑区间活动的相互作用的重要性,并使辨别出相应的脑回路成为可能。这些技术能使我们看到,一个患有心境障碍的人的脑功能与正常人有什么区别,甚至更为有趣的是,当这个人接受治疗时发生了什么变化,脑功能才开始重新恢复。

但是,我们需要澄清一点。有一些从业人员,在我们撰写这一部分的时候,声称神经成像或某种 EEG 技术能够对 ADHD 或心境障碍做出明确诊断。他们声称只有他们才有资格做出真正的诊断并推荐治疗。到目前为止,还没有证据表明任何这种类型的成像技术或客观测试,能够优于一个知识和经验丰富的专家的良好的老式的诊断评估。事实上,几乎所有研究都仍然使用临床评估作为黄金标准,而非其他任何测试(不论是成像技术或纸笔测验)。

虽然我们都希望能有一天,fMRI 或 EEG 技术能够给我们带来决定性的诊断,我们还没能达到这种程度,并且我们要告诫所有读者警惕那些推荐昂贵、自费、缺乏实践证据的测试的从业医生。

第二个伟大的科学事业是遗传学领域。我们已经在第十五章提到了一些进展,但是,可能我们还留有一些疑问,医学和精神病学的未来在于理解我们的 DNA 如何影响我们的情绪和功能,以及运用这些知识来解决各种缺陷。在此重申,新的生物学方法和分子探针的发展,正使得这一研究成为可能。人类基因组计划于2003 年完成,给了我们充足的人类遗传物质研究路标。这一分析引出了其他的技术,例如发现个体基因结构中非常微小的突变的能力,这些突变可能可以解释一些特定的生理或心理异变。与心境障碍相关的基因的识别只是这一领域的工作目标之一。同样重要的是,理解基因开启和关闭的机制,以及其他调控 DNA 分子中的表达和指令编码的机制。

随着心境障碍的基因基础被发现,我们可能会发现,我们对这些疾病的分类系统是全然错误的,我们需要一个全新的精神疾病诊断系统,基于个人病患涉及了哪些基因。代替重性抑郁障碍或双相障碍 II 型,我们可能会对患者下"21q22 心境障碍"(这一命名来源于这一基因的位置)这样的诊断。

遗传学中更大范围的一个新领域是药物基因组学。相较于寻找某一特定疾病的相关基因,这一研究是针对与某一药物治疗反应相关的基因,这种方法可能会让精神疾病治疗脱离试错。一个简单的血液检查可能能够表明对于某一病患来说哪种药物效果最好,结束了漫长而令人沮丧的反复试错——我们现在不得不用这样的方法来找到对病人来说正确的药物。实践中药物基因组学最有可能取得重大突破的领域似乎是肿瘤学,对癌症的研究。治疗方案现在是量身定做的，不仅针对患者的癌症类型，还要针对个体肿瘤细胞的基因组成和个体本身的基因。在未来，对某一患者的诊断和治疗很可能由对一滴血的分析来决定。"根据你的 5-羟色胺基因，百忧解可能是最适合你抑郁类型的，根据你的肝酶组成，它最不容易造成你副作用。"这样的话听起来不再那么像是科幻小说，而更像是下一步的现实。

另一个有希望的理解遗传学的途径是表观遗传学（epigenetics）。尽管俗话说的"你无法改变你的基因"仍然是正确的，但是环境因素能够影响基因的运作，并且对健康和疾病具有重要的影响作用。2014 年，由扎卡里·卡明斯基（Zachary Kaminski）博士带领的一个约翰霍普金斯大学的遗传学团队发表了一篇研究论文，显示应激激素能够翻转某一基因上的表观遗传学"开关"，结果导致基因活动的改变，从而预测抑郁患者的自杀和自杀行为。这一发现表明，我们可能能够通过一个简单的血液检查，就能判断出哪些抑郁患者的自杀行为风险更高。就像药物基因组学一样，表观遗传学在精神病学实践中应用的希望才只是刚刚开始。

神经科学和精神病遗传学这两个领域正在从不同的方向不断接近心境障碍的成因和机制。随着这两大事业的发展，它们将开始相互提供信息——也就是说，一个领域的发展会带动另一个领域的发展。发现某种蛋白质的基因与某种心境障碍有关，可以告诉神经科学家这种蛋白对情绪调控非常重要。发现一些新的神经元中对神经信号有重要作用的酶，可以告诉遗传学家在他们的连锁分析中特别关注这种酶的基因。点滴积累，整个画面将会变得越来越清晰。

许多看似无关的领域的发展也给更好理解心境障碍带来了希望：举个例子，计算机技术的发展。就像建筑师现在可以在实际建造之前，利用计算机来进行可视化模拟建造，药理学家在设计新药时，正在利用计算机进行可视化神经递质、受体、药物制剂三维结构。人们希望新的药物可以更好"吻合"受体或其他靶点，从而更快见效、剂量更低、副作用更小。事实上，很多非典型性抗精神病药物（包括氯氮平）和一些 SSRI 药物（包括氟西汀或百忧解）恰恰正是用这些方法开发出来的。计算机同样被用于模拟和研究脑部活动。记住，人脑远不止是复杂一点的计算机而已：而更像是数以百万的个人计算机构成的网络。先进的计算机使用非时序神经结构（nonsequential neural architecture）来建立神经网络（由许多相互关联但相对独立的计算单元构成），显示出它的属性无法通过已知的计算机原理来推测。这些属性可能与人脑活动和精神疾病的研究具有高度相关。

我们对心境障碍的生理上的理解正在不断加强。随着每一次的进步，我们越来越接近更好的诊断方法和更安全有效的治疗。新药物的数量不断增长，还有更多的新药正在酝酿之中。随着非药物治疗更为复杂的应用，例如经颅磁刺激，也许我们可以使用更低剂量的药物或帮助药物更快起效。

当我们从分离基因进一步开始确定这些基因的功能，我们将能够更有效和更合理地设计治疗。这项工作也支持了基因治疗的可能性：修复 DNA 中导致心境障碍的基因编码。在我们寻找这类治愈的方法之前需要克服的障碍，我们只能说是令人气馁，甚至是难以逾越的。但是科学家正在一点点地接近这些疾病，只要有足够的时间和足够的努力，治愈的方法也许将成为可能。

等到疾病发展的机制被了解，基因缺陷被识别出来，另一个令人兴奋的可能性出现了：预防。遗传数据以及对是什么触发了疾病更好的理解，可以使得预防项目得以发展，旨在避免那些已知对某一疾病高风险的人发展出疾病。有些人看到了这类预防的阴暗面。想象一下，一个测试是为了确定一个病人的遗传风险，比如说，在以后生活中可能发展出精神分裂症。很多患有精神分裂症的人需要长期服用昂贵的药物，甚至可能终其一生。现在想象一下，这个测试可以对一个新生儿使用，甚至还在子宫里的时候。父母和病人会担心这些信息会被对它们感兴趣的团体所利用，比如保险公司或潜在的雇主，断送了他们孩子的未来。这种对我们日益增长的知识的反乌托邦式的推论结果，已经成为很多科幻小说的主题。保护基因信息仍然是由立法机构制定的，有希望发展出包括 2008 年基因信息反歧视法案在内的，旨在消除这类歧视现象的法案。

人们经常问我们，他们或他们的孩子是否余生都需要接受药物治疗。我们总是告诉他们，没有人知道这个问题的答案，因为没人能够确切知道心境障碍的治疗在未来可能会变成什么样。1930 年代的医生可能无法想象疫苗会有一天能够几乎消灭了白喉、小儿麻痹症、麻疹和其他常见的、常常造成后遗症的、有时甚至致命的疾病，他们经常在病人身上看到，却完全没有办法治疗。神经科学和遗传学的惊人发展，恰好给那些深受心境障碍困扰的患者带来了强有力的希望。我们有充分的理由相信，抑郁障碍和其他心境障碍的治疗将比我们现在想象的更加有效，这一天不会太过遥远。但是就目前来说，处理严重心境障碍的最好方式还是使用你能用上的所有资源。目前的证据表明，一个人能保持良好状态越久，这个人复发抑郁或躁狂的概率越低。继续让你的孩子接受精神科医生和心理治疗师的治疗，这是让你的孩子获得最大治愈可能的关键因素。

资　　源

推 荐 书 目

Samuel H.Barondes, Mood Genes: *Hunting for the Origins of Mania and Depression*(New York: Oxford University Press, 1999).

这本书深入浅出地描述了心境障碍遗传基础的相关研究进展,语言流畅,生动有趣,是一本很好的遗传学介绍性读物。

Robert Hedaya, *The Antidepressant Survival Guide: The Clinically Proven Program to Enhance the Benefits and Beat the Side Effects of Your Medication* (New York: Three Rivers Press, 2001).

这是一本帮助读者避免药物副作用的实用指南,包括对饮食、运动及其他生活方式的调整建议。

Kay Redfield Jamison, An Unquiet Mind: *A Memoir of Moods and Madness*(New York: Vintage Books, 1996).

这是一位世界级双相障碍专家对他自己患病经历的有力而感人的记叙,带着优雅和智慧。这本书的一个宝贵之处在于,里面包含了对双相障碍经历的最生动和引发共鸣的描述。对于所有与双相障碍感兴趣的人来说,本书属于必读书目。

George McGovern, *Terry*: *My Daughter's Life-and-Death Struggle with Alcoholism*(New York: Villard Books, 1996).

参议员麦戈文在书中记叙的他女儿可怕而具有毁灭性的酒精成瘾的经历,高度推荐给那些有人存在物质成瘾问题的家庭。作者生动地描述了一个家庭的矛盾和挣扎,试图找到平衡点,既能帮助女儿让她快乐,又不至于纵容她使她进一步陷入成瘾问题。

Francis Mark Mondimore, *Bipolar Disorder*: *A Guide for Patients and Families*, 3rd ed. (Baltimore: Johns Hopkins University Press, 1999).

我们承认推荐本书有一点小私心,但是不可否认这是学习双相障碍及相关疾病的一个非常好的资源。如果你觉得你手中这本《青少年抑郁》对你很有帮助,并想要获得更多关于双相障碍的信息,那么本书就是你想要的那本。

Francis Mark Mondimore and Patrick Kelly, *Borderline Personality Disorder*: *New Reasons for Hope*(Baltimore: Johns Hopkins University Press, 2011)

再厚颜推荐一本我们自己的书,不过本书我们觉得对你可能会有用。如我们所说过的,青少年经常会迷茫,尝试重新定义自我,有时甚至用一种自我毁灭的方式来进行。而这就是所谓的边缘型人格障碍。如果你或你的家人觉得这些表现听起来有点熟悉,那么本书可能会有助于揭开这个复杂疾病的神秘面纱。

Rolf Muuss, *Theories of Adolescence*, 6th ed. (New York: McGraw-Hill, 1996).

这本大学教科书为我们提供了关于青少年心理学很好的概述,章节脉络清晰,囊括了所有主要的心理学理论,从斯坦利·霍尔到西格蒙德·弗洛伊德,再到埃里克·埃里克森,直到近代的一些心理学家,均有涉及。

William Styron, Darkness Visible: *A Memoir of Madness* (New York: Vintage Books, 1990).

我们把本书推荐给医学生,这本书很好地描述了抑郁症的症状。这也是一本很好的给家庭成员阅读的书,可以帮助他们更好地理解抑郁症的感受和体验。

网 络 资 源

网络上的资源多得惊人,并且还在不断发展,不过也要注意很多信息是不准确的、带有偏见的,甚至纯粹胡说的,所以仔细地找到有用的信息资源是非常重要的。这里列了一些比较优秀的资源。

美国儿童和青少年精神病学会(American Academy of Child and Adolescent Psychiatry)

www.aacap.org

该网站提供关于儿童和青少年精神疾病的信息，包括给家长和监护人的情况说明书。

心理健康网（Internet Mental Health）

www.mentalhealth.com

一个非常好的网站，有很多不同疾病和相关治疗的信息，还有关于很多精神类药物的信息，以及成百上千的参考文献，囊括了科普书籍和专业图书。

医景网（Medscape）

www.medscape.com

这主要是一个医学专业的新闻网站，但是包含"病人信息"板块，里面有很多有用的文章和其他资源的链接。

美国卫生局（The Surgeon General of the United States）

surgeongeneral.gov

可以在线阅读卫生局的报告，包括关于儿童和青少年心理健康问题的全面报告。

美国国家医学图书馆（U.S. National Library of Medicine）

www.nlm.nih.gov

这个网站可以免费访问联机医学文献分析和检索系统，这是全世界最全面的医学数据库。你可以访问 3 800 种学术期刊中超过 8 百万篇参考文献。这是一个非常宝贵的资源。

网络健康医生（WebMD Health）

www.webmd.com

全面而可靠的健康信息资源。成千上万的网页，囊括了许多不同的疾病，包括抑郁、双相障碍、ADHD、进食障碍等。它还包含有一个很大的在线讨论组和定期的心理健康问题讨论。

参考文献

Preface

1. Ruth Perou et al., "Mental Health Surveillance among Children—United States, 2005–2011." *Centers for Disease Control and Prevention Supplements* 62, no. 2 (2013): 1–35.

2. Peter Lewinsohn, Paul Rohde, John Seeley, Daniel Klein, and Ian Gotlib, "Natural Course of Adolescent Major Depressive Disorder in a Community Sample: Predictors of Recurrence in Young Adults," *American Journal of Psychiatry* 157, no. 10 (2000): 1584–91.

Chapter 1　Depression: Some Definitions

1. William James, *The Varieties of Religious Experience* (New York: Penguin Books, 1982), 147.

2. William Styron, *Darkness Visible: A Memoir of Madness* (New York: Vintage Books, 1990), 58.

3. J. K. Rowling, *Harry Potter and the Prisoner of Azkaban* (New York: Arthur A. Levine Books, 1999), 203.

4. *J. K. Rowling: A Year in the Life*, directed by James Runcie (UK: IWC Media, 2007), film.

5. Johann Wolfgang von Goethe, *The Sorrows of Young Werther*, trans. Elizabeth Mayer and Louise Bogan (New York: Random House, 1971), 114.

6. Hugo Wolf quoted in Kay Redfield Jamison, *Touched with Fire: Manic-Depressive Illness and the Artistic Temperament* (New York: Free Press, 1993), 21.

7. Styron, *Darkness Visible*, 19.

Chapter 2　Normal Adolescence and Depression in Adolescence

1. Leo Kanner, *Child Psychiatry*, 3rd ed. (Springfield, Ill.: Thomas, 1957).

2. Joseph Brennemann, "The Menace of Psychiatry," *American Journal of Diseases of Children* 42, no. 2 (1931): 376–402.

3. As quoted in Sebastian Kraemer, "'The Menace of Psychiatry': Does It Still Ring a Bell?" *Archives of Disease in Childhood* 94, no. 8 (2009): 570–72.

4. N. Ryan et al., "The Clinical Picture of Major Depression in Children and Adolescents," *Archives of General Psychiatry* 44 (1987): 854–61.

5. Jerald G Bachman et al., "Adolescent Self-Esteem: Differences by Race/ Ethnicity, Gender, and Age," *Self and Identity* 10, no. 4 (2011): 445–73.

6. Michael Rutter, *Changing Youth in a Changing Society: Patterns of Adolescent Development and Disorder* (Cambridge: Harvard University Press, 1980), 87.

7. Erik Erikson, *Childhood and Society,* 2d ed. (New York: Norton, 1963), 228.

8. Erik Erikson, *Identity, Youth, and Crisis* (New York: Norton, 1968), 131.

9. See James Marcia, "The Empirical Study of Ego Identity," in *Identity and Development: An Interdisciplinary Approach*, ed. Harke Bosma, Tobi Graafsma, and Harold Grotevant (Thousand Oaks, Calif.: Sage, 1994).

10. Rutter, *Changing Youth in a Changing Society*, 39.

11. Jerome D. Frank, *Persuasion and Healing: A Comparative Study of Psychotherapy*, rev. ed. (New York: Schocken Books, 1974), 316.

12. Ibid., 314.

13. Anna Freud quoted in Rolf E. Muuss, *Theories of Adolescence*, 6th ed. (New York: McGraw-Hill, 1996), 368.

14. Alfred Kinsey, Wardell Pomeroy, and Clyde Martin, *Sexual Behavior in the Human Male* (Philadelphia: W. B. Saunders, 1948), 639.

Chapter 3　The Mood Disorders of Adolescence

1. The APA Task Force on Laboratory Tests in Psychiatry, "The Dexamethasone Suppression Test: An Overview of Its Current Status in Psychiatry," *American Journal of Psychiatry* 144, no. 10 (1987): 1253–62.

2. P. Lewinsohn, H. Hops, R. Roberts, J. Seeley, and J. Andrews, "Adolescent Psychopathology I: Prevalence and Incidence of Depression and Other DSM-III-R Disorders in High School Students," *Journal of Abnormal Psychology* 102 (1993): 133–44.

3. Boris Birmaher et al., "Childhood and Adolescent Depression: A Review of the Past 10 Years, Part I," *Journal of the American Academy of Child and Adolescent Psychiatry* 35, no. 11 (1996): 1427–39.

4. Douglas Williamson, Boris Birmaher, Barbara Anderson, Mayadah Al-Shab-bout, and Ryan Neal, "Stressful Life Events in Depressed Adolescents: The Role of Dependant Events during the Depressive Episode," *Journal of the American Academy of Child and Adolescent Psychiatry* 34, no. 5 (1995): 591–98.

5. Kenneth S. Kendler and Charles O. Gardner, "Dependent Stressful Life Events and Prior Depressive Episodes in the Prediction of Major Depression—The Problem of Causal Inference in Psychiatric Epidemiology," *Archives of General Psychiatry* 67, no. 11 (2010): 1120–27.

6. Ian M. Goodyer, "The Influence of Recent Life Events on the Onset and Outcome of Major Depression in Young People," in *Depressive Disorders in Children and Adolescents: Epidemiology, Risk Factors, and Treatment,* ed. Cecilia Ahmoi Essau and Franz Petermann (Northvale, N.J.: Jason Aronson, 1999), 241.

7. Ruth Perou et al., "Mental Health Surveillance among Children—United States, 2005–2011," *Centers for Disease Control and Prevention Supplements* 62, no. 2 (2013): 1–35.

8. Ronald C. Kessler et al., "The Epidemiology of Major Depressive Disorder: Results from the National Comorbidity Survey Replication (NCS-R)," *JAMA* 289, no. 23 (2003): 3095–3105.

9. S. Seedat et al., "Cross-National Associations between Gender and Mental Disorders in the World Health Organization World Mental Health Surveys," *Archives of General Psychiatry* 66, no. 7 (2009): 785–95.

10. Birmaher et al., "Childhood and Adolescent Depression."

11. John Curry et al., "Recovery and Recurrence following Treatment for Adolescent Major Depression," *Archives of General Psychiatry* 68, no. 3 (2011): 263–69.

12. Birmaher et al., "Childhood and Adolescent Depression."

13. Maria Kovacs, Hagop Akiskal, Constantine Gatsonis, and Phoebe Parrone, "Childhood-Onset Dysthymic Disorder," *Archives of General Psychiatry* 51 (1994): 365–74.

14. Birmaher et al., "Childhood and Adolescent Depression."

15. S. Gehlert et al., "The Prevalence of Premenstrual Dysphoric Disorder in a Randomly Selected Group of Urban and Rural Women," *Psychological Medicine* 39, no. 1 (2009): 129–36.

16. C. Moreno et al., "National Trends in the Outpatient Diagnosis and Treatment of Bipolar Disorder in Youth," *Archives of General Psychiatry* 64, no. 9 (2007): 1032–39.

17. A. R. Van Meter, A. L. Moreira, and E. A. Youngstrom, "Meta-Analysis of Epidemiologic Studies of Pediatric Bipolar Disorder," *Journal of Clinical Psychiatry* 72, no. 9 (2011): 1250–56.

18. A. Pfuntner, L. M. Wier, and C. Stocks, *Most Frequent Conditions in U.S. Hospitals, 2011*, Statistical Brief 162, Healthcare Cost and Utilization Project (HCUP) Statistical Briefs (Rockville, Md.: Agency for Healthcare Research and Quality, 2013).

19. DSM-5 Committee, *Diagnostic and Statistical Manual of Mental Disorders*, 5th ed. (Washington, D.C.: American Psychiatric Association, 2013). Accessed online at http://dsm.psychiatryonline.org/doi/full/10.1176/appi.books.9780890425596.dsmo4#BCFBGAGG.

20. Ibid.

21. Peter Lewinsohn, Daniel Klein, and John Seeley, "Bipolar Disorders in a Community of Older Adolescents: Prevalence, Phenomenology, Comorbidity and Course," *Journal of the American Academy of Child and Adolescent Psychiatry* 34, no. 4 (1995): 454–63.

22. William Coryell, Nancy Andreason, Jean Endicott, and Martin Keller, "The Significance of Past Mania or Hypomania in the Course and Outcome of Major Depression," *American Journal of Psychiatry* 144 (1987): 309–15.

23. G. Cassano, H. Akiskal, M. Savina, L. Musetti, and G. Perugi, "Proposed Subtypes of Bipolar II and Related Disorders: With Hypomanic Episodes (or Cyclothymia) and with Hyperthymic Temperament," *Journal of Affective Disorders* 26 (1992): 127–40.

24. See Sylvia Simpson et al., "Bipolar II: The Most Common Bipolar Phenotype?" *American Journal of Psychiatry* 150 (1993): 901–3.

25. Frederick K. Goodwin and Kay Redfield Jamison, *Manic-Depressive Illness* (New York: Oxford University Press, 1990), 69.

26. Hagop Akiskal et al., "Switching from 'Unipolar' to Bipolar II: An Eleven-Year Prospective Study of Clinical and Temperamental Predictors in 559 Patients," *Archives of General Psychiatry* 52 (1995): 114–23.

27. Lewinsohn et al., "Bipolar Disorders in a Community of Older Adolescents."

28. Hagop Akiskal, "The Prevalent Clinical Spectrum of Bipolar Disorders: Beyond DSM-IV," *Journal of Clinical Psychopharmacology* 16, suppl. (1996): 4S–14S.

29. Lewinsohn et al., "Bipolar Disorders in a Community of Older Adolescents."

30. Hagop Akiskal and Gopinath Mallya, "Criteria for 'Soft' Bipolar Spectrum: Treatment Implications," *Psychopharmacology Bulletin* 23, no. 1 (1987): 68–73.

31. Emil Kraepelin, *Manic-Depressive Insanity and Paranoia*, trans. R. M. Barclay, ed. G. M. Robertson (Edinburgh: Livingstone, 1921; reprinted New York: Arno Press, 1976), 1 (in reprint edition).

32. Joachim Puig-Antich et al., "The Psychosocial Functioning and Family Environment of Depressed Adolescents," *Journal of the American Academy of Child and Adolescent Psychiatry* 32, no. 2 (1993): 244–53.

33. Paul Rohde, Peter Lewinsohn, and John Seeley, "Are Adolescents Changed by an Episode of Major Depression?" *Journal of the American Academy of Child and Adolescent Psychiatry* 33, no. 9 (1994): 1289–98.

34. Kiyuri Naicker et al., "Social, Demographic, and Health Outcomes in the 10 Years following Adolescent Depression," *Journal of Adolescent Health* 52, no. 5 (2013): 533–38.

35. Mark Sanford et al., "Predicting the One-Year Course of Adolescent Major Depression," *Journal of the American Academy of Child and Adolescent Psychiatry* 34, no. 12 (1995): 1618–28.

36. Maria Kovacs, Stana Paulaudkas, Constantine Gatsonis, and Cheryl Richards, "Depressive Disorders in Childhood III: A Longitudinal Study of Comorbidity and Risk for Conduct Disorders," *Journal of Affective Disorders* 15 (1988): 205–17.

37. Uma Rao, "Relationship between Depression and Substance Abuse Disorders in Adolescent Women during the Transition to Adulthood," *Journal of the American Academy of Child and Adolescent Psychiatry* 39, no. 2 (2000): 215–22.

38. Uma Rao et al., "Unipolar Depression in Adolescents: Clinical Outcome in Adulthood," *Journal of the American Academy of Child and Adolescent Psychiatry* 34, no. 5 (1995): 566–78.

Chapter 4　Mood Disorders: A Summary of Diagnostic Categories in the DSM

1. American Psychiatric Association, *Diagnostic and Statistical Manual of Mental Disorders*, 4th ed. (Washington, D.C.: American Psychiatric Association, 1994), xvii. Note that epilepsy was considered to be a mental illness at the time.

2. Alfred Kinsey, Wardell Pomeroy, and Clyde Martin, *Sexual Behavior in the Human Male* (Philadelphia: Saunders, 1948), 639.

Chapter 5　Medication Issues in Adolescence

1. Nancy C. Andreason, *The Broken Brain: The Biological Revolution in Psychiatry* (New York: Harper and Row, 1985).

2. Roland Kuhn, "The Treatment of Depressive States with G 22355 (Imipramine Hydrochloride)," *American Journal of Psychiatry* 115 (1958): 459–64. This is an English translation of Kuhn's 1957 article.

Chapter 6　Antidepressant Medications

1. Roland Kuhn, "The Treatment of Depressive States with G 22355 (Imipramine Hydrochloride)," *American Journal of Psychiatry* 115 (1958): 459–64.

2. C. K. Varley and J. McClellan, "Case Study: Two Additional Sudden Deaths with Tricyclic Antidepressants," *Journal of the American Academy of Child and Adolescent Psychiatry* 36, no. 3 (1997): 390–94.

3. J. Daly and T. Wilens, "The Use of Tricyclic Antidepressants in Children and Adolescents," *Pediatric Clinics of North America: Child and Adolescent Psychopharmacology* 45, no. 5 (1998): 1123–35.

4. Ibid.

5. C. K. Conners, "Methodology of Antidepressant Drug Trials for Treating Depression in Adolescents," *Journal of Child and Adolescent Psychopharmacology* 2 (1992): 11–22.

6. P. Hazell and M. Mirzaie, "Tricyclic Drugs for Depression in Children and Adolescents," *Cochrane Database of Systematic Reviews* 6 (2013): CD002317.pub2.

7. Rudolf Hoehn-Saric, John Lipsey, and Godfrey Pearlson, "A Fluoxetine-Induced Frontal Lobe Syndrome in an Obsessive-Compulsive Patient," *Journal of Clinical Psychiatry* 52 (1990): 343–45.

8. J. Price, V. Cole, and G. M. Goodwin, "Emotional Side-Effects of Selective Serotonin Reuptake Inhibitors: Qualitative Study," *British Journal of Psychiatry: Journal of Mental Science* 195, no. 3 (2009): 211–17.

9. D. Brent et al., "Switching to Another SSRI or to Venlafaxine with or without Cognitive Behavioral Therapy for Adolescents with SSRI-Resistant Depression: The TORDIA Randomized Controlled Trial," *JAMA* 299, no. 8 (2008): 901–13.

10. R. L. Findling et al., "Venlafaxine in the Treatment of Children and Adolescents with Attention-Deficit/Hyperactivity Disorder," *Journal of Child and Adolescent Psychopharmacology* 17, no. 4 (2007): 433–45.

11. R. L. Barkin and S. Barkin, "The Role of Venlafaxine and Duloxetine in the Treatment of Depression with Decremental Changes in Somatic Symptoms of Pain, Chronic Pain, and the Pharmacokinetics and Clinical Considerations of Duloxetine Pharmacotherapy," *American Journal of Therapeutics* 12, no. 5 (2005): 431–38.

12. S. E. Hetrick et al., "Newer Generation Antidepressants for Depressive Disorders in Children and Adolescents," *Cochrane Database of Systematic Reviews* 11 (2012): CD004851.

Chapter 7　Mood-Stabilizing Medications

1. Anastase Georgotas and Samuel Gershon, "Historical Perspectives and Current Highlights on Lithium Treatment in Manic-Depressive Illness," *Journal of Clinical Psychopharmacology* 1, no. 1 (1981): 27–31.

2. John F. J. Cade, "Lithium Salts in the Treatment of Psychotic Excitement," *Medical Journal of Australia* 36 (1949): 349–52.

3. Ibid., 350.

4. Ibid., 350–51.

5. Ronald R. Fieve, *Moodswing: The Third Revolution in Psychiatry* (New York: Bantam Books, 1975), 3.

6. M. Schou, N. Juel-Nielsen, E. Strömgren, and H. Voldby, "The Treatment of Manic Psychoses by the Administration of Lithium Salts," *Journal of Neurology, Neurosurgery, and Psychiatry* 17 (1954): 250–60.

7. Paul Baalstrup and Morgans Schou, "Lithium as a Prophylactic Agent: Its Effect against Recurrent Depressions and Manic-Depressive Psychosis," *Archives of General Psychiatry* 16, no. 2 (1967): 162–72.

8. E. P. Worrall, J. P. Moody, and M. Peet, "Controlled Studies of the Acute Antidepressant Effects of Lithium," *British Journal of Psychiatry* 135 (1979): 255–62.

9. F. Rouillon and P. Gorwood, "The Use of Lithium to Augment Antidepressant Medication," *Journal of Clinical Psychiatry* 59, suppl. 5 (1998): 32–39.

10. Robert Kowatch and John Bucci, "Mood Stabilizers and Anticonvulsants," *Pediatric Clinics of North America* 45, no. 5 (1998): 1173–86.

11. Morgans Schou, "Forty Years of Lithium Treatment," *Archives of General Psychiatry* 54 (1997): 9–13.

12. Ibid., 11.

13. Neal Ryan, Vinod Bhatara, and James Perel, "Mood Stabilizers in Children and Adolescents," *Journal of the American Academy of Child and Adolescent Psychiatry* 38, no. 5 (1999): 529–36.

14. Ibid.

15. G. Walter, B. Lyndon, and R. Kubb, "Lithium Augmentation of Venlafaxine in Adolescent Major Depression," *Australian and New Zealand Journal of Psychiatry* 32, no. 3 (1998): 457–59.

16. A. Cipriani, K. Hawton, S. Stockton, and J. R. Geddes, "Lithium in the Prevention of Suicide in Mood Disorders: Updated Systematic Review and Meta-Analysis," *BMJ* 346 (2013): f3646.

17. American Psychiatric Association, "Practice Guidelines for the Treatment of Bipolar Disorder," *American Journal of Psychiatry* 151, suppl. (1994): 7.

18. Patricia Roy and Jennifer L. Payne, "Treatment of Bipolar Disorder during and after Pregnancy," in *Bipolar Depression: Molecular Neurobiology, Clinical Diagnosis, and Pharmacotherapy*, ed. Carlos A. Zarate and Husseini K. Manji (Boston: Birkhäuser, 2009), 253–69.

19. Frederick K. Goodwin and Kay Redfield Jamison, *Manic-Depressive Illness* (New York: Oxford University Press, 1990), 707.

20. Charles Bowden and Susan McElroy, "History of the Development of Val-

proate for the Treatment of Bipolar Disorder," *Journal of Clinical Psychiatry* 56, suppl. 3 (1995): 3–5.

21. A. Cipriani et al., "Valproic Acid, Valproate and Divalproex in the Maintenance Treatment of Bipolar Disorder," *Cochrane Database of Systematic Reviews* 10 (2013): CD003196.

22. Charles L. Bowden, "Predictors of Response to Divalproex and Lithium," *Journal of Clinical Psychiatry* 56, suppl. 3 (1995): 25–29.

23. Susan McElroy, Paul Keck, Harrison Pope, and James Hudson, "Valproate in Psychiatric Disorders: Literature Review and Clinical Guidelines," *Journal of Clinical Psychiatry* 50, suppl. 3 (1989): 23–29.

24. American Psychiatric Association, "Practice Guidelines for the Treatment of Bipolar Disorder," 21. See also Alan Swann et al., "Depression during Mania: Treatment Response to Lithium or Divalproex," *Archives of General Psychiatry* 54 (1997): 37–42.

25. American Psychiatric Association, "Practice Guidelines for the Treatment of Bipolar Disorder," 10.

26. Frederick Jacobson, "Low-Dose Valproate: A New Treatment for Cyclothymia, Mild Rapid-Cycling Disorders and Premenstrual Syndrome," *Journal of Clinical Psychiatry* 54, no. 6 (1993): 229–34. See also J. A. Delito, "The Effect of Valproate on Bipolar Spectrum Temperamental Disorders," *Journal of Clinical Psychiatry* 54, no. 8 (1993): 300–304.

27. N. Huband et al., "Antiepileptics for Aggression and Associated Impulsivity," *Cochrane Database of Systematic Reviews* 2 (2010): CD003499.

28. Gary Sachs, "Bipolar Mood Disorder: Practical Strategies for Acute and Maintenance Phase Treatment," *Journal of Clinical Psychopharmacology* 16, no. 2, suppl. 1 (1996): 32S–47S.

29. F. E. Dreifuss, D. H. Langer, K. A. Moline, and J. E. Maxwell, "Valproic Acid Hepatic Fatalities II: US Experience since 1984," *Neurology* 39, no. 2, pt. 1 (1989): 201–7.

30. H. J. Talib and E. M. Alderman, "Gynecologic and Reproductive Health Concerns of Adolescents Using Selected Psychotropic Medications," *Journal of Pediatric and Adolescent Gynecology* 26, no. 1 (2013): 7–15.

31. J. C. Ballenger and R. M. Post, "Carbamazepine in Manic-Depressive Illness: A New Treatment," *American Journal of Psychiatry* 37, no. 7 (1980): 782–90.

32. R. A. Kowatch et al., "Effect Size of Lithium, Divalproex Sodium, and Carbamazepine in Children and Adolescents with Bipolar Disorder," *Journal of the American Academy of Child and Adolescent Psychiatry* 39, no. 6 (2000): 713–20.

33. B. Lerer, M. Moore, E. Meyendorff, S. R. Cho, and S. Gershon, "Carbamazepine versus Lithium in Mania: A Double Blind Study," *Journal of Clinical Psychiatry* 48 (1987): 89–93.

34. Robert Post, Thomas Uhde, James Ballenger, and Kathleen Squillace, "Prophylactic Efficacy of Carbamazepine in Manic-Depressive Illness," *American Journal of Psychiatry* 140 (1983): 1602–4.

35. Joseph Woolston, "Case Study: Carbamazepine Treatment of Juvenile-

Onset Bipolar Disorder," *Journal of the American Academy of Child and Adolescent Psychiatry* 38, no. 3 (1999): 335–38.

36. Jonathan Sporn and Gary Sachs, "The Anticonvulsant Lamotrigine in Treatment Resistant Manic-Depressive Illness," *Journal of Clinical Psychopharmacology* 17 (1997): 185–89.

37. A. Trankner, C. Sander, and P. Schonknecht, "A Critical Review of the Recent Literature and Selected Therapy Guidelines since 2006 on the Use of Lamotrigine in Bipolar Disorder," *Neuropsychiatric Disease and Treatment* 9 (2013): 101–11.

38. Joseph Calabrese, S. Hossein Fatemi, and Mark Woyshville, "Antidepressant Effects of Lamotrigine in Rapid Cycling Bipolar Disorder," *American Journal of Psychiatry* 153, no. 9 (1996): 1236.

39. Thomas Maltese, "Adjunctive Lamotrigine Treatment for Major Depression," *American Journal of Psychiatry* 156, no. 11 (1999): 1833.

40. Sporn and Sachs, "Anticonvulsant Lamotrigine in Treatment Resistant Manic-Depressive Illness."

41. Cipriani et al., "Lithium in the Prevention of Suicide in Mood Disorders."

42. Sean Stanton, Paul Keck, and Susan McElroy, "Treatment of Acute Mania with Gabapentin," *American Journal of Psychiatry* 154, no. 2 (1997): 287.

43. Marshall Teitlebaum, "Oxycarbazepine in Bipolar Disorder," *Journal of the American Academy of Child and Adolescent Psychiatry* 40, no. 9 (2001): 993–94.

44. For a discussion of all these issues, see Magda Campbell and Jeanette Cueva, "Psychopharmacology in Child and Adolescent Psychiatry: A Review of the Past Seven Years, Part II," *Journal of the American Academy of Child and Adolescent Psychiatry* 34, no. 10 (1995): 1262–72; and Ryan, Bhatara, and Perel, "Mood Stabilizers in Children and Adolescents."

Chapter 8　Other Medications and Treatments

1. B. Geller et al., "A Randomized Controlled Trial of Risperidone, Lithium, or Divalproex Sodium for Initial Treatment of Bipolar I Disorder, Manic or Mixed Phase, in Children and Adolescents," *Archives of General Psychiatry* 69, no. 5 (2012): 515–28.

2. Robert L. Findling et al., "Prolactin Levels during Long-Term Risperidone Treatment in Children and Adolescents," *Journal of Clinical Psychiatry* 64, no. 11 (2003): 1362–69.

3. In a study of 11,555 patients treated with clozapine, 73 (or 0.63 percent) developed agranulocytosis (of whom 2 died of the infectious complications of the condition). See Jose Alvir, Jeffrey Lieberman, Allan Safferman, Jeffrey Schwimmer, and John Schaaf, "Clozapine-Induced Agranulocytosis: Incidence and Risk Factors in the United States," *New England Journal of Medicine* 329 (1993): 162–67.

4. Magda Campbell, Judith L. Rapoport, and George M. Simpson, "Antipsychotics in Children and Adolescents," *Journal of the American Academy of Child and Adolescent Psychiatry* 38, no. 5 (1999): 537–45.

5. Mark Olfson et al., "National Trends in the Outpatient Treatment of Children and Adolescents with Antipsychotic Drugs," *Archives of General Psychiatry* 63, no. 6 (2006): 679–85.

6. Ric M. Procyshyn et al., "Prevalence and Patterns of Antipsychotic Use in Youth at the Time of Admission and Discharge from an Inpatient Psychiatric Facility," *Journal of Clinical Psychopharmacology* 34, no. 1 (2014): 17–22.

7. Gregory Kutz, *Foster Children: HHS Guidance Could Help States Improve Oversight of Psychotropic Prescriptions*, Testimony before the Subcommittee on Federal Financial Management, Government Information, Federal Services, and International Security, Committee on Homeland Security and Governmental Affairs, U.S. Senate (Washington, D.C.: United States Government Accountability Office, 2011).

8. K. Linde, G. Ramirez, C. D. Mulrow, A. Pauls, and W. Weidenhammer, "St. John's Wort for Depression—An Overview and Meta-analysis of Randomized Clinical Trials," *British Medical Journal* 3, no. 313 (1996): 253–58.

9. Michael Dörks et al., "Antidepressant Drug Use and Off-Label Prescribing in Children and Adolescents in Germany: Results from a Large Population-Based Cohort Study," *European Child and Adolescent Psychiatry* 22, no. 8 (2013): 511–18.

10. E. U. Vorbach, W. D. Hubner, and K. H. Arnoldt, "Effectiveness and Tolerance of the Hypericum Extract LI 160 in Comparison with Imipramine: Randomized Double-Blind Study with 135 Outpatients," *Journal of Geriatric Psychiatry and Neurology* 7, suppl. 1 (1994): S19–S23.

11. R. Bergman, J. Nuessner, and J. Demling, "Treatment of Mild to Moderate Depression: A Comparison between *Hypericum perforatum* and Amitriptyline," *Neurologie/Psychiatrie* 7 (1993): 235–40, summarized in Peter McWilliams, Mikael Nordfors, and Harold H. Bloomfield, *Hypericum and Depression* (Los Angeles: Prelude Press, 1996).

12. Richard Shelton et al., "Effectiveness of St. John's Wort in Major Depression: A Randomized Controlled Trial," *Journal of the American Medical Association* 285 (2001): 1978–86.

13. For a discussion of the plant origins and potent toxicity of several poisons, see Joel Hardman, Alfred Goodman Gilman, and Lee Limbird, *Goodman and Gilman's The Pharmacological Basis of Medical Therapeutics,* 9th ed. (New York: McGraw-Hill, Health Professions Division, 1996), 178–90 (strychnine and related compounds), 146–49 (amatoxins), and 149–54 (belladonna alkaloids).

14. Andrew Stoll et al., "Omega 3 Fatty Acids in Bipolar Disorder: A Preliminary Double-Blind, Placebo-Controlled Trial," *Archives of General Psychiatry* 56, no. 5 (1999): 407–12.

15. Lauren B. Marangell et al., "A Double-Blind, Placebo-Controlled Study of the Omega-3 Fatty Acid Docosahexaenoic Acid in the Treatment of Major Depression," *American Journal of Psychiatry* 160, no. 5 (2003): 996–98.

16. Hanah Nemets et al., "Omega-3 Treatment of Childhood Depression: A Controlled, Double-Blind Pilot Study," *American Journal of Psychiatry* 163, no. 6 (2006): 1098–1100.

17. Shima Jazayeri et al., "Comparison of Therapeutic Effects of Omega-3 Fatty Acid Eicosapentaenoic Acid and Fluoxetine, Separately and in Combination, in Major Depressive Disorder," *Australian and New Zealand Journal of Psychiatry* 42, no. 3 (2008): 192–98.

18. Michael Alvear, "A True Fish Story," www.salon.com, Sept. 9, 1999.

19. Hiroyasu Iso et al., "Intake of Fish and Omega-3 Fatty Acids and Risk of Stroke in Women," *Journal of the American Medical Association* 285, no. 3 (2001): 304–12.

20. Jazayeri et al., "Comparison of Therapeutic Effects of Omega-3 Fatty Acid Eicosapentaenoic Acid and Fluoxetine, Separately and in Combination, in Major Depressive Disorder."

21. Boris Nemets, Ziva Stahl, and R. H. Belmaker, "Addition of Omega-3 Fatty Acid to Maintenance Medication Treatment for Recurrent Unipolar Depressive Disorder," *American Journal of Psychiatry* 159, no. 3 (2002): 477–79.

22. Catherine Rothon et al., "Physical Activity and Depressive Symptoms in Adolescents: A Prospective Study," *BMC Medicine* 8, no. 1 (2010): 32.

23. Carroll W. Hughes et al., "Depressed Adolescents Treated with Exercise (DATE): A Pilot Randomized Controlled Trial to Test Feasibility and Establish Preliminary Effect Sizes," *Mental Health and Physical Activity* 6, no. 2 (2013): 119–31.

24. Joseph Rey and Garry Walter, "Half a Century of ECT Use in Young People," *American Journal of Psychiatry* 154, no. 5 (1997): 595–602.

25. Garry Walter, Karryn Koster, and Joseph Rey, "Electroconvulsive Therapy in Adolescents: Experience, Knowledge, and Attitudes of Recipients," *Journal of the American Academy of Child and Adolescent Psychiatry* 38, no. 5 (1999): 594–99. For an excellent discussion of the history and current practice of ECT, see Max Fink, *Electroshock: Restoring the Mind* (New York: Oxford University Press, 1999).

26. N. Ghaziuddin, S. P. Kutcher, and P. Knapp, "Summary of the Practice Parameter for the Use of Electroconvulsive Therapy with Adolescents," *Journal of the American Academy of Child and Adolescent Psychiatry* 43, no. 1 (2004): 119–22.

27. Larry Squire, Pamela Slater, and Patricia Miller, "Retrograde Amnesia and Bilateral Electroconvulsive Therapy: Long Term Follow-Up," *Archives of General Psychiatry* 38 (1981): 89–95.

28. C. P. L. Freeman, D. Weeks, and R. E. Kendell, "ECT III: Patients Who Complain," *British Journal of Psychiatry* 137 (1980): 17–25.

29. Larry R. Squire and Pamela C. Slater, "Electroconvulsive Therapy and Complaints of Memory Dysfunction: A Prospective Three-Year Follow-Up Study," *British Journal of Psychiatry* 142 (1983): 1–8.

30. S. Kutcher and H. Robertson, "Electroconvulsive Therapy in Treatment-Resistant Bipolar Youth," *Journal of Child and Adolescent Psychopharmacology* 5 (1995): 167–75.

31. David Cohen et al., "Absence of Cognitive Impairment at Long-Term Follow-up in Adolescents Treated with ECT for Severe Mood Disorder," *American Journal of Psychiatry* 157, no. 3 (2000): 460–62.

32. I. Perkins and K. Tanaka, "The Controversy That Will Not Die Is the Treatment That Can and Does Save Lives: Electroconvulsive Therapy," *Adolescence* 14 (1979): 607–17.

33. Sukeb Mukherjee, Harold Sackeim, and David Schnur, "Electroconvulsive Therapy of Acute Manic Episodes: A Review of 50 Years' Experience," *American Journal of Psychiatry* 151 (1994): 169–76.

34. S. Mukherjee, H. Sackheim, and C. Lee, "Unilateral ECT in the Treatment of Manic Episodes," *Convulsive Therapy* 4 (1988): 74–80.

35. Frederick K. Goodwin and Kay Redfield Jamison, *Manic-Depressive Illness* (New York: Oxford University Press, 1990), 661.

36. Olivier Taieb, David Cohen, Philippe Mezet, and Martine Flament, "Adolescents' Experiences with ECT," *Journal of the American Academy of Child and Adolescent Psychiatry* 39, no. 8 (2000): 934–44.

37. Paul E. Croarkin, Christopher A. Wall, and Jon Lee, "Applications of Transcranial Magnetic Stimulation (TMS) in Child and Adolescent Psychiatry," *International Review of Psychiatry* 23, no. 5 (2011): 445–53.

38. See Mark S. George, Eric Wasserman, and Robert Post, "Transcranial Magnetic Stimulation: A Neuropsychiatric Tool for the 21st Century," *Journal of Neuropsychiatry and Clinical Neurosciences* 8 (1996): 373–82.

39. Mark George et al., "Mood Improvement Following Daily Left Prefrontal Repetitive Transcranial Magnetic Stimulation in Patients with Depression: A Placebo-Controlled Crossover Trial," *American Journal of Psychiatry* 154 (1997): 1752–56.

40. Mark George et al., "A Controlled Trial of Daily Left Prefrontal Cortex TMS for Treating Depression," *Biological Psychiatry* 48 (2000): 962–70.

41. A. Pascual-Leone, B. Rubio, F. Pallardo, and M. D. Catala, "Beneficial Effect of Rapid-Rate Transcranial Magnetic Stimulation of the Left Dorsolateral Pre-frontal Cortex in Drug-Resistant Depression," *Lancet* 348 (1996): 233–37; and Charles Epstein, Gary Figiel, William McDonald, Jody Amazon-Leece, and Linda Figiel, "Rapid Rate Transcranial Magnetic Stimulation in Young and Middle-Aged Refractory Depressed Patients," *Psychiatric Annals* 28 (1998): 36–39.

42. A. John Rush et al., "Vagus Nerve Stimulation (VNS) for Treatment-Resistant Depression: A Multi-Center Study," *Biological Psychiatry* 47, no. 4 (2000): 276–86.

Chapter 9 Counseling and Psychotherapy

1. A. Wood, R. Harrington, and A. Moore, "A Controlled Trial of Brief Cognitive-Behavioral Intervention in Adolescent Patients with Depressive Disorders," *Journal of Child Psychology and Psychiatry* 37 (1996): 737–46.

2. Boris Birmaher et al., "Clinical Outcome after Short-Term Psychotherapy for Adolescents with Major Depressive Disorder," *Archives of General Psychiatry* 57 (2000): 29–36.

3. Dinah Jayson, "Which Depressed Patients Respond to Cognitive-Behavioral Treatment?" *Journal of the American Academy of Child and Adolescent Psychiatry* 37, no. 1 (1998): 35–39.

4. John March et al., "Fluoxetine, Cognitive-Behavioral Therapy, and Their Combination for Adolescents with Depression: Treatment for Adolescents with Depression Study (TADS) Randomized Controlled Trial," *JAMA* 292, no. 7 (2004): 807–20.

5. Jerome Frank, *Persuasion and Healing: A Comparative Study of Psychotherapy*, rev. ed. (New York: Schocken Books, 1974), xvi.

6. The standard work on cognitive-behavioral therapy is Aaron Beck, A. John Rush, Brian Shaw, and Gary Emery, *Cognitive Therapy of Depression* (New York: Guilford Press, 1979).

7. The area of comparison studies of cognitive-behavioral psychotherapy and medication in the treatment of depression can be accurately described as a hornet's nest of controversy. It's not difficult to find a study to support any possible view: superiority of medication over psychotherapy, superiority of psychotherapy over medication, and equal efficacy for both. For a nicely designed and well-executed study that found cognitive therapy to be as helpful as imipramine for 107 patients with major depressive disorder, see Steven Hollon et al., "Cognitive Therapy and Pharmacotherapy for Depression, Singly and in Combination," *Archives of General Psychiatry* 49 (1992): 774–81. For readers who would like to jump into the hornet's nest, we suggest Jacqueline B. Persons, Michael E. Thase, and Paul Crits-Christoph, "The Role of Psychotherapy in the Treatment of Depression," and the four (yes, four) accompanying rebuttal/commentary articles in the same issue of *Archives of General Psychiatry.*

8. Beck et al., *Cognitive Therapy of Depression*, 11.

9. Jeannette Rosselló and Guillermo Bernal, "The Efficacy of Cognitive-Behavioral and Interpersonal Treatments for Depression in Puerto Rican Adolescents," *Journal of Consulting and Clinical Psychology* 67, no. 5 (1999): 734.

10. Laura Mufson, Myra Weissman, Donna Morceau, and Robin Garfinkle, "Efficacy of Interpersonal Psychotherapy for Depressed Adolescents," *Archives of General Psychiatry* 56 (1999): 573–79.

11. Marsha M. Linehan, "Dialectical Behavioral Therapy: A Cognitive Behavioral Approach to Parasuicide," *Journal of Personality Disorders* 1, no. 4 (1987): 328–33.

12. Steven C. Hayes et al., "Acceptance and Commitment Therapy: Model, Processes and Outcomes," *Behaviour Research and Therapy* 44, no. 1 (2006): 1–25.

13. Louise Hayes, Candice P. Boyd, and Jessica Sewell, "Acceptance and Commitment Therapy for the Treatment of Adolescent Depression: A Pilot Study in a Psychiatric Outpatient Setting," *Mindfulness* 2, no. 2 (2011): 86–94.

Chapter 10　Attention-Deficit/Hyperactivity Disorder

1. George Still, "Some Abnormal Psychical Conditions in Childhood," *Lancet* 1 (1902): 1008–12.

2. Laurence Greenhill, Jeffrey Halperin, and Howard Abikoff, "Stimulant Medications," *Journal of the American Academy of Child and Adolescent Psychiatry* 38, no. 5 (1999): 503–12.

3. Arthur Robin, "Attention-Deficit/Hyperactivity Disorder in Adolescents," *Journal of the American Academy of Child and Adolescent Psychiatry* 45, no. 5 (1999): 1027–38.

4. MTA Cooperative Group, "Moderators and Mediators of Treatment Response for Children with Attention-Deficit/Hyperactivity Disorder: The Multimodal Treatment Study of Children with Attention-Deficit/Hyperactivity Disorder," *Archives of General Psychiatry* 56, no. 12 (1999): 1088.

5. Thomas Spencer, Joseph Biederman, and Timothy Wilens, "Attention-Deficit/Hyperactivity Disorder and Co-morbidity," *Pediatric Clinics of North America* 46, no. 5 (1999): 915–27.

6. J. Biederman et al., "Attention-Deficit Hyperactivity Disorder and Juvenile Mania: An Overlooked Comorbidity?" *Journal of the American Academy of Child and Adolescent Psychiatry* 35, no. 8 (1996): 997–1008.

7. Stephen Faraone, Joseph Biederman, Douglas Mennin, Janet Wozniak, and Thomas Spencer, "Attention-Deficit/Hyperactivity Disorder with Bipolar Disorder: A Familial Subtype?" *Journal of the American Academy of Child and Adolescent Psychiatry* 36, no. 10 (1997): 1378–87.

8. M. Strober et al., "Early Childhood Attention-Deficit/Hyperactivity Disorder Predicts Poorer Response to Acute Lithium Therapy in Adolescent Mania," *Journal of Affective Disorders* 51, no. 11 (1998): 145–51.

Chapter 11   Autism, Asperger's, and Related Disorders

1. Hans Asperger, "Die 'Autistischen Psychopathen' im Kindesalter," *European Archives of Psychiatry and Clinical Neuroscience* 117, no. 1 (1944): 76–136.

2. Leo Kanner, "Autistic Disturbances of Affective Contact," *Nervous Child* 2, no. 3 (1943): 217–50.

3. Dennis K. Flaherty, "The Vaccine-Autism Connection: A Public Health Crisis Caused by Unethical Medical Practices and Fraudulent Science," *Annals of Pharmacotherapy* 45, no. 10 (2011): 1302–4.

4. Lindsey Sterling et al., "Validity of the Revised Children's Anxiety and Depression Scale for Youth with Autism Spectrum Disorders," *Autism* (Jan. 2014), doi:10.1177/1362361313510066.

5. Susan Dickerson Mayes et al., "Variables Associated with Anxiety and Depression in Children with Autism," *Journal of Developmental and Physical Disabilities* 23, no. 4 (2011): 325–37.

6. Alexander Kolevzon, Karen A. Mathewson, and Eric Hollander, "Selective Serotonin Reuptake Inhibitors in Autism: A Review of Efficacy and Tolerability," *Journal of Clinical Psychiatry* 67, no. 3 (2006): 407–14.

7. Elisabeth M. Dykens et al., "Reducing Distress in Mothers of Children with Autism and Other Disabilities: A Randomized Trial," *Pediatrics* 134, no. 2 (2014): e454–e463.

Chapter 12   Alcohol and Drug Abuse

1. L. Johnston, P. O'Malley, J. Bachman, *Monitoring the Future: National Results on Adolescent Drug Abuse: Overview of Key Findings* (Bethesda, Md.: National Institute on Drug Abuse, 2001), 6.

2. Markus Henriksson et al., "Mental Disorders and Comorbidity in Suicide," *American Journal of Psychiatry* 150 (1993): 935–40.

3. Marjorie Hogan, "Diagnosis and Treatment of Teen Drug Use," *Medical Clinics of North America* 84, no. 4 (2000): 927–66.

4. Sandra Morrison, Peter Rogers, and Mark Thomas, "Alcohol and Adolescents," *Pediatric Clinics of North America* 42, no. 2 (1995): 371–87.

5. Andrew Johns, "Psychiatric Effects of Cannabis," *British Journal of Psychiatry* 178 (2001): 116–22.

6. Thomas Crowley, Marilyn Macdonald, Elizabeth Whitmore, and Susan Mikulich, "Cannabis Dependence, Withdrawal and Reinforcing Effects among Adolescents with Conduct Symptoms and Substance Abuse Disorders," *Drug and Alcohol Dependence* 50 (1998): 27–37.

7. Asbjørg Chrisopherson, "Amphetamine Designer Drugs—An Overview and Epidemiology," *Toxicology Letters* 112 (2000): 127–31.

8. Matthew Klam, "Experiencing Ecstasy," *New York Times*, Jan. 21, 2001, available at www.nytimes.com/2001/01/21/magazine/experiencing-ecstasy.html.

9. Andrew C. Parrott, "MDMA, Serotonergic Neurotoxicity, and the Diverse Functional Deficits of Recreational 'Ecstasy' Users," *Neuroscience and Biobehavioral Reviews* 37, no. 8 (2013): 1466–84.

10. For an excellent summary of MDMA's short-term and long-term effects on the brain, see Michael John Morgan, "Ecstasy (MDMA): A Review of Its Possible Persistent Psychological Effects," *Psychopharmacology* 152 (2000): 230–48.

11. Valerie Kremer, "Navy Medicine Rolls Out New Campaign to Deter 'Bath Salts' Designer Drug Use," *Navy Medicine*, Dec. 20, 2012, available at www.navy.mil /submit/display.asp?story_id=71211.

12. L. D. Johnston, P. M. O'Malley, R. A. Miech, J. G. Bachman, and J. E. Schulenberg, *Monitoring the Future National Results on Drug Use, 1975–2013: Overview, Key Findings on Adolescent Drug Use* (Ann Arbor: Institute for Social Research, University of Michigan, 2014).

13. Timothy Wilens, Joseph Biederman, Ana Abrantes, and Thomas Spencer, "Clinical Characteristics of Psychiatrically Referred Adolescent Outpatients with Substance Abuse Disorder," *Journal of the American Academy of Child and Adolescent Psychiatry* 36, no. 7 (1997): 941–47.

14. Judith Brook, Patricia Cohen, and David Brook, "Longitudinal Study of Co-occurring Psychiatric Disorders and Substance Use," *Journal of the American Academy of Child and Adolescent Psychiatry* 37, no. 3 (1998): 322–30.

15. Michael Lyvers, "'Loss of Control' in Alcoholism and Drug Addiction: A Neuroscientific Interpretation," *Experimental and Clinical Psychopharmacology* 8, no. 2 (2000): 225–49.

16. Paul Bergman, Maurice Smith, and Norman Hoffman, "Adolescent Treatment, Implications for Assessment, Practice Guidelines and Outcome Management," *Pediatric Clinics of North America* 42, no. 2 (1995): 453–72.

Chapter 13　Eating Disorders

1. The complete texts of all three historical accounts can be found in Arnold Anderson, *Practical Comprehensive Treatment of Anorexia and Bulimia* (Baltimore: Johns Hopkins University Press, 1985), 10–29.

2. Richard Kreipe and Susan Birndorf, "Eating Disorders in Adolescents," *Medical Clinics of North America* 84, no. 4 (2000): 1027–49.

3. Peter Lewinsohn, Ruth Striegel-Moore, and John Seeley, "Epidemiology and Natural Course of Eating Disorders in Young Women from Adolescence to Young Adulthood," *Journal of the American Academy of Child and Adolescent Psychiatry* 39, no. 10 (2000): 1284–92.

4. T. Zaider, J. Johnson, and S. Cockell, "Psychiatric Comorbidity Associated with Eating Disorder Symptomatology among Adolescents in the Community," *International Journal of Eating Disorders* 28, no. 1 (2000): 58–67.

5. Tracey Wade, Cynthia Bulik, Michael Neale, and Kenneth Kendler, "Anorexia Nervosa and Major Depression: Shared Genetic and Environmental Risk Factors," *American Journal of Psychiatry* 157, no. 3 (2000): 469–71.

6. A. Raffi, M. Rondini, S. Grandi, and G. Fava, "Life Events and Prodromal Symptoms in Bulimia Nervosa," *Psychological Medicine* 30, no. 3 (2000): 727–31.

7. David Jimerson, Barbara Wolfe, Andrew Brotman, and Eran Metzger, "Medications in the Treatment of Eating Disorders," *Psychiatric Clinics of North America* 19, no. 4 (1996): 739–54.

8. Walter Kaye, Kelly Gendell, and Michael Strober, "Serotonin Neuronal Function and Selective Serotonin Reuptake Inhibitor Treatment in Anorexia and Bulimia Nervosa," *Biological Psychiatry* 44 (1998): 825–38.

Chapter 14 *"Cutting" and Other Self-Harming Behaviors*

1. Paul R. McHugh and Phillip R. Slavney, *The Perspectives of Psychiatry,* 2nd ed. (Baltimore: Johns Hopkins University Press, 1999), 151.

2. Jennifer Egan, "The Thin Red Line," *New York Times Magazine,* July 27, 1997.

3. Armando Favazza, "The Coming of Age of Self-Mutilation," *Journal of Nervous and Mental Disease* 186, no. 5 (1998): 259–68.

4. Caron Zlotnick, Jill Mattia, and Mark Zimmerman, "Clinical Correlates of Self-Mutilation in a Sample of General Psychiatric Patients," *Journal of Nervous and Mental Diseases* 187, no. 5 (1999): 296–301.

5. Favazza, "Coming of Age of Self-Mutilation."

6. See Egan, "Thin Red Line"; and Marilee Strong, *A Bright Red Scream: Self-Mutilation and the Language of Pain* (New York: Penguin Books, 1999).

7. Stephen P. Lewis, Nancy L. Heath, Jill M. St. Denis, and Rick Noble, "The Scope of Nonsuicidal Self-Injury on YouTube," *Pediatrics* 127, no. 3 (2011): e552–e557.

8. See Armando Favazza, *Bodies under Siege: Self-Mutilation and Body Modification in Culture and Psychiatry,* 2d ed. (Baltimore: Johns Hopkins University Press, 1996), 241.

9. Marsha Linehan, *Cognitive-Behavioral Therapy of the Borderline Personality Disorder* (New York: Guilford Press, 1993).

10. Benedict Carey, "Expert on Mental Illness Reveals Her Own Fight," *New York Times,* June 23, 2011.

11. Alan Frances, "Introduction to Section on Self-Mutilation," *Journal of Personality Disorders* 1 (1987): 316.

12. All information on youth suicide statistics was obtained from the CDC Injury Statistics Query and Reporting System (WISQARS) website. All data are freely available and accessible at www.cdc.gov/injury/wisqars.

13. Matthew K. Nock et al., "Prevalence, Correlates, and Treatment of Lifetime Suicidal Behavior among Adolescents: Results from the National Comorbidity Survey Replication Adolescent Supplement," *JAMA Psychiatry* 70, no. 3 (2013): 300–310.

14. Iris Borowski, Marjorie Ireland, and Michael Resnick, "Adolescent Suicide Attempts: Risks and Protectors," *Pediatrics* 107, no. 3 (2001): 485–93.

15. Centers for Disease Control, "Effectiveness in Disease and Injury Prevention: Adolescent Suicide and Suicide Attempts—Santa Fe County, New Mexico, January 1985–May 1990," *Morbidity and Mortality Weekly Report* 40, no. 20 (1990): 329–31.

16. Sonja A. Swanson and Ian Colman, "Association between Exposure to Suicide and Suicidality Outcomes in Youth," *Canadian Medical Association Journal* 185, no. 10 (2013): 870–77.

17. D. Brent, J. Perper, C. Allman, G. Moritz, M. Wartella, and J. Zelenak, "The Presence and Accessibility of Firearms in the Homes of Adolescent Suicides: A Case Control Study," *Journal of the American Medical Association* 266, no. 21 (1991): 2989–95.

18. Danice K. Eaton et al., "Youth Risk Behavior Surveillance—United States, 2011," *Morbidity and Mortality Weekly Report: Surveillance Summaries* (*Washington, DC:* 2002) 61, no. 4 (2012): 1–162.

Chapter 15　The Genetics of Mood Disorders

1. Emil Kraepelin, *Manic-Depressive Insanity and Paranoia,* trans. R. M. Barclay, ed. G. M. Robertson (Edinburgh: Livingstone, 1921; reprinted New York: Arno Press, 1976), 165 (in reprint edition).

2. For a more detailed account, which includes references to the original articles, see Eliot Marshall, "Manic Depression: Highs and Lows on the Research Roller Coaster," *Science* 264 (1994): 1693–95.

3. Jonathan Flint and Kenneth S. Kendler, "The Genetics of Major Depression," *Neuron* 81, no. 3 (2014): 484–503.

4. See Elliot S. Gershon, "Genetics," in *Manic-Depressive Illness,* Frederick K. Goodwin and Kay Redfield Jamison (New York: Oxford University Press, 1990), 373–401.

5. For a very readable overview of some of these issues, see Doris Teichler Zallen, *Does It Run in the Family? A Consumer's Guide to DNA Testing for Genetic Disorders* (New Brunswick, N.J.: Rutgers University Press, 1997).

Chapter 16　Strategies for Successful Treatment

1. Emil Kraepelin, *Manic-Depressive Insanity and Paranoia,* trans. R. M. Barclay, ed. G. M. Robertson (Edinburgh: Livingstone, 1921; reprinted New York: Arno Press, 1976), 179–81 (in reprint edition).

2. Ian M. Goodyer, "The Influence of Recent Life Events on the Onset and Outcome of Major Depression in Young People," in *Depressive Disorders in Children and Adolescents: Epidemiology, Risk Factors, and Treatment,* ed. Cecilia Ahmoi Essau and Franz Petermann (Northvale, N.J.: Jason Aronson, 1999), 241.

3. For a complete discussion of these animal models of the kindling phenomenon, see Robert Post, "Transduction of Psychosocial Stress into the Neurobiology of Recurrent Affective Disorder," *American Journal of Psychiatry* 149 (1992): 999–1010.

4. Constance Hammen and Michael Gitlin, "Stress Reactivity in Bipolar Patients and Its Relation to Prior History of Disorder," *American Journal of Psychiatry* 154 (1997): 856–57.

5. Depression Guideline Panel, *Depression in Primary Care,* vol. 1, *Treatment of Major Depression: Clinical Practice Guidelines* (Rockville, Md.: U.S. Department of Health and Human Services, Public Health Service, Agency for Health Care Policy and Research, 1993).

6. George McGovern, *Terry: My Daughter's Life-and-Death Struggle with Alcoholism* (New York: Villard Books, 1996), 187.

7. See Peter Lewinsohn, Paul Rohde, John Seeley, Daniel Klein, and Ian Gotlib, "Natural Course of Adolescent Major Depressive Disorder in a Community Sample: Predictors of Recurrence in Young Adults," *American Journal of Psychiatry* 157, no. 10 (2000): 1584–91; and Mark Sanford et al., "Predicting the One-Year Course of Adolescent Major Depression," *Journal of the American Academy of Child and Adolescent Psychiatry* 34, no. 12 (1994): 1618–28.

Chapter 17   The Role of the Family

1. Stephen Strakowski, Susan McElroy, Paul Keck, and Scott West, "Suicidality among Patients with Mixed and Manic Bipolar Disorder," *American Journal of Psychiatry* 153 (1996): 674–76.

Chapter 18   Planning for Emergencies

1. See, for example, J. E. Bailey et al., "Risk Factors for Violent Death of Women in the Home," *Archives of Internal Medicine* 157 (1997): 777–82.

好书推荐

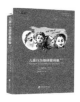

讲述"坏孩子"们的心理故事……

15 个深度剖析的个案，帮助你探索纷繁复杂的儿童行为障碍。

一个个真实的故事，揭示了行为障碍带给儿童和家庭的分裂和痛苦。

引人入胜的笔触，描绘了每一个个案的发生、诊断及治疗过程。

儿童行为障碍案例集(第 6 版)

著者：(美)克里斯托弗·卡尼

译者：王金丽　李哲

本书记录了黄蘅玉博士在加拿大从事儿童(按加拿大法律，指未满 19 周岁者)心理治疗工作 18 年所积累的丰富经验，以生动的个案展示了儿童心理治疗的规范化、人性化、团队化以及儿童特性化的工作方式。

对话孩子：我在加拿大做心理咨询与治疗

著者：黄蘅玉

伍尔夫森博士潜心二十年之作，涵盖当代教育心理学研究前沿：自闭症谱系障碍、拒学行为、阅读障碍、校园欺凌、全纳教育。

本书侧重当代教育心理学的核心研究和应用议题，向教育工作者(特别是特殊教育领域)提供必要的启示与参考。

教育心理学

著者：(英)丽莎·马克斯·伍尔夫森

译者：杜保源　等

以心理学和社会学视角，重新探究"年少轻狂"。

本书立足文化背景和个体成长视角，着重探讨出现在青少年向成人过渡阶段的冒险行为问题，并对病理性冒险行为的预防与诊治给出现实而积极的建议与指导。

青少年期冒险行为

著者：(法)罗贝尔·库尔图瓦

译者：费群蝶

越来越多的精神科医生、心理治疗师、心理咨询师希望在专业工作中增加灵性和精神的维度，并将之付诸实践，证明其有效性。

斯佩里博士围绕这个核心需求成书，在各章节中强调了灵性取向心理治疗的过程：治疗关系、评估及个案的概念化、干预、评估及结案、文化及伦理敏感性的干预

临床实践中的灵性：灵性取向心理治疗的理论与实践(第 2 版)

著者：(美)莱恩·斯佩里

译者：陈曦　李川云

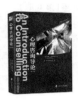

本书是心理咨询专家麦克劳德教授的又一力作。新版增加人际沟通分析等四个关于咨询关键问题的新章节，拓展在线咨询、户外治疗、残障人士咨询等方面的技术在治疗中的应用，每章包含导言、结论、进一步讨论的问题和拓展阅读，帮助读者更深入学习。

心理咨询导论（第 4 版）

著者：（英）约翰·麦克劳德

译者：夏颖　等

有效沟通是通往咨询师职业之路的第一步。

会谈是咨询师必须具有的重要技能之一。这本书即面向有志成为职业咨询师的广大读者，囊括不同职业场景下成功会谈必需的步骤和技巧。书中采用的程序式学习模型已得到三十余年的培训和实践验证。

心理会谈的基本技巧：有效沟通的程序式学习方法（第九版）

著者：（加）戴维·R. 伊凡斯
　　　玛格丽特·T. 哈恩
　　　麦克斯·R. 乌尔曼
　　　（美）艾伦·E. 艾维

译者：白雪　王怡

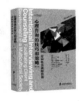

本书是当代心理咨询大师艾伦·E. 艾维的名作。书中所介绍的会谈和咨询微技巧的有效性已得到 450 余项以数据为基础的研究的证明。学习者可以通过阅读和实践，逐步掌握咨询的基本技能，使用倾听和影响技巧顺利完成会谈。

心理咨询的技巧和策略：意向性会谈和咨询（第八版）

著者：（美）艾伦·E. 艾维
　　　玛丽·布莱福德·艾维
　　　卡洛斯·P. 扎拉奎特

译者：陆峥　何昊　石骏　赵娟
　　　林玩凤

心理咨询师必备工作手册。

新版向广大心理咨询师提供了从业过程中一系列关键问题的个性化应对方案，助益咨询师个人发展与职业发展。本书可搭配同作者的《心理咨询导论》（第 4 版）学习使用。

心理咨询师手册：发展个人方法（第二版）

著者：（英）约翰·麦克劳德

译者：夏颖　等

心理咨询技术的 A 到 Z，你想知道和应该知道的都在这里！

心理咨询教授麦克劳德教授的畅销之作，提供有效帮助疲于应对日常生活问题的人们的实践方法和策略。

心理咨询技巧：心理咨询师和助人专业人员实践指南（第二版）

著者：（英）约翰·麦克劳德
　　　茱莉娅·麦克劳德

译者：谢晓丹

行为疗法从纸上到实操，只需：①翻开这本书，②阅读，③实践。

本书系统全面地介绍了当代行为疗法，囊括加速/减速行为疗法、暴露疗法、示范疗法、认知行为疗法、第三代行为疗法等。

当代行为疗法(第五版)

著者：(美)迈克尔·D. 斯宾格勒
　　　戴维·C. 格雷蒙特

译者：胡彦玮

心理治疗师真的更容易变成精神病患者、瘾君子、酒鬼或工作狂？

迈克尔·B. 萨斯曼博士携近三十位资深心理治疗师、精神分析师、社会工作者详细回顾从业历程，真诚讲述亲身经历，深刻反思工作得失。

危险的心理治疗

主编：(美)迈克尔·B. 萨斯曼

译者：高旭辰

审校：贺岭峰

心理治疗师在治疗你的心理问题？

——不，是你在治疗他。

"你为何而来？"来访者的治疗通常开始于这个问题。那么驱使治疗师选择这一职业的真正动机是什么？请带着疑问与猜想，翻开本书，寻找答案。

心理治疗师的动机(第二版)

著者：(美)迈克尔·B. 萨斯曼

译者：李利红

65 个咨询技术，总有你想要的！

这是一本由一群心理咨询师共同编写的关于心理咨询技巧的书，每篇中作者都非常清晰地告诉你该如何操作这种技术，该注意些什么。

最受欢迎的心理咨询技巧(第二版)

著者：(美)霍华德·G. 罗森塔尔

译者：陈曦　等

更多好书
扫码了解

图书在版编目(CIP)数据

我的孩子得了抑郁症 ：青少年抑郁家庭指南 ：第二版 / （美）弗朗西斯·马克·蒙迪莫（Francis M.Mondimore），（美）帕特里克·凯利（Patrick Kelly）著 ；陈洁宇译 .— 上海 ：上海社会科学院出版社，2019

书名原文 ：Adolescent Depression ：A Guide for Parents，Second Edition

ISBN 978 - 7 - 5520 - 2654 - 2

Ⅰ. ①我… Ⅱ. ①弗… ②帕… ③陈… Ⅲ. ①青少年—抑郁症—诊疗 Ⅳ. ①R749.4

中国版本图书馆 CIP 数据核字(2019)第 009359 号

上海市版权局著作权合同登记号：图字 09-2021-0119 号

我的孩子得了抑郁症：青少年抑郁家庭指南(第二版)

著　　者：(美)弗朗西斯·马克·蒙迪莫　帕特里克·凯利
译　　者：陈洁宇
责任编辑：赵秋蕙
封面设计：黄婧昉
出版发行：上海社会科学院出版社
　　　　　上海顺昌路 622 号　邮编 200025
　　　　　电话总机 021 - 63315947　销售热线 021 - 53063735
　　　　　http：//www.sassp.cn　E - mail：sassp@sassp.cn
照　排：南京理工出版信息技术有限公司
印　刷：上海天地海设计印刷有限公司
开　本：890 毫米×1240 毫米　1/32
印　张：13
字　数：300 千
版　次：2019 年 4 月第 1 版　2021 年 12 月第 6 次印刷

ISBN 978 - 7 - 5520 - 2654 - 2/R·050　　　　　定价：59.80 元